LEBENSCOACHING

LEBENS COACHING

Fanita English und Joachim Karnath

**zum Umgang mit Menschen,
die sich ungeliebt, abgelehnt und
ohnmächtig fühlen**

iskopress

2. Auflage 2018
Copyright © iskopress, Salzhausen
Umschlaggestaltung: Mathias Hütter, Schwäbisch Gmünd
Druck und Bindung: WIRmachenDRUCK GmbH, Backnang
ISBN 978-3-89403-357-6

**Bibliografische Information der
Deutschen Bibliothek**
Die Deutsche Bibliothek verzeichnet diese Publikation in der
Deutschen Nationalbibliografie;
detaillierte bibliografische Daten sind im Internet
über http://dnb.ddb.de abrufbar.

INHALT

GELEITWORT

In diesen Tagen hat uns eine Beinahe-Katastrophe beunruhigt. Wäre der ICE der neuesten Generation in der Nähe von Köln bei voller Geschwindigkeit aus den Schienen gesprungen, wäre es wie in Eschede 1998 zur Katastrophe gekommen. Diesmal wurde der Zug rechtzeitig angehalten. Die drohende Entgleisung wurde trotz Unsicherheiten, wie die Vorwarnungen zu deuten und Verantwortlichkeiten gelagert sind, verhindert. In unserer Zeit sind Menschen auch in höchsten Ämtern, ja ganze Organisationen, unterwegs wie dieser Zug. Und es ist nicht einfach, die Zeichen zu deuten, eine verzweifelte Lage zu erkennen und mutig Entgleisungen abzuwenden.

Das Buch lässt uns drohende Entgleisungen erkennen, deren innere Dynamik wie auch die äußeren Anzeichen. Es kann den Betroffenen selbst und der unmittelbaren Umgebung Mut machen, rechtzeitig einzugreifen und den Kurs zu korrigieren. Fanita English ist eine mutige und kreative Dame der Transaktionsanalyse. Ihre eigenen Konzepte sowie die allgemeineren Konzepte der TA werden dem Leser leicht verständlich nahegebracht. Parallelen zu Shakespeare, insbesondere zu den Figuren Othello und Hamlet, illustrieren, dass es um zentrale menschliche Entwicklungen geht. Lebendige Beispiele aus Fanitas Erfahrungsschatz und die von Joachim Karnath eingebrachten Bezüge zur Welt der Manager und des Coachings zeigen die Bedeutung für unsere Gegenwart.

Von diesem ungewöhnlichen Werk profitieren Fachleute und Betroffene gleichermaßen. Es informiert kurzweilig und berührt auf kunstvolle Weise.

Wiesloch, im Juli 2008
Bernd Schmid

VORWORT

Lebenscoaching – das ist zweifellos ein anspruchsvoller Titel! Wenn Sie als Leser darin eine Anleitung zum besseren Leben vermuten, eine Art Rezeptbuch für Glück, dann möchten wir Ihnen hier bereits die Illusion rauben. Weder hier noch woanders werden Sie so etwas finden. Eine unserer Kernbotschaften ist es, dass es ein solches Rezeptbuch gar nicht geben kann. Und das ist eine ziemlich positive Botschaft.

Leben ist eine komplexe, individuelle und letztlich unbeschreibbare Angelegenheit. Wir können Muster im menschlichen Handeln erkennen, und darüber werden wir schreiben. Wir werden jedoch keinen Masterplan fürs Glück entwerfen. Zu den menschlichen Handlungsmustern gehört das Streben nach Glück – zu unserem Leben gehören aber auch andere Empfindungen und Gefühle, z. B. wenn wir uns abgelehnt, ungeliebt und verzweifelt fühlen. Es ist gerade dieses Spannungsfeld, das Leben (und Glück) ausmacht. Dazu gehören auch unsere als negativ empfundenen Gefühle und Situationen, die wir im Alltag zu verdrängen suchen und von denen uns viele Ratgeber vorgaukeln, wir könnten sie durch Tricks oder eben mit Hilfe von Rezepten vermeiden. Unserer Ansicht nach kann es jedoch nicht darum gehen, Gefühle zu vermeiden und zu verdrängen, sondern darum, sie anzunehmen und letztlich zu integrieren.

Unsere Gefühle von Ablehnung und Verzweiflung sind zutiefst menschlich. Wir wollen ihre Entstehung und ihr komplexes Wirken in diesem Buch erläutern und verständlich machen. Verstehen ist einer der ersten Schritte, wenn es darum geht, etwas anzunehmen. Das Erkennen und Annehmen dieser Gefühle führt uns zurück zu einer lebensbejahenden Balance, zu Vertrauen in uns selbst und in die Zukunft mit anderen. Das bedeutet viel eher Glück als etwa ein Lotteriegewinn – kein euphorisches sondern ein realistisches.

Verstehen fördern und verständlich sein – das ist eines der Prinzipien der Transaktionsanalyse (TA). Vor inzwischen mehr als 40 Jahren wurde sie von Eric Berne, Psychotherapeut und Psychoanalytiker in Kalifornien, entwickelt. Er hatte das Ziel, die überlegene Stellung des Therapeuten aufzuheben und mit seinen Klienten ein Gespräch auf Augenhöhe zu führen. Er wollte die Kompetenz seiner Klienten aktivieren, sich selbst zu helfen. Die TA entwickelte hierfür Modelle, die einfach aber nicht simpel sind und die bis heute an Bedeutung und beschreibender Kraft nichts verloren haben. Vieles, was damals neu und revolutionär war, ist heute in den Alltagsgebrauch übergegangen. Für uns, die Autoren, ist die TA ein methodischer Hintergrund, ein Mittel, um menschliche Entwicklungsphasen psychologisch beschreiben zu können. Dass wir über die Kernsätze der TA hinausgehen, hat schließlich mit unser beider jahrzehntelangen Praxis zu tun. Fanita English ist seit mehr als 40 Jahren in der therapeutischen Arbeit mit TA tätig und Joachim Karnath seit mehr als 20 Jahren in der Beratung von Unternehmen und Managern. Diese Erfahrung ist hier eingeflossen.

Wir arbeiten mit vielen Konzepten, die von Fanita English entwickelt wurden. Jeder, der sich bereits mit TA beschäftigt hat, wird hier ihre Ideen erkennen können. Wem die TA noch neu ist, dem bietet dieses Buch die Chance, die Substanz dieses Ansatzes kennen und schätzen zu lernen. Für die weitergehende Beschäftigung mit der TA bieten wir im Anhang eine Zusammenfassung sowie einige Literaturhinweise.

Lebenscoaching und Therapie, wo liegt da der Unterschied? Er liegt in der Arbeitsweise und weniger in den Themen, mit denen Menschen zu uns kommen. Wir haben den Begriff „Coaching" für den Titel gewählt, um ganz deutlich darauf hinzuweisen, dass die Gefühle, über die wir schreiben, eben kein Krankheitsbild darstellen, sondern dass es um allgemein menschliche Phänomene geht, denen wir alle begegnen. Am Ende des Buches sprechen wir noch einmal die unterschiedlichen Arbeitsweisen von Therapeuten und Coachs an. Die Grundlagen, auf die es uns ankommt, sind die gleichen.

William Shakespeare war ein genialer Menschenbeobachter, der seine Erkenntnisse in wunderbare Komödien gegossen hat, aber auch in logische, und vor allem psychologisch stimmige Tragödien. Mit seinen Dramen hat er Figuren und Konstellationen geschaffen, die für fundamentale menschliche Herausforderungen und Konflikte stehen.

Wir haben uns zwei dieser Figuren herausgegriffen – Hamlet und Othello. Sie bilden für uns die Prototypen, die sich in vielen Geschichten aus unserer persönlichen Erfahrung und unserer beruflichen Praxis widerspiegeln. Hamlet und Othello, ebenso wie die kleineren und größeren Geschichten, die wir in dieses Buch eingeflochten haben, geben Ihnen die Möglichkeit, etwas über sich selbst herauszufinden. Nicht zuletzt auch, wie Sie aus schwierigen Situationen zurückfinden und sich selbst wieder akzeptieren können. Schließlich gibt es etwas Besseres als den Tod, der Shakespeares Helden als unausweichlich erschien – das Leben.

Wir haben die TA benutzt, um das innere, persönliche Drama von Hamlet wie von Othello verständlich werden zu lassen, und wir benutzen die beiden Figuren, um manche alltäglich anmutende Situation in ihrer Dramatik erkennbar zu machen. Wir wollten ein Buch schreiben, das man gern liest und das zum Nachdenken anregt über uns selbst, über die Menschen, die uns umgeben, und über das Leben.

Es würde uns freuen, wenn uns das ab und zu gelungen sein sollte.

Fanita English und Joachim Karnath
Juli 2008, Oggebbio
Lago Maggiore, Italien

EUPHORIE
UND EXISTENZIELLE
VERUNSICHERUNG

„Wie geht's?" „Gut natürlich!" – Mit diesem kleinen Wortwechsel beginnen wir in den meisten Kulturen dieser Welt unsere Gespräche, Meetings, oberflächliche wie tief empfundene Begegnungen. Wir erwarten, dass unsere Begrüßungsformel „Wie geht's?" positiv beantwortet wird – auch, wenn sie ernst gemeint ist und nicht nur formal. „Sich-gut-fühlen" scheint der Normalfall, der Standard zu sein. Das findet sich auch in vielen Techniken und Theorien zum Selbstmanagement sowie in einer ganzen Reihe von psychologischen Schulen wieder.

Wir fühlen uns gut, wir sind „eigentlich" glücklich, für unsere Motivation sorgen wir selbst und unser Leben haben wir im Griff – all dies gehört zu unserem kulturellen und psychologischen Selbstverständnis. Siege werden inszeniert – mit der geballten Faust, den zum Victory-Zeichen gespreizten Fingern, mit dem gegenseitigen „Give-me-five-Abklatschen" im Sport wie im Geschäftsleben. Wir fühlen uns stark, spüren jede Faser unseres Körpers und unserer Seele und das Leben erscheint uns sinnvoll und lebenswert.

Weshalb empfinden wir dieses Gefühl von Glück und Sieg so stark? Weshalb brauchen wir es in dieser Intensität? Weil wir allen Beteuerungen zum Trotz die Fragilität dieser Zustände kennen. Weil wir wissen – bewusst oder unbewusst –, dass wir oft nur für kurze Zeit unseren Empfindungen von Unsicherheit und Verzweiflung entkommen sind.

Glück und Erfolg werden deshalb so stark empfunden, weil ihnen unsere existenzielle Verunsicherung an uns selbst und an der Welt gegenübersteht. Erst der Zweifel am Gelingen und die Verzweiflung machen den Erfolg süß, erst das Empfinden, die Schwierigkeiten bewältigt und den Abgrund gesehen zu haben, lässt uns starke Gefühle empfinden. Dann spüren wir, dass wir ein Recht haben, unser Leben zu leben. Wir glauben wieder, mit den Anforderungen auf diesem Planeten fertig zu werden. Dann erlauben wir es uns, diese Momente zu genießen. Wir alle kennen solche Gefühle – sei es nach einer bestandenen Prüfung, nach einem Erfolg im Sport oder im Spiel, oder wenn unsere Liebe erwidert wird, von einem Partner oder einem Kind.

Wir kennen auch Empfindungen der Sinnlosigkeit: Eine Situation erscheint aussichtslos, alle wenden sich von uns ab. Tiefe Verzweiflung kann uns dann überfallen, die in Aggression gegen alles und jeden umschlägt – auch gegen uns selbst. Unsere Empfindungen erscheinen dann übermächtig, auch wenn wir kaum sagen können, woher sie kommen. Das kleinste Ereignis kann uns jetzt zum Explodieren bringen – oder zum Implodieren.

Eigentlich verstehen wir das nicht. Schließlich leben wir doch die meiste Zeit unseres Lebens in einem einigermaßen balancierten Zustand. Da ist das kleine Lächeln über eine nette Begegnung in der U-Bahn, da ist der Ärger über den unfreundlichen Taxifahrer, die Enttäuschung über die Absage bei der Bewerbung und die Erleichterung über eine entlastende medizinische Diagnose. Wir erleben eine Vielzahl von sehr unterschiedlichen Gefühlen, angenehme wie unangenehme, die wir einordnen können. Trotzdem kann es passieren, dass wir manchmal aus der Haut fahren könnten. Woran liegt das?

Wir leben mit einem komplexen emotionalen System. Einerseits erleben wir archaische Empfindungen, die uns mit großer Intensität überfallen können. Andererseits haben wir im besten Sinne „begriffene" Gefühle, die wir wahrnehmen und die uns ein vielfältiges Leben führen lassen. In diesem Spannungsfeld von Empfindungen und Gefühlen bewegen wir uns – insbesondere in herausfordernden und kritischen Situationen. Was wir daraus machen, ob wir Getriebene oder Handelnde sind, ist zwar nicht vorhersagbar – es ist jedoch auch nicht zufällig. Dieses Spannungsfeld führt zu einer emotionalen Mischung, die nicht stabil ist.

In dieser emotionalen Mischung spiegeln sich unsere Lebensmuster und Lebensantriebe wider. Wie wir später sehen werden, sind es bestimmte Ereignisse, die uns berühren, die wir anstreben und die für uns Glück bedeuten. Sie sind mit unserer Identität, unserer Geschichte und mit unseren Erlebnissen in der Kindheit sowie mit unserem Erwachsenwerden verbunden.

Dem Glücksgefühl steht die Tiefe unserer Enttäuschung gegenüber, das Gefühl, dass die Rechnung nicht aufgeht, dass die Welt sich nicht unseren Vorstellungen beugt. Wir fürchten dann, dass unsere Anstrengungen nicht zum gewünschten Ziel führen und empfinden unklar, dass unser Leben als Gesamtkunstwerk nicht den Sinn ergibt, den wir gern darin sehen wollen.

Gerade in diesen Tagen, in denen wir diese Zeilen schreiben, füllen wieder Spitzensportler die Schlagzeilen, die des Dopings überführt wurden. Für einen Sieg – vielleicht einen Weltrekord – waren sie bereit, ihrem Körper zu schaden. Das ist der eine Teil der Geschichte. Noch verblüffender ist, dass sie die drohende Niederlage mit leicht nachweisbaren Mitteln abzuwenden suchten – wie es z. B. die Spitzenreiter der Tour de France 2007 taten. Ab einem bestimmten Zeitpunkt haben sie die Gefahr, entdeckt zu werden, ausgeblendet und ihre Möglichkeit, die Situation zu reflektieren, ignoriert. Sie sind der Illusion erlegen, es werde schon alles gut gehen. Am Ende, wenn sie als Betrüger entlarvt sind und ihre Karriere als Sportler vorzeitig beendet ist, dann erleben diese Sportler möglicherweise Gefühle der Beschämung und Zweifel an sich selbst. Vielleicht erleben sie das, was ihnen geschehen ist, auch als große Ungerechtigkeit. Eine Erklärung dafür können sie kaum geben.

Zu diesem Zeitpunkt haben die Betroffenen hoffentlich jemanden an ihrer Seite, der ihnen hilft, die eigenen Handlungsmuster zu klären und die Episode auf diese Weise zu verarbeiten. Wenn wir sie nur trösten und in ihre Klagen über die Welt einstimmen wollten, so könnte das kurzfristig eine erleichternde Wirkung haben, und es würde sicherlich unsere Bindung an die Person festigen. Langfristig würde dies jedoch zu einer Verstärkung der falschen Muster führen. Erst die Antwort auf die Frage, welche Muster unserem Verhalten zugrunde liegen, und das Akzeptieren der eigenen Verantwortung dafür, führt zu einer Lockerung solcher letztlich selbstschädigenden Handlungsweisen und in der Folge zu einer Stärkung der Persönlichkeit.

Unsere Gefühle von Glück und tiefgründiger Verunsicherung sind nicht stabil – eher haben sie etwas von Ebbe und Flut. Ohne den jeweils anderen Zustand existieren sie nicht. In unseren Gesellschaften ist es sehr viel einfacher, über die Flut zu reden und sich dazu zu bekennen, als über die Ebbe, d. h. über jene Gefühle von Unsicherheit, von Leere, Trauer und Wut, die sich unter bestimmten Umständen zu einem Zustand steigern können, der existenzielle Verunsicherung bedeutet.

Aus unserer Sicht spricht vieles dafür, dass unser Leben ein Suchprozess ist, der die Höhen und Tiefen, das Glück und die Verzweiflung auslotet. Dabei spielen viele Faktoren unserer Person, unserer Persönlichkeit eine Rolle. Welche das sind, wie sie miteinander und gegeneinander wirken, das ist das Thema unseres Buches.

Wir setzen uns mit den Grundmustern der Identität auseinander, wie sie sich bilden, oder besser, wie wir sie für uns im Wechselspiel mit unserer Umwelt entwickeln. Es spricht vieles dafür, dass wir nach Glück suchen und es auch immer wieder erleben. Die Art und Weise wie wir dabei vorgehen, hat jedoch oft mit Handlungsweisen und Glaubenssätzen zu tun, mit denen wir Unglück zu vermeiden versuchen bzw. etwas, das wir als Unglück definieren. Darin verbergen sich unsere Lebensmuster sowie unser Potenzial, ein erfülltes Leben zu führen. Darin verbirgt sich jedoch auch unser Potenzial zur Destruktion – zum Einstieg in psychische und psychosomatische Krankheiten und in unvermutete Gewalt. Gewalt gegen uns und gegen andere – unvermutet für uns selbst und für andere. Beispiele dafür gibt es viele. Fast täglich finden Sie in Ihrer Tageszeitung Berichte über Familiendramen, die scheinbar aus heiterem Himmel geschahen. Alles schien doch in Ordnung zu sein. Als bekannte Beispiele seien hier Robert S. und Jürgen W. Möllemann genannt. Auf beide gehen wir kurz ein.

Diese Momente des sich selbst generierenden Tiefs – um einen Begriff aus der Meteorologie zu nehmen –, der sich selbst verstärkenden Verunsicherung, betreffen nicht nur wenige Unglückliche, sondern jeden von uns. Deshalb kann es nützlich sein, mehr darüber zu wissen, um solche Erfahrungen besser einordnen und in das eigene Leben integrieren zu können. Eng damit verknüpft sind unsere Autonomie und unsere Beziehungsfähigkeit. Wenn wir wissen, was uns treibt, dann können wir zu uns selbst stehen – im Erfolg wie im Misserfolg – und wir können intensive und respektvolle Beziehungen zu anderen Menschen leben, seien es unsere Lebenspartner, unsere Kinder oder Eltern, unsere Kollegen oder einfach der/die Nächste auf der Straße oder im Supermarkt.

Nicht zuletzt geht es darum, dass wir – als Therapeut, als Berater, als Coach und als Führungskraft – aufmerksam mit den Menschen umgehen, die mit uns im engen Familien- und Freundeskreis leben bzw. mit denen wir arbeiten.

ROBERT S., JÜRGEN MÖLLEMANN UND VIELE ANDERE

Im Allgemeinen wirken die meisten von uns ganz stabil, erscheinen „normal", was immer das auch sein mag. Und wir glauben dies auch von unseren Nachbarn, unserer Familie und unseren Freunde. Dennoch lesen wir immer wieder in den Zeitungen von „Familiendramen", die sich in unserer Stadt abgespielt haben. Oft finden sich Bemerkungen in den Artikeln, die die Beteiligten als „nett", „unauffällig", „freundlich" und „normal" bezeichnen. Keiner hatte damit gerechnet, dass „so etwas" passieren könnte. Das direkte Umfeld ist geschockt.

Wie stabil Menschen sind – oder wie instabil, das lässt sich von außen nicht leicht erkennen. Die folgenden Geschichten haben wir ausgewählt, weil sie etwas Typisches haben. Es geht uns nicht um das Psychogramm der beiden Menschen, sondern um die Dynamik der Ereignisse.

Robert S. und das Attentat im Gutenberg-Gymnasium in Erfurt

Als Robert S. am Morgen des 26. April 2002 sein Elternhaus verließ, schien nichts auf die Ereignisse hinzudeuten, die wenige Stunden später im Gutenberg-Gymnasium der Stadt Erfurt alle erschüttern würden. Die Ermordung von siebzehn Menschen und der anschließende Selbstmord sprengten die Selbstgewissheit in der Bundesrepublik, dass solche Gewaltexzesse bei uns nicht möglich wären. Bei uns im „zivilisierten" Europa galt eine Tat wie das Massaker in Littleton/Columbine, in dem zwei Jugendliche zwölf Schüler, einen Lehrer und schließlich sich selbst erschossen, als nicht vorstellbar. Das schien den waffenverliebten Amerikanern vorbehalten. Jetzt aber war eine solche Tat geschehen, scheinbar aus dem Nichts heraus.

Robert S. galt als „in sich gekehrt" und unauffällig. Es wird berichtet, dass er sich eher zurückhaltend kleidete. Seine schulischen Leistungen waren nicht besonders gut, aber immerhin hatte er es auf das Gymnasium geschafft und stand im letzten Schuljahr. Das allerdings schon zum zweiten Mal, da er beim ersten Anlauf wegen unzureichender Noten nicht zur Abiturprüfung zugelassen worden war. Robert S. war in einer bürgerlichen Familie aufgewachsen, er war nicht das Kind einer marginalisierten sozialen Welt, das mit Gewalterfahrungen groß wird. Diesen Ausbruch an Gewalt bei ihm konnte man nicht erwarten und vorhersehen.

Robert ist das zweite Kind seiner Eltern und zunächst ein anhänglicher kleiner Junge. Seine Mitschüler nehmen ihn dann unterschiedlich wahr. Lange Jahre wird er als netter Kerl erlebt, als Clown, der den Auftritt vor „seinem" Publikum liebt. Neben diesen „Auftritten" wird er als introvertiert geschildert, als ruhiger, eher schüchterner und unscheinbarer Eigenbrötler. Beschreibungen wie „auffällig unauffällig" finden sich in den Artikeln zu seiner Persönlichkeit. Er galt eher als Mitmacher denn als Macher.

Eher ausgefallen und martialisch ist seine Mitgliedschaft im Polizeischützenverein. Hier wird er im Schießen ausgebildet. Über die Mitgliedschaft erwirbt er auch die Waffen, die er später verwendet. An den geselligen Vereinsaktivitäten nimmt er nicht teil. Das Schießen selbst findet in erster Linie in seinem Kopf statt – als Schütze ist er allein mit sich, seiner Waffe und der Zielscheibe.

In der Pubertät werden seine schulischen Leistungen schlechter und er zieht sich mehr und mehr in seine Innenwelt zurück. Mit den Eltern spricht er immer weniger, stattdessen baut er die Infrastruktur seines Rechners aus. Er findet seine Erfolge, die sich in der Außenwelt nicht so leicht einstellen wollen, in sogenannten „Ego-Shooter"-Spielen. Dabei gilt es, animierte Zielpersonen mit virtuellen Waffen zu vernichten. Robert sicht nächtelang fern – verbringt viel Zeit mit Gewaltvideos, was später die Diskussion anfachte, ob diese Art Videos Gewalttaten provozieren oder zumindest die Hemmschwelle senken können. In dieser Welt der Videos und Computerspiele ist man kein Verlierer – allerdings sieht auch niemand die Erfolge.

Das schulische System macht es ihm zunehmend schwerer, sein nach außen vertretenes Bild als künftiger Abiturient aufrechtzuerhalten. 2001 wird er wegen schlechter Leistungen nicht zum Abitur zugelassen. Er erhält eine zweite Chance – in Thüringen ist es die letzte. Wer in Thüringen zwei Mal durchs Abitur fällt, hat keinen Schulabschluss. So war es zumindest zu jener Zeit. Ob Robert S. das als reale Bedrohung seines Selbstbildes gesehen hat, wissen wir nicht. Er hatte offenbar weder enge Freunde noch eine Freundin, mit denen er seinen Ärger, seine Enttäuschung, seine Empörung oder seine Ratlosigkeit hätte teilen können.

Seine zweite Chance auf das Abitur erschwert er sich durch Fernbleiben vom Unterricht. Angeblich fälscht er ärztliche Atteste. Als die Fehlzeiten zunehmen, wird er von der Schulleiterin über einen Aushang am schwarzen Brett zu einem Gespräch eingeladen. Statt dem nachzukommen, geht Robert jedoch einfach wieder in den Unterricht – als wäre nichts geschehen. Am 4. Oktober 2001 schließlich lässt die Schulleiterin ihn aus dem laufenden Unterricht herausrufen und teilt ihm in einer Runde von einigen Lehrerkollegen sowie eines Schülervertreters mit, dass er die Schule verlassen muss. Das Vertrauensverhältnis mit den Lehrern sei nachhaltig gestört. Die gefälschten Atteste spielen dabei eine Rolle. Es wird ein Wechsel an eine andere Schule empfohlen. Das wäre jedoch nicht ohne weiteres möglich gewesen, da die Kombination der Fächer, die Robert belegt hatte, an anderen Schulen nicht angeboten wurde.

Der Schulverweis ist später als formal fragwürdig und möglicherweise rechtlich nicht einwandfrei bezeichnet worden. In diesem Kontext ist es interessant, dass Robert das Protokoll dieser Unterredung nicht unterzeichnet hat. Einerseits konnte er jetzt nicht mehr das Bild des Schülers aufrechterhalten, der demnächst erhobenen Hauptes mit dem Abitur in der Tasche die Schule verlässt. Andererseits verweigerte er die Unterschrift. Damit erkannte er seine Niederlage nicht an.

Da er zu diesem Zeitpunkt bereits volljährig ist, werden seine Eltern nicht über den Vorfall informiert. Aufgrund des Schulverweises meldet sich Robert am 16. Oktober beim Schulamt. Das war der formal richtige Schritt in seiner Situation, wenn er wieder in das Schulsystem einsteigen wollte. Vom 18. Oktober – also nur zwei Tage später – datiert der Kaufvertrag der Tatwaffe, eine Pistole vom Typ Glock 17. Am 30. Oktober erwirbt Robert die Pumpgun, die er später zwar mitnimmt, aber nicht benutzt. Der Moment, in dem er sich der Macht des Schulsystems unterwirft, und der Moment, in dem er sich eigene Machtmittel beschafft, liegen ganz dicht beieinander. Er muss zu diesem Zeitpunkt die Tat keineswegs schon geplant haben, der Waffenkauf könnte aber sein inneres Gefühl von Macht und Ohnmacht vorübergehend ausbalanciert haben.

Gegenüber seiner Familie erhält Robert die Illusion aufrecht, er gehe noch auf das Gutenberg-Gymnasium. Er verlässt morgens regelmäßig das Haus, legt den Eltern ein gefälschtes Zeugnis vor, das leicht verbesserte Noten ausweist, und er besorgt sich Munition in erheblichen Mengen.

Am Morgen des 26. April 2002 verlässt Robert die elterliche Wohnung, um angeblich das Englisch-Abitur zu schreiben. Sein Vater wünscht ihm noch viel Glück. Nach kurzer Zeit, als Robert sicher ist, dass die Eltern inzwischen weggegangen sind, kehrt er zurück und verlässt dann das Haus mit einem Rucksack, in dem er vermutlich die Waffen transportierte. Gegen elf Uhr betritt er die Schule, zieht sich auf der Toilette um und kommt als schwarzer „Ninja-Kämpfer" mit Gesichtsmaske, die Pumpgun auf den Rücken geschnallt, wieder heraus. Mit seinem Amoklauf beginnt er bei der stellvertretenden Schulleiterin und den Sekretärinnen und sucht dann gezielt nach Lehrern und Lehrerinnen. An einigen Schülern läuft er vorbei. Die Polizei ging später davon aus, dass die beiden Schüler, die bei dem Massaker umkamen, nicht gezielt getötet wurden. Sie hatten sich in einem Klassenzimmer versteckt und die Tür wohl mit einem Schrank verbarrikadiert. Sie wurden von Robert durch die Tür erschossen – wahrscheinlich in der Annahme, dass sich weitere Lehrer dort versteckt hielten.

Von mehreren Lehrerinnen wurde anschließend berichtet, dass sie sich dem Mörder in den Weg stellten, um die Flucht der Kinder zu decken. Sie alle haben ihren Mut mit dem Leben bezahlt. Sein Ende findet der Amoklauf, als Robert auf den Geschichtslehrer Rainer Heise trifft. Der fordert ihn nach eigener Schilderung auf: „Wenn Du mich jetzt erschießt, dann schau mir wenigstens in die Augen!" Laut unterschiedlichen Versionen nimmt Robert vor oder nach dieser Aufforderung die Maske ab und sagt: „Nein, Herr Heise, für heute reicht's!" Er senkt die Waffe und lässt sich anschließend von seinem Lehrer in einen Raum einschließen. Dort erschießt er sich schließlich selbst.

Diese Tat hat großes Entsetzen ausgelöst – in den Medien, in der Gesellschaft, in der Politik – und vor allen Dingen bei den Menschen, die nah am Geschehen lebten. Schüler, Lehrer, Eltern und viele Menschen des Umfeldes sind durch die Ereignisse traumatisiert. Erst im August des Jahres 2005 – also mehr als drei Jahre nach der Tat – wird das inzwischen vollständig renovierte Gebäude in einem Festakt dem Gutenberg-Gymnasium wieder zur Nutzung übergeben.

Waren Trauer und Mitgefühl nach dem 26. April 2002 die ersten Reaktionen, so tauchte sehr bald die Frage auf, ob man frühzeitig Vorzeichen für diese Tat hätte erkennen können bzw. ob es Möglichkeiten gegeben hätte, sie zu verhindern. Die Familie und die Lehrer stellten sich diese Frage – und sie stellen sie sich vielleicht heute noch.

Der Respekt vor den Opfern und den Menschen, die direkt und indirekt von der Tat betroffen sind, verbietet es, im Nachhinein einfache „Ratschläge" geben zu wollen. Die Geschichte von Robert S. ist ein Beispiel dafür, dass äußere Normalität kein Indikator für innere Balance ist. Sie ähnelt in ihrer Dynamik dem Typus, den wir in der Analyse der Hamlet-Figur (siehe S. 103 ff.) beschreiben. Der Fall Robert S. ist bekannt geworden, weil er in seiner äußeren Erscheinungsform – als Attentat in einer Schule mit einer großen Zahl von Opfern – herausragt, es gibt jedoch viele, weniger prominente Fälle mit einer ähnlichen inneren Dynamik des psychischen Geschehens.

Jürgen Möllemann
und sein Sprung in den Tod

Der Lebensweg von Jürgen Möllemann war von extremen Höhen und Tiefen gekennzeichnet. 1945 im zerstörten Nachkriegsdeutschland geboren, absolviert er eine klassische Schulausbildung mit anschließendem Studium an der Pädagogischen Hochschule Münster zum Lehramt für Grund- und Hauptschulen. In dieser Zeit tritt er nach einer kurzen Episode in der CDU in die FDP ein. Dort gehört er bald zu den jungen Hoffnungsträgern und wird nicht zuletzt von dem langjährigen Außenminister und Vorsitzenden der FDP, Hans-Dietrich Genscher, gefördert.

1982 wird Möllemann Staatsminister im Auswärtigen Amt und

1987 Bundesminister für Bildung und Wissenschaft. 1991 wird er schließlich Bundesminister für Wirtschaft und nach dem Rücktritt von Genscher ernennt man ihn im Mai 1992 zum Stellvertreter des Bundeskanzlers – der Höhepunkt seiner politischen Laufbahn.

Typisch für Möllemann ist (im Nachhinein gesehen), dass er bereits neun Monate später aus der Regierung ausscheiden muss, weil er sich als amtierender Bundesminister für das Geschäft eines angeheirateten Verwandten eingesetzt hat („Briefbogen-Affäre"). Eigentlich handelte es sich um eine Bagatelle, deren Wirkung in der Öffentlichkeit er komplett falsch eingeschätzt hat. Ein Jahr später zwingt ihn der gesamte NRW-Landesvorstand der FDP zum Rücktritt. Mit seiner Fähigkeit zu polarisieren und zu pointieren und Menschen zu begeistern, ist Möllemann aber zwei Jahre später bereits wieder im Amt und führt die Landespartei schließlich im Jahr 2000 zu einem herausragenden Erfolg.

Danach initiiert er in der Bundespartei das „Projekt 18" und drängt den Bundesvorsitzenden Guido Westerwelle dazu, sich als Bundeskanzlerkandidaten auszurufen. Zu diesem Zeitpunkt gehört Möllemann wieder zu den machtvollsten Figuren in der FDP. Er ist jetzt auch wieder stellvertretender Bundesvorsitzender seiner Partei.

Im Zuge des Wahlkampfes 2002 positioniert er sich im Israel-Palästina-Konflikt gegen Israel; dabei äußert er ein gewisses Verständnis für die palästinensischen Selbstmordattentate. Der publizistische Gegenwind, der ihn trifft, führt zu einer Zuspitzung: Möllemann greift den damaligen Vizepräsidenten des Zentralrats der Juden in Deutschland, Michel Friedmann, persönlich an. Zu diesem Zeitpunkt beginnt die FDP bereits deutlich von ihm und seiner Position abzurücken. Kurz vor der Bundestagswahl 2002 verteilt Möllemann schließlich an alle Haushalte in Nordrhein-Westfalen Flugblätter mit Angriffen auf Ariel Sharon und Michel Friedmann. Diese Flugblattaktion finanziert er durch anonyme Spenden, die er letztlich selbst verdeckt an die Partei gezahlt hatte. Nach der enttäuschend verlaufenen Bundestagswahl distanziert sich seine eigene Partei immer mehr von diesem Flugblatt. Das Aufdecken der Finanzierung führt schließlich dazu, dass Möllemann kurz vor einem Parteiausschlussverfahren steht. Um dem zuvorzukommen, tritt er dann im März 2003 aus der FDP aus.

Am 5. Juni 2003 starb Jürgen W. Möllemann durch einen Absturz mit dem Fallschirm. Eine halbe Stunde vor dem tödlichen Sprung hatte der Deutsche Bundestag Möllemanns Immunität aufgehoben. Daraufhin hatten die Ermittler der Polizei wegen des Verdachts der Steuerhinterziehung sowie des Verstoßes gegen das Parteiengesetz seine Geschäftsräume in verschiedenen Ländern durchsucht.

Möllemann war ein sehr erfahrener Fallschirmspringer, der seine Sprünge immer wieder medienwirksam inszeniert hatte. Bei seinem letzten Sprung klinkte er den Hauptfallschirm aus und öffnete den Reservefallschirm nicht. Fremdverschulden konnte nach Untersuchung der Staatsanwaltschaft ausgeschlossen werden, sodass man von einem Selbstmord ausgehen kann.

Jürgen W. Möllemann hatte sich und der Welt immer wieder bewiesen, dass er in der Lage war, aus schwierigsten Situationen herauszukommen und am Ende erfolgreich und strahlend da zu stehen. Am Ende seiner Karriere und seines Lebensweges hatte er objektiv dazu kaum noch die Möglichkeiten. Ob er das subjektiv auch so erlebt hat, können wir nur vermuten. Sein Tod kam für alle Beteiligten überraschend. Insbesondere seine damaligen politischen Gegner in der FDP standen unter einem erheblichen öffentlichen Rechtfertigungsdruck. Man fragte sich, ob sie in der Auseinandersetzung mit ihm nicht zu weit gegangen waren.

Jürgen W. Möllemann ähnelt dem Typ „Othello", den wir später noch beschreiben werden.

WESHALB ES LOHNT, SICH MIT DIESEN FÄLLEN ZU BESCHÄFTIGEN

Die Zeitungsberichte über Robert S. und Jürgen W. Möllemann, die wir kurz zusammengefasst haben, erzählen von ganz unterschiedlichen, erschreckenden Ereignissen. Erschreckend wegen der Taten, die an ihrem Ende standen – erschreckend auch, dass sie sich aus einer Situation heraus entwickelten, die den Beteiligten nicht bedrohlich erschien. – Gab es Vorzeichen, die man hätte erkennen können? Diese Frage stellen sich die Angehörigen und Freunde dieser beiden Männer sicher auch heute noch.

So unterschiedlich die beiden und so unterschiedlich ihre Taten waren, wir glauben, dass deren gemeinsamer Nenner, psychologisch gesehen, das Gefühl von tiefer Verzweiflung war. Eine solche Verzweiflung reduziert unsere Fähigkeit, alternative Lösungen für eine schwierige Situation zu finden. So kam es zur Tat, was für den einen bedeutete, Mord an vielen Menschen zu begehen, und für den anderen, sich selbst umzubringen.

Robert S., der andere Menschen ermordete, wurde bis dahin in keiner Weise als bedrohlich, brutal oder gefährlich beschrieben. Im Gegenteil, er war jemand, der sich selbst nicht gut schützen oder verteidigen konnte, sei es auf dem Schulhof oder im Wettbewerb mit seinem Bruder. Er wurde als ein höflicher und strebsamer Schüler beschrieben. Er galt als introvertiert und eher schüchtern. Auffallend war im Nachhinein, wie unauffällig er war. Wie konnte es geschehen, dass er so vollständig umschaltete und Morde beging?

Dagegen war Jürgen W. Möllemann ein Mensch mit einer wechselhaften, aber hoch hinaufführenden Karriere, die ihn als Vizekanzler der Bundesregierung zu einem der mächtigsten Männer in Deutschland machte. Trotz vieler Wechselfälle hatte er immer wieder bewiesen, dass mit ihm auch nach Niederlagen wieder zu rechnen war. Er galt als trickreich und wusste doch in der Situation, in der seine Immunität aufgehoben worden war, nichts anderes mehr zu tun, als in den Tod zu springen – entweder absichtlich oder durch eine Nachlässigkeit, die nicht zu einem erfahrenen Fallschirmspringer passt.

Es sieht so aus, dass sich ein Mensch, wenn er tiefgreifend verunsichert ist, wenn er sich verzweifelt „am Ende" fühlt, in seinem Verhalten „umkippt", d. h. sich vollständig konträr zu den Verhaltensweisen verhält, mit denen er sein Leben bisher geführt hat.

Wir haben diese beiden Menschen nicht persönlich gekannt, und es geht nicht darum, aus der Ferne und im Nachhinein ihr Handeln zu erklären. Wir sehen sie jenseits jeder moralischen Wertung als Menschen, die in eine ausweglos scheinende Situation geraten sind. Sie beschäftigen uns zum Einstieg in dieses Buch, weil wir alle die Fragilität von Glück und Erfolg kennen. Wir wissen – bewusst oder unbewusst –, dass wir uns oft nur für kurze Zeit aus den Gefühlen von Unsicherheit, Angst und Hoffnungslosigkeit erheben. Glück und Erfolg erleben wir so stark, weil uns die Antipoden der Verunsicherung und der Zweifel an uns selbst und der Welt so vertraut sind. Also lohnt es sich auch für uns, etwas mehr von der Dynamik zu verstehen, die diese beiden Männer möglicherweise getrieben hat.

Freud und Verbrennungen

Sigmund Freud soll behauptet haben, dass er nie einen Patienten gehabt habe, wie gestört er auch immer gewesen sei, bei dem er nicht eine gewisse Ähnlichkeit mit sich selbst empfunden habe. Die oft dramatische Dynamik, mit der seine Patienten beschäftigt waren, war für Freud nicht nur wissenschaftlich beschreibbar, sondern auch emotional nachvollziehbar. Er spürte die Ähnlichkeit. Der Unterschied zwischen Freud und seinen Patienten bestand darin, dass er mit den Gefühlen und der damit verbundenen Dynamik anders umgehen konnte. Er musste sich eben nicht blind in eine Tragödie stürzen. Er spürte möglicherweise ähnliche Bedrängnisse, wie sie seine Patienten bewegten, ohne sich dieser Bedrängnis jedoch auszuliefern.

Was hat das mit dem Schicksal von Robert S. und Jürgen W. Möllemann zu tun? – Wir wollen die Grade einer Verbrennung als Analogie heranziehen. Die Mediziner unterscheiden drei Verbrennungsgrade. Setzen wir uns z. B. etwas zu lange der Sonne aus, dann bekommen wir einen Sonnenbrand. Die Haut rötet sich, ist berührungsempfindlich und wir werden nachts nicht gut auf diesen Körperflächen liegen können. Wir haben eine Verbrennung ersten Grades erlitten, die mit etwas kühlenden und heilungsunterstützenden Cremes bereits am nächsten Tag wieder abklingt. Kurz danach wird die Verletzung ganz abgeheilt sein, ohne Spuren zu hinterlassen.

Eine Verbrennung zweiten Grades, verursacht etwa durch offenes Feuer oder eine Herdplatte, braucht medizinische Behandlung. Die

Haut wird hier stärker geschädigt und der Heilungsprozess dauert länger. Narben können zurückbleiben, aber auch in diesem Fall werden wir wieder ganz gesund werden.

Dagegen können Verbrennungen dritten Grades, z. B. durch einen größeren Unfall verursacht, je nach Umfang der betroffenen Flächen und nach Alter der Person tödlich sein. Die Behandlung erfordert schnelle Rettungsmaßnahmen und lange Aufenthalte in Spezialkliniken. Menschen, die solche Verletzungen überlebt haben, sind ihr Leben lang dadurch gezeichnet – äußerlich und seelisch.

Psychologisch betrachtet heißt das – und dies bestätigen auch die Äußerungen von Freud –, dass wir viele Muster und Dynamiken nachvollziehen können, die wir in der Art eines kleinen Sonnenbrands erlebt haben. Geschichten mit extremen Folgen und einem extremen Ende, wie wir sie von Robert S. und Möllemann berichtet haben, sind Geschichten mit einer emotionalen Dynamik dritten Grades.

Möglicherweise kennen auch Sie Geschichten wie die folgende: Sie haben etwas hilflos und unsicher in einer Behörde um Rat gefragt, haben vom Beamten am Schalter aber zunächst nur gehört: „Stellen Sie sich hinten an und ziehen Sie eine Nummer. Warten Sie, bis Sie dran sind!" Als Sie dann an der Reihe sind – so ca. zwei Stunden später – ist Ihr Gespräch in zwei Minuten beendet. Sie haben erfahren, dass Sie sich ganz woanders hinwenden müssen. Dann kann es schon einmal geschehen, dass Ihnen, entgegen Ihrer sonst so netten und kontrollierten Art, eine Drohung über die Lippen kommt wie z. B.: „Sie sollten mir mal draußen im Dunkeln begegnen!" In der weiblichen Variante heißt das möglicherweise: „Ich sollte einen Tag lang Ihre Chefin sein!" Vielleicht entschuldigen Sie sich sofort für diesen Reflex oder versuchen im Nachhinein als Scherz erscheinen zu lassen, doch Sie haben deutlich das Gefühl von Wut über die ungerechte Behandlung und den Wunsch nach Rache gespürt.

Oder Sie haben einem Ihrer Teamkollegen versprochen, sich um eine Angelegenheit zu kümmern, die für ihn wichtig ist. Leider haben Sie selbst mit Ihren eigenen Themen viel zu tun, und darüber „vergessen" Sie die übernommene Aufgabe. Als eine E-Mail des Teamkollegen mit Fragen nach dem Stand der Dinge bei Ihnen eintrifft, fällt Ihnen siedend heiß Ihr Versäumnis ein. Hektisch versuchen Sie noch, hinter der Angelegenheit herzutelefonieren, erreichen aber nichts. Jetzt klingelt das Telefon. Sie sehen die Nummer Ihres Kollegen auf dem Display – und Sie nehmen nicht ab und stellen sich tot. Damit er Sie nicht im Büro erwischt, gehen Sie lieber vorzeitig nach Hause, obwohl Sie das in Ihrer eigenen Arbeit in Schwierigkeiten bringt. Am nächsten Morgen sehen Sie die Episode mit mehr Gelassenheit. Sie rufen Ihren Kollegen von sich aus an, entschuldigen sich für Ihre Nachlässigkeit und klären die weiteren Schritte mit ihm.

Was Sie gespürt haben, ist ein Moment der Scham, und Ihr Reflex war, lieber von der Bildfläche zu verschwinden, als für Ihr Handeln einzustehen. Sie waren eher bereit, sich selbst zu schaden statt sich zu blamieren. – Sie kennen solche oder ähnliche Geschichten? Nun, die erste kann Sie an Robert S. erinnern, die zweite an Jürgen Möllemann. Beides sind Geschichten über ähnliche psychologische Dynamiken, wenn auch sozusagen „ersten Grades".

Für uns ist es sehr nützlich, die Ursachen und die Schritte zu verstehen, die zu solchen psychologischen „Verbrennungen" führen. Zum einen weil wir davon ausgehen können, dass sowohl Robert S. als auch Jürgen W. Möllemann ihr Glück gesucht haben – und nicht ihr Unglück. Es handelt sich also um Muster, mit denen wir nach einem erfüllten und sinnvollen Leben suchen, die uns in Schwierigkeiten bringen können – freilich nicht müssen. Man beachte hier das Konditional!

Wenn wir es mit „Verbrennungen dritten Grades" zu tun haben, muss der Anlass nicht besonders schwerwiegend sein, der uns zum Ausleben solcher Handlungsmuster führt. Unser Handeln hängt vielmehr davon ab, wie weit wir uns auf eine Negativspirale einlassen. Es gibt Phasen in unserem Leben, in denen wir geradezu unser Glück erzwingen wollen und weit über die Grenzen hinausgehen, die wir uns üblicherweise setzen. Um diesen Zusammenhang zu verstehen, müssen wir unsere eigene Anfälligkeit kennen und Modelle und Muster zur Hand haben, mit denen wir unser Verhalten beschreiben können. Mit ihrer Hilfe können wir dann neue Handlungsoptionen entwickeln, die uns helfen, aus einer destruktiven Dynamik auszusteigen.

ZU DEN ZIELEN
DIESES BUCHS

Das vorliegende Buch ist aus einer längeren Diskussion zwischen den beiden Autoren entstanden. Es bringt zwei unterschiedliche Perspektiven zusammen, die der Therapeutin Fanita English und die des Management-Beraters und Coachs Joachim Karnath.

Unser Ausgangspunkt war ein älteres Buch von Fanita über Verzweiflung*, das wir zunächst nur leicht überarbeitet neu herausgeben wollten. In unseren Gesprächen, die sich über einen längeren Zeitraum erstreckten und teils in den USA, teils in Deutschland und an anderen Orten stattfanden, haben wir die Inhalte und Ziele weiterentwickelt. Das Ergebnis liegt nun vor Ihnen.

Gemeinsam haben wir das Ziel, allen Leserinnen und Lesern zu vermitteln,

• wie wir Menschen uns entwickeln,
• welche Erlebnisse und Phasen wir durchleben,
• welche Muster und Präferenzen wir herausbilden und
• was all das mit unserer Persönlichkeit und Individualität zu tun hat.

Dazu werden wir auf frühkindliche Stufen der Entwicklung eingehen, auf die Euphorie und Verzweiflung, die wir in dieser Phase erleben, und wie wir aus diesem Spannungsfeld heraus unsere Fähigkeiten entdecken und entwickeln. Danach gehen wir auch auf spätere Phasen der Entwicklung ein, in denen wir die Muster und Präferenzen ausbilden, die im Erwachsenenleben eine wichtige Rolle spielen.

Jeder von uns bringt eigene Akzente in dieses Buch ein, was auch mit unserem professionellen Hintergrund zu tun hat: Fanitas besonderes Ziel ist es, darauf hinzuweisen, wie uns Handlungsstrategien, die uns in vielen Situationen geholfen haben, in eine Negativspirale führen können. In ihrer therapeutischen Arbeit sowie als Lehrtherapeutin und Supervisorin hat sie es häufig genug erlebt, dass Warnsignale übersehen oder falsch interpretiert wurden. Wenn wir in den folgenden Kapi-

---

*Fanita English und Klaus Dieter Wonneberger: Wenn Verzweiflung zu Gewalt wird. Gewalttaten und ihre verborgenen Ursachen. Junfermann, Paderborn 1992.

teln immer wieder auf mögliche Gefahren für das eigene Leben und das Leben anderer hinweisen, dann aufgrund dieser Erfahrung. Aufmerksamkeit für Gefahren sowie die Prävention sind Aspekte, die insbesondere im therapeutischen Kontext eine Rolle spielen – aber eben auch im Alltagsleben.

Joachims besonderes Ziel ist es, die Chance zu Selbstreflexion und Selbststeuerung zu verdeutlichen und zu verstärken. Im Management sind häufig Menschen anzutreffen, die für ihren Erfolg einen hohen Preis zahlen. Das gilt insbesondere dann, wenn sie die Macht, die sie in ihrer Funktion auszuüben haben, unreflektiert mit ihren persönlichen Mustern vermischen. Dabei verpassen sie die Chance, sich durch einen klaren Blick auf sich selbst und die anderen von Zwängen zu befreien und die eigene Persönlichkeit zu entwickeln. Passagen, die die Selbstentwicklung in den Vordergrund stellen, zielen in diese Richtung.

Gemeinsam sind wir der Überzeugung, dass wir mit einem besseren Verständnis unserer psychischen Disposition unser Leben intensiver und mit mehr Befriedigung leben können.

NICHTS IST PRAKTISCHER ALS EINE GUTE THEORIE

Wir beschäftigen uns in den nächsten Kapiteln mit dem Prozess des Werdens, den wir als Menschen von unserer Geburt an durchlaufen. Unser Referenzrahmen ist die Transaktionsanalyse, die in den 50er Jahren durch Eric Berne begründet wurde. Näheres zur Theorie der Transaktionsanalyse finden Sie im Anhang. Auf ihre Inhalte gehen wir daher an dieser Stelle nicht näher ein – allerdings möchten wir hier ein Prinzip zitieren, und zwar das der Verständlichkeit und Einfachheit. Eric Berne hat einmal gesagt: „Erkläre deine Modelle so, dass sie ein Achtjähriger verstehen kann." Daran werden wir uns in den nächsten Kapiteln orientieren. Nun sind Achtjährige nicht dumm. Sie verfügen über ein nahezu vollständig entwickeltes Gehirn, insbesondere, was die Verknüpfungen der Synapsen betrifft. In dieser Hinsicht sind sie einem Erwachsenen ebenbürtig. Was ihnen jedoch nicht zur Verfügung steht, ist die angesammelte Erfahrung und das erlernte Wissen. Wenn wir die einzelnen Phasen der menschlichen Entwicklung und ihre Bedeutung für unsere Identität und unsere Persönlichkeit darstellen – dann werden wir das auf eine Weise tun, die auch für Menschen ohne psychologisches Fachwissen verständlich ist.

Dass Theorie nicht grau sein muss, sondern sich vom Leben und Erleben ableiten lassen kann, das versprechen wir an dieser Stelle.

NICHTS IST PRAKTISCHER ALS BEISPIELE – SHAKESPEARE LIEFERT DIE PROTOTYPEN

Den Shakespeareschen Prototypen widmen wir uns im zweiten Teil des Buchs. Ins Zentrum stellen wir dabei zwei seiner tragischen Helden: Hamlet und Othello. Shakespeare war ein äußerst feinsinniger Beobachter von Menschen und wie sie sich in dramatischen Konstellationen verändern und entwickeln. Es ist deshalb nicht erstaunlich, dass seine Dramen – die Tragödien wie die Komödien – bis heute eine so große Resonanz beim Publikum finden.

Für uns sind Hamlet und Othello zwei Prototypen von völlig gegensätzlichem Charakter. Shakespeare schildert sehr präzise, wie sich beide von sehr unterschiedlichen Ausgangspositionen aus Schritt für Schritt in Schwierigkeiten bringen, aus denen sie am Ende keinen Ausweg mehr wissen. Es sind Geschichten über psychische Dynamiken, die wir als solche „dritten Grades" bezeichnen würden. Solche Dramen entwickeln sich im Alltag nicht immer in dieser tödlichen Konsequenz. Shakespeare zeigt, was dann geschehen kann.

Hamlet ist ein unsicherer, Hilfe und Orientierung suchender Mensch, der einen Racheakt vollzieht, dessen verheerende Folgen er nicht übersieht. Wir bezeichnen ihn als „untersicher-einordnenden" Charaktertyp – dazu mehr im Theorieteil (siehe S. 79 ff.).

Othello ist ein erfolgreicher Heerführer, der sich aufgrund seiner Fähigkeiten aus kleinen Verhältnissen hochgearbeitet hat. Als er sich unerwartet betrogen und ausgeliefert fühlt, sieht er keinen anderen

Ausweg, als seine geliebte Desdemona und anschließend sich selbst umzubringen. Bei Othello sprechen wir vom „übersicher-dominierenden" Charaktertyp – auch dazu mehr im Theorieteil.

MODERNE HAMLETS
UND OTHELLOS

In den Geschichten von Robert S. und Jürgen Möllemann lassen sich bereits Analogien zu unseren Prototypen erkennen. Weitere wollen wir Ihnen vorstellen. Dazu gehört „Harold", der einem Hamlet in unseren Zeiten entspricht. „George" und „Ursula" sind Beispiele für moderne Menschen des Typs Othello.

Modernen Hamlets und Othellos begegnen wir Tag für Tag. Die Fallgeschichten, die wir in diesem Buch erzählen, geben Ihnen die Chance, selbst weitere zu entdecken. Sie werden sie unter den Kollegen, im Supermarkt und nicht zuletzt im Kreis der eigenen Familie und engen Freunde finden.

Wir möchten Sie auch dazu einladen, sich ein Bild von sich selbst zu machen und herauszufinden, wie weit Sie bereits den „Weg des Hamlet" oder den „Weg des Othello" in Ihrem Leben gegangen sind.

Wollen wir, dass Sie sich verändern? Nein und Ja:

• Nein, denn wir wollen Ihnen mit unseren Modellen und Geschichten die Möglichkeit geben, sich selbst und Ihren eigenen Lebensweg besser und liebevoller beschreiben und verstehen zu können. Wir wollen also gerade nicht, dass Sie versuchen, neuen Sollvorstellungen zu genügen. Uns geht es um mehr Selbstakzeptierung.

• Ja, denn das Mehr an Selbstakzeptierung wäre bereits eine Veränderung – eine, die sehr hilfreich sein kann für den permanenten Entwicklungsprozess, in dem wir alle uns befinden, solange wir leben.

DIE BAUSTEINE UNSERER PERSÖNLICHKEIT

Wie entwickelt sich der Mensch? Wir wollen hier einige Phasen schildern, die für die Entwicklung unserer Persönlichkeit bedeutsam sind. Dabei möchten wir Sie einladen, diesen Prozess des Werdens für sich nachzuvollziehen. Das wird Ihnen leicht fallen, wenn Sie Kinder haben und sich an die verschiedenen Phasen zurückerinnern. Für das eigene Leben fällt uns das schwer bzw. ist das fast unmöglich, da es auch um Zeiten geht, an die wir uns nicht erinnern können. Wir möchten Sie jedoch dazu einladen, auf der Basis Ihres heutigen Wissens darüber nachzudenken. Sie können nachvollziehen, wie Sie mit Ihrer Ursprungsfamilie wahrscheinlich gelebt haben, wo und wie Sie gewohnt haben und welchen Problemen Ihre Eltern gegenüberstanden. All das kann hilfreich sein, wenn wir mehr über uns selbst erfahren wollen.

Legen Sie sich ein Blatt für Notizen bereit und nehmen Sie Fotos aus den Tagen Ihrer Kindheit zu Hilfe. Dies kann das Experiment für Sie anreichern.

DER ANFANG

Ein neugeborener Mensch ist im Vergleich zu den Säugetieren bei seiner Geburt mit nur wenigen Instinkten ausgestattet. Zu seinem instinktiven Wissen gehört, dass er ohne die Fürsorge anderer nicht überleben kann. Sein Schreien ist der erste Ausdruck seiner Urangst – der Urangst verlassen zu werden. Der Hintergrund dieser Urangst ist real: Wir Menschenkinder benötigen physische und seelische Fürsorge. Fehlt nur eines von beidem, dann bleibt ein Neugeborenes nicht lange am Leben.

Das Neugeborene, von dem wir hier sprechen, wird willkommen geheißen. Es liegt in den Armen der liebenden Mutter – und seine erste Urangst vergeht. Es darf an der Brust oder an der Flasche saugen, es erhält Wärme, Zuwendung und Pflege, wenn es sie braucht und wenn es danach verlangt, indem es schreit. Es kann schlafen oder wach sein, wie es seinen Bedürfnissen entspricht.

Die euphorische Ursprungseinstellung

Rundum versorgt genießt der Säugling einen herrlichen Zustand. Schauen Sie sich so einen kleinen Menschen einmal in Ruhe an. Ob wach oder schlafend – er lebt in vollkommener Euphorie. Er ist einig mit sich und der Welt – und er fühlt sich deshalb omnipotent. Als Transaktionsanalytiker beschreiben wir diesen glücklichen Ursprungszustand als die „euphorische Okay-Einstellung"*. Sie bedeutet: Die Welt und ich sind eins, meine Bedürfnisse sowie deren Erfüllung sind eins. Das Baby lebt in einer Art Schwebezustand. Gleichzeitig fängt es nach und nach an, seinen Körper zu erkunden und seine Fähigkeiten zu entdecken. Es stellt fest, dass es mit den Augen etwas erkennen kann. Es lernt Stimmen, Töne und Geräusche zu unterscheiden und es entdeckt seine Fähigkeit, das Gesicht zu verziehen und sich damit auszudrücken. Dadurch lernt es auch, Kontakt zu seinen Bezugspersonen aufzunehmen. Das Baby verlässt mehr und mehr sein passives Dasein, es erwidert unsere Zuwendung und lernt, diese einzufordern. Ganz langsam lernt das kleine Wesen etwas zu leisten – einmal nur aus sich heraus, um zum Beispiel mit den eigenen Zehen zu spielen, einmal aus dem Bedürfnis, versorgt zu werden und im Zentrum der elterlichen Aufmerksamkeit zu stehen.

Vom euphorischen Okay zum Nicht-Okay der elementaren Verunsicherung

Mit dem inneren Drang des Kindes nach Erkenntnis nimmt auch seine Wahrnehmung vom eigenen Körper und von dessen Abgegrenztheit gegenüber den anderen Menschen zu. Der Säugling entwickelt zunehmend klar die Empfindung, wann er sich körperlich nicht wohlfühlt. Er nimmt auch deutlicher wahr, dass er dem Unwohlsein, sei es durch Zahnen ver-

---

*Transaktionsanalytiker benutzen den Begriff „Okay" als Synonym für „wertvoll", „gut", „willkommen in diesem Leben". „Ich bin okay" heißt: Ich akzeptiere mich, so wie ich bin, ich darf hier sein, ich fühle mich wohl in dieser Welt. „Du bist okay" bedeutet: Du bist in Ordnung, du bist wertvoll, ich freue mich, dass es dich gibt."

ursacht oder durch Blähungen, nicht mehr so leicht entgehen kann wie früher, als er einfach in den wiegenden Armen der Mutter einschlief.

Er nimmt wahr, dass seine allmächtige Mutter manchmal seine Schmerzen nicht heilt – oder scheinbar nichts unternimmt, was ihm Linderung verschafft. Stattdessen zwingt sie ihn womöglich, übel schmeckende Flüssigkeiten (Medizin) zu schlucken oder erlaubt gar einer fremden Person (einem Arzt), ihm mit einer Spritze Schmerz zuzufügen.

Wenn das Kind sein Spielzeug fallen lässt und danach schreit, wird es dieses nicht jedes Mal sofort zurückerhalten. Gleichzeitig spürt es, dass es weiterhin hilflos, abhängig und unfähig ist, für sich selbst zu sorgen. Das Baby fragt sich: Was ist los mit dieser Welt? Und es fällt aus seiner euphorischen Okay-Position in eine extreme Nicht-Okay-Position, es stürzt quasi aus dem Paradies in die Hölle. Dort ist es namenlosen Empfindungen ausgeliefert, mit denen es in keiner Weise umgehen kann. Sie verbinden sich mit seiner Urangst, die es in den vergangenen Monaten dank der erhaltenen Fürsorge und Zuwendung scheinbar überwunden hatte.

Diese neue Unsicherheit bezeichnen wir als Zustand von primitiver, elementarer Verunsicherung oder Verzweiflung. Das Baby fühlt sich ohnmächtig und es ist seinen Schmerzen ausgeliefert. Es hat das Bedürfnis zu kämpfen, es fehlen ihm aber die Mittel und Fähigkeiten, etwas zur Verbesserung der eigenen Situation zu tun. Es empfindet tiefe Hoffnungslosigkeit.* Anders ausgedrückt, die elementare Verunsicherung entsteht, wenn das Baby sich nicht mehr als eins mit der Mutter – und mit der Welt – empfindet. Plötzlich fühlt es sich von der Welt getrennt, verlassen und – allein.

Ausgelöst wird dieser Prozess nicht durch fehlende Pflege oder Zuwendung, sondern durch die ureigenste Entwicklung des Kindes. Es

---

*Melanie Klein hat die Zeitspanne, in der solche Gefühle entstehen, „Sechs-Monats-Depression" genannt, René Spitz spricht von „Acht-Monats-Angst". Der Begriff der „elementaren Verunsicherung" beschreibt aus unserer Sicht besser die Art und Weise, in dieser Gefühlswirrwarr später bei Erwachsenen in Zeiten von extremem Stress wieder auftaucht. Sie neigen dann dazu, zwischen unrealistischen Erwartungen und ebenso unrealistischer Hoffnungslosigkeit hin und her zu schwanken. (Klein, Melanie: *Our Adult World and its Roots in Childhood.* New York, 1978; Spitz, René A.: *Vom Säugling zum Kleinkind.* Stuttgart, 1966) lernt sich selbst und die Umgebung wahrzunehmen – und zwar aus eigenem Antrieb. Das Kind hat gelernt, dass es mit seinen Augen sehen kann, mit seinen Ohren Geräusche und Stimmen unterscheiden kann und dass der eigene Körper zu Bewegungen fähig ist.

Als gute Eltern haben Sie vielleicht den Eindruck, dass Ihr Kind keine solche Phase der schrecklichen Gefühle durchlaufen hat. Erstens haben Sie immer für das Kind gesorgt und zweitens hat es nur ganz selten ohne erkennbaren Grund geschrien. Es ist tatsächlich so, dass das Kind in diesem Alter noch nicht die Stufe der physischen Entwicklung und insbesondere der Entwicklung des Gehirns erreicht hat, um solche Empfindungen als Gefühle zu erkennen und unterscheiden zu können. Lange noch fehlen uns die Worte, um diese Gefühle auszudrücken. Deshalb erinnern wir uns auch nicht bewusst daran, durch eine solche Phase gegangen zu sein. Eine Erinnerung bleibt – allerdings in einer nicht-verbalen Form – im unbewussten „impliziten" Gedächtnis.

Wenn uns als Erwachsene solche Empfindungen „überfallen" – und dieser Begriff ist sehr zutreffend – dann erscheint uns unsere elementare Verunsicherung überraschend neu und überwältigend. Wir verfügen nicht über eine bewusste „explizite" Erinnerung daran, dass uns so etwas schon in ganz früher Kindheit begegnet ist.

Forschungen – auch mit sehr gut versorgten Babys – belegen, dass wir alle durch diese Phase von Verzweiflung gehen. Diese Empfindungen werden als „implizite Erinnerungen" in einer wortlosen, nebelhaften Form lebenslänglich im Unterbewusstsein abgespeichert. Dort verbinden sie sich mit unserer ursprünglichen Urangst, die ebenfalls weiter im Unterbewusstsein vorhanden ist. Das Doppelgestirn aus Euphorie und elementarer Verunsicherung erleben wir also bereits sehr früh in unserem Leben.

Doch die Sache hat auch eine gute Seite: Die Verunsicherung entsteht aus unserer Vitalität heraus. Wir wollen uns und die Welt begreifen und nicht in dem wohlig-diffusen Schwebezustand der ursprünglichen Euphorie verharren. In diesem Spannungsfeld entdecken und entwickeln wir unsere Identität und unsere Autonomie. Die Kehrseite: Wo ein Abgrund ist, da kann man auch hineinfallen.

Es ist nicht schwer, in dieser Phase und in unseren impliziten Erinnerungen daran Analogien und Affinitäten zu spirituellen Themen zu finden. So passt das buddhistische Nirwana und das Aufgehen in einem „entgrenzten" Nichts zum ursprünglichen, euphorischen Eins-Sein mit der Mutter und der Welt. Die alttestamentarische Geschichte von der Vertreibung aus dem Paradies, nachdem die ersten Menschen vom Baum der Erkenntnis „genascht" hatten, weist viele Parallelen zu der Phase der tiefen Verunsicherung auf.

Wir sind nicht der Meinung, dass unsere Spiritualität durch solche frühkindlichen Erfahrungen sozusagen psychologisch begründet ist – die Empfänglichkeit für solche Erlebnisse steht allerdings zweifellos im Zusammenhang mit diesen Erfahrungen.

Vielleicht kann Liebe helfen?

Das Kind entdeckt also im Laufe der Zeit die Abgründe der absoluten Verzweiflung. Es kann dieses Empfinden nicht zur Seite schieben, gleichwohl sucht es nach Linderung.

Hier kommt die Bezugsperson ins Spiel – und das ist meistens immer noch die Mutter. Sie kann Unbehagen und Schmerzen stillen. Tut sie es, dann ist sie aus der Sicht des Kindes „gut". Tut sie es nicht, dann erlebt das Kind sie als „schlecht". Diese Bewertungen entstehen bereits lange vor der verbalen Phase. Sie bleiben daher als Eindrücke über die Hauptbezugsperson im impliziten Gedächtnis des Kindes. Unbewusst können sie die Sicht von Männern über Frauen färben, bei Frauen beeinflussen sie das Selbstbewusstsein.

Doch zurück zum Thema „Liebe". Der stärkste Empfangssensor des kleinen Kindes ist die Haut, und die wichtigste Möglichkeit, auf ein Kind Einfluss zu nehmen, um es z. B. zu beruhigen, ist der Hautkontakt und das Streicheln. Liebe in seiner ursprünglichsten Form ist „Gestreichelt-werden". Damit wird ein existenzielles Bedürfnis gestillt. Gleichzeitig ist das auch der Ausweg aus der elementaren Verunsicherung. Die Empfindung als solche bleibt für das Kind zwar bestehen, doch wenn es Liebe erlebt, so wird dies sein Gefühl für die eigene Existenzberechtigung stützen.

Für das Baby – also für uns alle – kommt es dadurch zu einer Verquickung: Wir beginnen die Wechselwirkung von „Ich liebe dich und du liebst mich" zu unterstellen. Oft kann man z. B. beobachten, wie sich Erwachsene um eine positive Reaktion von Kleinkindern bemühen, und wie sie dann strahlen, wenn das kleine Wesen sie anlächelt. Zwischen Kleinkindern und Erwachsenen finden offenbar emotional starke Interaktionen statt, die zur Balance von beiden beitragen.

Für unser Erwachsenenleben hat die Gleichsetzung von Lieben und Geliebtwerden später eine große Bedeutung. In unserem Entwicklungsprozess wird es später darum gehen, eine erwachsene Haltung diesem Thema gegenüber zu entwickeln. Die frühe Gleichsetzung von Lieben und Geliebtwerden kann zu einer Idealisierung der geliebten Partnerin oder des geliebten Partners führen. Bei Männern kann daraus die Sehnsucht nach der „perfekten" Frau entstehen, die sie im realen Leben niemals finden. Wir werden das später bei Hamlet sehen, der Ophelia zunächst rührende Liebesbriefe schreibt. Nachdem er nicht die unterstützende Zuwendung von ihr erhält, die er sich wünscht, schreit er, sie solle doch Nonne werden. Anschließend beklagt er sich über alle Frauen. (Dieses Motiv des Wechselbildes von schöner Fee und Hexe gibt es in vielen Mythologien.)

Was wir als Menschen aus dieser Phase mitnehmen, ist die Erfahrung, dass Gemocht- und Geliebtwerden uns emotional vor mancher Bedrohung schützen können – zumindest vor dem Gefühl abgrundtiefer Verunsicherung.

Das Baby wird größer – Möglichkeiten und Grenzen werden deutlicher

Die Natur sorgt dafür, dass sich der Körper und mit ihm das Gehirn des Kindes weiterentwickeln. Seine Möglichkeiten sich auszudrücken und zu lernen wachsen ständig. Es kann jetzt außer der Mutter viele andere Personen erkennen: den Vater, die Geschwister, Verwandte, andere Bezugspersonen. Es lernt sie auch unterschiedlich anzusprechen.

Es kann deutlich machen: Dies schmeckt mir gut, anderes überhaupt nicht. Die Art, wie das Kind uns das zu verstehen gibt, mag noch nicht sehr feingeschliffen sein, doch wir alle, die wir irgendwann ein ein- bis zweijähriges Kind betreut haben, wissen um die Eindeutigkeit des Ausdrucks. Das Kind sieht und erkennt sich im Spiegel. In diesem Alter fangen wir an, uns als „ich" zu erkennen und anzuerkennen.

Als Kleinkinder setzten wir unsere zunehmenden Möglichkeiten ein, um herauszubekommen, wie wir mehr Aufmerksamkeit und Zuwendung erhalten können. Dass beides für uns sehr angenehm und wichtig ist, haben wir ja gerade gelernt. Wir experimentieren und ziehen Schlüsse daraus. Wann achten meine Eltern mehr auf mich – wenn ich still bin oder wenn ich Lärm mache? Wer oder was kann mir unter welchen Umständen gefährlich werden? Wer beschützt mich? Insbesondere aus den Antworten zur letzten Frage entsteht später der Charaktertyp. Darauf werden wir weiter unten eingehen.

Neben den neuen Möglichkeiten entstehen auch neue Konflikte. Unsere Bezugspersonen werden nicht alle unsere Bedürfnisse befriedigen. Und selbst wenn sie unseren Wünschen nachkommen, geschieht das oft nicht auf die Art und Weise, wie es das Zweijährige gerne hätte. Das Kind reagiert dann ärgerlich und trotzig. Man spricht von dieser Zeit als der Trotzphase. Tatsächlich steht oft Neugier und Abenteuerlust hinter den Aktivitäten des Kindes. Kinder haben einen starken Antrieb, die Welt kennenzulernen.

Dadurch kommt es zu Machtkämpfen. Mal sind es die Eltern, die Grenzen setzen und auf diese Art dem Kind beweisen, dass sie die Mächtigeren sind: Die Süßigkeiten gibt es nicht vor dem Essen und außerdem wird das Lätzchen umgebunden. Doch in manchen Situationen spürt das Kind seine Macht über die Eltern. Es braucht nur zum offenen Fenster zu laufen und schon kommt jemand angerannt, ohne dass man ihn rufen muss. Dagegen verweigern die Erwachsenen sich zu anderen Zeiten, obwohl man doch aus ganzem Herzen nach ihnen gerufen hat.

Bei aller scheinbaren Eindeutigkeit der Kräfteverhältnisse sind diese Machtkämpfe durchaus eine offene Angelegenheit. Vergegenwärtigen Sie sich einmal den Prozess des Zubettgehens einer Zweijährigen. Solche Konflikte bewirken eine Neubelebung der widerstreitenden Reaktionen, aus denen Liebe und Hass entstehen. Wenn es uns gelingt, die Aufmerksamkeit und Zuwendung der Eltern zu bekommen, insbesondere für unsere Versuche, die Welt zu erforschen und uns selbst auszuprobieren, erleben wir dies als verstärkend für unser Recht, so zu sein wie wir sind. Verbote der Eltern dagegen empfinden wir unter Umständen als Beweis, dass man uns unseren Willen nicht gönnt.

Darüber hinaus gerät ein Kind in Situationen, in denen es von ganz allein zu der Erkenntnis gelangt, abhängig und hilflos zu sein. Dies ist z. B. der Fall, wenn es sich aus Entdeckerfreude in einem Supermarkt selbstständig macht und plötzlich feststellt, dass es die Mutter nicht mehr sehen kann. Verängstigt fängt das Kind an zu weinen, doch die Mutter erscheint immer noch nicht. Ist ihm die magische Kraft seines Weinens verloren gegangen? Das Kind fühlt sich ohnmächtig und verloren. Es fragt sich: Bin ich der Mutter nichts wert? In diesen Augenblicken taucht wieder die elementare Verunsicherung auf, die das Kind bereits aus der Phase kennt, als es sechs bis acht Monate alt war. Die Empfindung wird wieder aktiviert, sie hat durch die Entwicklungsschritte, die das Kind inzwischen gemacht hat, nicht an Bedeutung verloren. Auch wenn kurz nach dem Aufflammen der Verzweiflung die Mutter wieder erscheint und das Kind auf den Arm nimmt, so prägen sich ihm diese negativen Empfindungen doch ein.

Dies ist bei allen Kindern so. Die Auswirkungen solcher Momente sind umso geringer, je mehr ein Kind an positiver Zuwendung erhält, je klarer die Grenzen sind, die ihm gesetzt werden, und je früher es nicht nur auf eine Person angewiesen ist, sondern mehrere erlebt.

Fazit: Am Ende dieser frühen Phase des Werdens haben wir den emotionalen Himmel und die emotionale Hölle kennengelernt. Wir wissen, dass wir uns weiterentwickeln können und dass wir immer wieder Grenzen erleben. Wir kennen unser „Ich" und unsere Abhängigkeit vom „Du", das zu diesem Zeitpunkt immer die Eltern oder entsprechende Personen sind.

Und jetzt fragen wir uns, wie wir das Beste daraus machen können.

LEBENSEINSTELLUNG
STUFE 2 – DIE WEITERE
ENTWICKLUNG

Im Alter von zwei bis fünf Jahren vergrößern sich die Fähigkeiten des Kindes, mit der Welt umzugehen. Es macht immer mehr Erfahrungen mit anderen Menschen seiner Umgebung. Es geschehen weiterhin Ereignisse, die in uns Gefühle des „Verloren-Seins" hervorrufen können, gleichzeitig sind unsere Kräfte gewachsen, diesen aus dem Unterbewusstsein auftauchenden Empfindungen zu begegnen. Es sind dies Empfindungen, die sich als körperliches Unwohlsein manifestieren und die uns zu extremem Verhalten drängen.

Wir fangen an, eine Abwehr gegen diese Empfindungen aufzubauen – und das führt zu einer neuen Lebenseinstellung der Welt und anderen Menschen gegenüber. Wir bezeichnen diese Einstellung als „Präferenz", da es diejenige ist, die wir im Umgang mit anderen Menschen bevorzugen. Sie kann und wird sich auch auf ganze Systeme übertragen, wie wir später noch zeigen werden.

Je nach den Erfahrungen, die das zwei- bis fünfjährige Kind macht, entwickelt es als Präferenz eine Einstellung, die entweder als „ich bin nicht okay, du bist okay" oder als „ich bin okay, du bist nicht okay" formuliert werden kann. Das Kind strebt danach, sich für die eine oder die andere Einstellung zu entscheiden. Jede dieser Positionen schafft im Kind eine Grundhaltung, die es als Erwachsener beibehält und aus der es Hoffnung schöpfen kann, wenn es in Schwierigkeiten gerät oder Stress empfindet.

Die Ausbildung einer solchen Präferenz ist eine vitale Funktion. Sie ist ein notwendiger Schritt in unserem Entwicklungsprozess und keineswegs ein Defekt oder eine Fehlfunktion. Sie bewahrt das Kind davor, die entsetzlichen Nicht-Okay-Gefühle seiner frühen Zeit immer wieder zu erleben. Das Kind schützt sich damit vor dem Gefühl, ohnmächtig oder nicht akzeptiert zu sein. Es handelt sich also zunächst um eine existenzielle Abwehrposition, die verhindert, von Hoffnungslosigkeit und mörderischer Wut überwältigt zu werden.

Wir entwickeln diese Abwehrposition als Kinder, sie hat ihre Wirkung jedoch auch in unserem Erwachsenenleben. Insbesondere in Situationen, in denen wir uns in Gefahr wähnen, taucht unsere Urangst wieder auf – manchmal klar, manchmal auch „verkleidet" in Ersatzgefühle, stets aber mit dem Potenzial, uns zu überwältigen. Unsere existenzielle Abwehrposition (und zwar sowohl die des „Ich bin okay, du bist nicht okay" als auch die entgegengesetzte des „Ich bin nicht okay, du bist okay") schützt uns in solchen Momenten vor dem Abrutschen in die völlige Verzweiflung.

Unsere Präferenz hat nicht nur in jenen Momenten eine Bedeutung, die wir subjektiv als bedrohlich ansehen, sondern auch in Alltagssituationen. Sie hat Einfluss darauf, wie wir uns als Erwachsene anderen Menschen gegenüber verhalten, wie wir neue Aufgaben angehen und wie wir unsere Partnerschaft gestalten. Sie liefert uns das Rezept, mit dem wir an die Welt herangehen. Wenn ich mich entsprechend meiner Präferenz verhalte, so verringert dies die Komplexität meines Alltags. Und unbewusst dekodieren wir die Signale der anderen gemäß deren Präferenz. Ob wir jemanden sympathisch finden oder nicht, das hat u. a. etwas mit unser beider Präferenz zu tun.

Die Wahl
der Präferenz

Ursprünglich denken Kinder nur in Extremen, in „gut oder schlecht" bzw. „ja oder nein" – etwa wie ein Computer, der nur zwischen 1 und 0 unterscheidet. Mit zunehmender Entwicklung erkennen wir Stufen und Möglichkeiten dazwischen. Das gilt insbesondere für das Vertrauen, und dessen Gegenstück, das Misstrauen. In unserer neuen Lebenseinstellung spiegelt sich unser Vertrauen in andere bzw. unser Misstrauen.

Position 1: Der andere/die anderen können mehr, wissen es besser als ich oder haben mehr Macht als ich. Ich kann den anderen mehr vertrauen als mir selbst.

Position 2: Ich kann es letztlich besser als die anderen. Wenn ich mich nicht darum kümmere, wird es nicht oder nur schlecht gelingen. Ich vertraue mir mehr als den anderen. Deren Fähigkeit und Willen bezweifle ich – ich misstraue ihnen.

Im Vokabular der Transaktionsanalyse heißt das:
Position 1: Ich bin nicht okay – Du bist okay = Ich -, Du +
Position 2: Ich bin okay – Du bist nicht okay = Ich +, Du -

Wir entscheiden uns für eine der beiden Positionen, auch wenn im Laufe des Lebens noch Vieles dazukommt. Unsere Position oder Präferenz bestimmt die innere Dynamik, mit der wir auf äußere Umstände reagieren.

In den frühen Jahren mag unsere Position noch nicht sehr ausgeprägt sein. Je nachdem, was ein Kind zwischen zwei und fünf Jahren erlebt, wie offen oder rigide seine Bezugspersonen ihm erscheinen, wird es möglicherweise zwischen den Positionen schwanken oder zögern sie auszuleben. Doch am Ende dieser Phase hat es seine Präferenz gefunden und es wird in den eigenen Erlebnissen und in den Reaktionen der Umgebung nach Bestätigung für diese Präferenz suchen.

Die einmal gewählte Grundeinstellung gibt uns Hoffnung und Zutrauen zum Leben. Für Position 1 heißt das: Selbst wenn ich unsicher bin, gibt es jemanden, dem ich trauen kann und der mir hilft; für Position 2 bedeutet es: Solange ich selbst die Entscheidungen treffe, wird mir schon nichts passieren – egal, was die anderen sagen. Die Grundeinstellung ist gleichzeitig die Basis für den Charakter des erwachsenen Menschen. In Ausprägung und Rigidität variiert sie im Laufe des Lebens.

Der subjektiv empfundene Schutz, den die von uns gewählte Abwehrhaltung bietet, kann in Stress-Situationen objektiv ins Gegenteil umschlagen, das heißt, sie kann uns dann gefährden. Wir werden das später bei Hamlet und Othello sehen.

Wie entstehen diese Präferenzen und wie werden sie verstärkt?

Rosi will nur schauen
Position 1: Ich nicht – Du ja

Stellen wir uns die kleine, vierjährige Rosi vor, die am Sonntagvormittag mit dem Vater im Park spazieren geht. Sie entdeckt eine Blume am Wegesrand, die sie fasziniert. Sie bleibt stehen, um die Blume genauer zu betrachten. So ein Blau hat sie noch nie gesehen. Ihr Vater, selbst in Gedanken versunken, merkt das erst, nachdem er zwanzig

Meter weitergegangen ist. Nach einer kleinen Schrecksekunde (wo ist das Kind?) dreht er sich um und schimpft los: „Habe ich dir nicht gesagt, du sollst nicht einfach stehen bleiben? Und die Blumen darfst du auch nicht pflücken! Komm sofort her!" Eigentlich wollte Rosi die Blume gar nicht pflücken, aber wenn ihr Vater so reagiert, dann ist es sicherer, ihm einfach zu gehorchen. Als sie zu ihm läuft und wieder seine Hand nimmt, hat er sich schon wieder beruhigt und murmelt etwas wie: „So ist es gut!"

Was ist passiert? Das Kind erlebt eine starke Führung durch den Vater. Positive und negative Zuwendung werden zur Kontrolle des Kindes eingesetzt. Das Kind empfindet die Dominanz der Eltern, hier des Vaters, zwar als einengend, es erlebt aber auch den angenehmen Strom der Zuwendung, wenn es von dem mächtigen Vater wieder angenommen wird. Es fühlt sich wieder wertvoll, wenn es sich unterordnet. Es hat gleichzeitig die Bestätigung erfahren, dass die eigene Initiative gefährlich sein kann – zumindest als gefährlich für die eigene Akzeptanz und damit den Schutz durch das große System der Eltern.

Michael sucht nur Hilfe
Position 2: Ich ja – Du nicht

Der vierjährige Michael kommt in die Küche gelaufen. Sein Ball ist verschwunden, und er braucht jetzt Hilfe, um ihn im Garten wiederzufinden. Da sieht er seine Mutter am Küchentisch sitzen, den Kopf auf die Hände gestützt. Sie redet leise vor sich hin: „Ich weiß gar nicht, wie ich das alles schaffen soll!" Michael hört das und erkennt in ihrer leicht zusammengesunkenen Körperhaltung ihre Erschöpfung. Er ahnt mehr, als dass er es weiß, dass er momentan kaum Hilfe von seiner Mutter für das Ballproblem erwarten kann. Im Gegenteil – sein zusätzliches Problem würde die Situation zu seinen Ungunsten eskalieren lassen. Da geht er zu seiner Mutter hin und schmiegt sich tröstend an sie. Sofort verändern sich ihr Ton und ihre Körperspannung. Sie reagiert auf ihn und sagt etwas wie: „Du bist doch mein Bester!" Sie fühlt sich wieder sicherer und fragt ihn nach einer Weile, ob alles okay sei. Das bestätigt Michael. Dann erzählt er ihr von dem verlorenen Ball und sie hilft ihm suchen.

In dieser Geschichte hat Michael die Erfahrung bestätigt gefunden, dass er die Situation gestalten muss, wenn etwas geschehen soll. Er hat außerdem die Strategie entwickelt, dass es besser ist, zunächst anderen zu helfen, um danach die eigenen Bedürfnisse erfüllt zu bekommen. Und nicht zuletzt hat er seine Macht gespürt, die Befindlichkeit der Mutter zu verändern. Obwohl sie doch das große System ist, das ihm helfen soll, ist es ihm gelungen, sie zu beeinflussen. Damit verbindet er magische Ideen über seine Wirkung.

Ob unsere existenzielle Abwehrposition sich allein aus der psychischen Entwicklung heraus erklären lässt oder ob wir eine genetische Prädisposition haben, für die wir später die Bestätigung suchen, dazu können wir heute noch keine Aussage machen. Als Botschaft an alle Eltern sei jedoch angemerkt, dass beide Positionen gleichwertig sind. Sie bieten im späteren Leben gleichermaßen Potenziale wie Einschränkungen – wenn auch unterschiedliche. Wichtig ist, dass Sie Ihrem Kind die Chance geben, seine existenzielle Position zu finden, und es dafür bestätigen. Wir sind nicht in der Lage, unsere Kinder auf eine bestimmte Position hin zu erziehen. Sie entscheiden sich selbst dafür. Die Abwertung des einen oder des anderen Verhaltens führt lediglich dazu, dass das Kind sich in seinen Lebensrechten abgewertet fühlt. Es hat den Eindruck, so wie ich bin, habe ich kein Recht, auf dieser Welt zu sein. Ein solcher Glaubenssatz birgt tatsächlich große Probleme in sich und schränkt die Lebensqualität des Kindes erheblich ein.

KINDHEITSENTSCHLÜSSE, ÜBERLEBENSSCHLUSSFOLGERUNGEN UND HANDLUNGSSTRATEGIEN

Das Baby wird zum Kind

Unsere ursprüngliche Lebenseinstellung wie unsere existenzielle Abwehrposition bilden einen Rahmen, den wir mit weiteren Erfahrungen und mit den Schlussfolgerungen auffüllen, die wir aus diesen Erfahrungen ziehen. Kinder sind bei ihrer Geburt mit nur wenig instinktivem Verhalten oder fest verkoppelten Programmen ausgestattet. Wir lernen auf vielfache Art und Weise. Der Mythos der Athene, die vollständig erwachsen und bewaffnet dem Kopf des Zeus entstieg, ist eben ein Mythos. Wir Menschen „werden", und das ist ein lebenslanger Prozess.

Das Kleinkind entwickelt sich von Tag zu Tag körperlich weiter. Seine Fähigkeiten wachsen, und letztlich entwickelt es diese aus sich heraus. Niemand bringt einem Kind Laufen oder Sprechen bei. Aus eigenem Antrieb versucht es das zu tun, was die Großen machen. Wie es allmählich lernt, Worte aus den Geräuschen zu erkennen, die es von seinen Bezugspersonen hört, wie es selbst Worte bildet, wie es ermittelt, welche Techniken für das Laufen wichtig sind, all das geschieht in der Interaktion mit seiner menschlichen und physikalischen Umwelt. Im Zentrum seines Erkenntnisprozesses steht das Kind dabei immer selbst.

Dann spürt es, dass es schon krabbeln, laufen, Worte sagen kann und wie es sich selbst zu kontrollieren vermag, indem es rechtzeitig zur Toilette geht. Neue Freiheiten tun sich auf, die dann unvorhersehbar wieder eingeschränkt werden. So soll der kleine Felix mit den Eltern gemeinsam am Tisch essen – also wie die Großen. Doch er bekommt nur den Löffel und nicht die Gabel oder gar das Messer, das er so gern hätte. Als er danach greift, wird es ihm sehr deutlich verboten. Wieso?

Er lernt klettern, und darüber freuen sich die Eltern. Als er endlich die dünneren Äste des Baumes im Garten erreicht hat, holen sie ihn wieder herunter. Genau wie damals, als er aus dem Fenster seines Zimmers auf das Dach klettern wollte, um den Ball aus der Dachrinne zu retten. Was bedeuten solche Widersprüche in dieser Welt? „Man weiß nie, was die Eltern von einem wollen."

Kinder experimentieren mit ihren Möglichkeiten. Sie leben ihre Neugier und sich selbst aus. Dabei stoßen sie an Grenzen und auf Reaktionen ihrer Umgebung, die sie unterschiedlich deuten. Nicht zufällig ist diese Phase zwischen zwei und fünf Jahren für die Eltern eine sehr anstrengende und für die Kinder eine sehr gefährliche Phase. Nach Statistiken in den USA kommen mehr zwei- bis dreijährige Kinder durch Unfälle beim Spielen draußen oder im Haus um als bei Verkehrsunfällen. Diese Relation erklärt, mit welcher Besorgnis und emotionaler Intensität die Eltern die Abenteuer der Kleinen verfolgen – müssen, um es deutlich zu sagen. Die Botschaften, die sie dabei verbal wie nonverbal senden, beeindrucken das Kind auf besondere Art und Weise. Nicht immer kommt das dabei heraus, was die Eltern sich vorstellen.

Überlebensschlussfolgerungen und Strategien

Unsere Überlebensschlussfolgerungen haben den Sinn, unser Überleben zu sichern. Während unsere Neugier und unser Wille, uns auszudrücken, uns zu immer neuen Abenteuern treibt, helfen uns diese Überlebensschlussfolgerungen, unser Leben nicht zu verlieren. Das gilt für den Umgang mit äußeren Gefahren wie mit psychischen Bedrohungen. Nicht selten ist beides miteinander verbunden.

Kinder entwickeln ihre Überlebensschlussfolgerungen in einer Art primitivem Forschungsprozess. Sie versuchen, aus dem komplexen und chaotischen Geschehen der Umwelt gewisse Gesetzmäßigkeiten herauszufiltern. Daraus bilden sie Handlungsstrategien, die sie selbst gegen Gefahren absichern. Einer Überlebensschlussfolgerung liegt daher oft ein nonverbaler Erkenntnisprozess zugrunde. Ein Kind registriert eher die erschreckte Reaktion der Mutter als Warnung vor einer Gefahr, als die Gefahr selbst. Das gilt für die sprichwörtliche heiße Herdplatte ebenso wie für das Maß an Nähe und Zärtlichkeit, das die

Mutter zulässt oder aber zurückweist. Da dieses Maß stets mit Streicheleinheiten – positiver wie negativer Art – im Zusammenhang steht, bewirkt es eine gewisse Konditionierung des Kindes. Der vierjährige Max hat zum Beispiel gelernt, dass er auf die Frage: „Ist die Platte heiß?" eine positive Reaktion erhält. Die Eltern sagen dann: „Gut, dass du gefragt hast. Du bist ein kluges Kind. Ja, die Herdplatte ist immer gefährlich." Er hat also gelernt, die Eltern zu positiven Streicheleinheiten zu verführen, indem er sie auf mögliche Gefahren anspricht. Wenn er wieder Streicheleinheiten braucht, wird er dies auf andere Art und Weise wieder tun. Er fragt also: „Ist es gefährlich, am Fenster zu stehen?", oder: „Ist es gefährlich, alt zu werden?", und seine Eltern werden ähnlich darauf reagieren. Irgendwann wird er feststellen, dass Herdplatten nicht immer heiß sind. Dann hat er auch gelernt, wie er es erkennen kann. Nicht alles, was seine Eltern sagen, ist also richtig. Dass das Ansprechen von Gefahren Zuwendung bringt, das hat er für später behalten, und er wird es nahezu unbewusst immer wieder einsetzen.

Überlebensschlussfolgerungen sollen das Kind lehren, vorsichtig zu sein und lebensgefährliche Situationen zu vermeiden. Aus den Überlebensschlussfolgerungen entstehen dann Überlebensstrategien, die zunächst das Verhalten des Kindes und später auch das des Erwachsenen steuern. Sie ersetzen, was bei Tieren durch Instinkte gesichert ist.

Weder unsere Überlebensschlussfolgerungen noch unsere Überlebensstrategien sind uns bewusst. Sie werden in das ursprüngliche, primitive Gedächtnis des Kindes integriert. Dort beeinflussen sie seine Selbsteinschätzung, seine Lebenseinstellung und sein Verhalten so automatisch, als wären sie angeboren. Die Überlebensschlussfolgerungen haben noch einen weiteren Effekt: Sie definieren für uns, was wir für „normal" halten.

Kurzer Exkurs: Wenn wir in einem Seminar oder Coaching jemanden nach seiner Kindheit und Jugend fragen, dann beginnt er seine Ausführungen meist mit den Worten: „Ich hatte eine ganz normale Kindheit." Diesen Satz haben wir von Menschen gehört, die in gut geschützten Verhältnissen mit beiden Eltern aufgewachsen sind und anschließend einen geraden Weg durch Schule und Beruf gingen. Genauso haben wir ihn aber auch von Menschen gehört, die in ihrer Kindheit unter schwierigen wirtschaftlichen und sozialen Bedingungen gelebt haben, die sich enormem Umweltdruck ausgesetzt sahen oder sogar traumatische Erlebnisse hatten, wie etwa den Verlust eines Elternteiles. Auch diese Menschen bestehen darauf, dass ihr Leben „normal" war. Psychologisch gesehen ist „normal" eine Selbstdefinition und keine soziale Norm.

Wie bereits gesagt, beeinflussen uns unsere Überlebensschlussfolgerungen auch in unserem Erwachsenenleben. In der Regel sind sie nützlich. So ist es beispielsweise sinnvoll, sich im fünften Stock eines Hauses nicht allzu weit aus dem Fenster zu lehnen oder ein heißes Getränk nur vorsichtig zu sich zu nehmen, selbst wenn wir durstig sind. Überlebensschlussfolgerungen können aber auch einschränkend, schädlich oder gar gefährlich sein, wenn sie nämlich aufgrund veränderter Umstände für das Überleben keinen Wert mehr haben.

Unser Überlebenstrieb richtet unsere Handlungen zunächst an den archaischen Mustern der Überlebensschlussfolgerungen aus, die wir im Laufe der Kindheit so integriert haben, dass sie uns zur zweiten Natur geworden sind. Als ich, Joachim, beispielsweise in meinen Vierzigern zum ersten Mal den CN-Tower in Toronto bestieg, stand ich zutiefst erschrocken vor dem Glasboden, der mir einen Blick in 300 Meter Tiefe bot. Mein Ingenieurwissen über die Stabilität des Glasbodens half mir wenig über meine Angst hinweg. Ein längerer innerer Dialog und ein vorsichtiges Selbstdesensibilisierungsprogramm halfen mir schließlich, meinen Schrecken zu überwinden. Nach einer halben Stunde war ich dann zu dem entscheidenden Schritt bereit. Letzterer war sicher unbedeutend für die Menschheit – nicht aber für mich!

Während diese Situation eine gewisse Komik hat, so sind im Alltag viele Überlebensschlussfolgerungen wirksam, die uns schaden können.

Ulrike hält sich lieber zurück

Ulrike hat in ihrer Kindheit gelernt, sich eher schüchtern und zurückhaltend zu geben – nur so hat sie als Kind positive Zuwendung bekommen. An ihrem Arbeitsplatz als Projektmanagerin werden ihr tagtäglich Aufgaben „angeboten", die weit über ihre Kompetenzen und ihren Auftrag hinausgehen. Da sie gelernt hat, sich zurückzuhalten, traut sie sich nicht, sich dagegen abzugrenzen. Sie hofft unbewusst auf positive Resonanz dafür, dass sie „kein Theater macht" wie es ihr Vater formulieren würde. Tatsächlich bekommt sie dann jedoch Schwierigkeiten mit den anderen Managern, die ihr vorwerfen, ihre Finger in zu viele Dinge zu stecken. Außerdem führt die hohe Arbeitsbelastung schließlich dazu, dass Ulrike ihre Kernaufgaben nur unzureichend erfüllt. Sie wird für den Misserfolg eines Projekts abgestraft. Am Ende fühlt sie sich in ihrem Unternehmen ungerecht behandelt: Sie hat doch alles richtig gemacht und sich so gut es eben ging bemüht!

Die Überlebensschlussfolgerung „nimm dich nicht so wichtig und sei zurückhaltend" hat Ulrike in eine schwierige Situation geführt, die sie ihren Job kosten kann.

Ein anderes Beispiel ist John, der als Kind gelernt hatte, sich vor seinem Vater zu verstecken, wenn dieser polternd und betrunken nach Hause kam. Auch später „bediente" John sich dieser Überlebensschlussfolgerung, wenn sein Chef, der eine Vaterfigur für ihn war, geräuschvoll in sein Büro kam. Selbst wenn der Chef ihm sehr wohlwollend von der positiven Resonanz auf seine letzte Präsentation berichten wollte, verspürte John den Impuls, sich zu verstecken.

Solche archaischen Überlebensschlussfolgerungen und Überlebensstrategien, die nicht nur wertlos geworden sind, sondern sich für den Betroffenen nachteilig auswirken, können die Ursache sein für unser Gefühl, dass die Rechnung nicht mehr aufgeht. Es ist, als ob das Leben seine Gesetzmäßigkeit verloren hätte. Das kann der Anlass sein, sich in einem persönlichen Coaching oder in der Therapie mit der „Entsorgung" dieser Glaubenssätze zu befassen.

Die Funktion
der Scham

„Oh, wie ist mir das peinlich!" – Ich werde rot im Gesicht und der Wunsch kann in mir entstehen, der Boden möge sich unter mir auftun, ich möge tot umfallen oder alle anderen mögen sich doch bitte mit etwas anderem befassen. Scham ist ein sehr starkes Gefühl, das uns in dem Moment, in dem wir es empfinden, vollständig gefangen nehmen kann.

Manche behaupten, Scham sei etwas, was uns Menschen von den Tieren unterscheidet. Wie dem auch sei, jedenfalls ist es eine zutiefst menschliche Regung und Fähigkeit, sich zu schämen. In der christlichen Mythologie taucht die Scham zum ersten Mal auf, als Adam und Eva von den Früchten des Baumes der Erkenntnis genascht hatten. Geschämt haben sie sich dann nicht wegen des Verstoßes gegen das göttliche Gesetz, sondern „weil sie erkannten, dass sie nackt waren". Hier wird also die Entstehung einer gesellschaftlichen Norm beschrieben und der Verstoß dagegen ist es, der durch Schamgefühle sanktioniert wird.

Die Fähigkeit, sich für ein bestimmtes Verhalten zu schämen, ist vermutlich genetisch angelegt, vergleichbar mit der Fähigkeit, sprechen zu lernen. Ebenso wie die Sprachfähigkeit zeigt sich das Empfinden von Scham ab einem Alter von ca. zwei Jahren. Wofür jemand sich schämt, ist dagegen nicht genetisch bedingt.

Durch Scham entstehen Überlebensschlussfolgerungen, die genauso mächtig sind wie diejenigen, die durch Zuwendung oder durch Besänftigung der Urangst entwickelt werden. Auf den ersten Blick erscheint die Fähigkeit, sich zu schämen, nicht sehr bedeutsam, sie hat jedoch eine wichtige Funktion bei der Erziehung zu kulturellen Normen. Scham empfinden wir, wenn wir gegen die Normen unseres direkten Umfeldes verstoßen. Wofür man sich schämt, das ist abhängig von der Kultur, in der man aufgewachsen ist. Die Anlässe und Ereignisse sind genauso verschieden, wie es Sprachen und Dialekte sind.

Die Fähigkeit sich zu schämen ist universell, die Anlässe sind es nicht. Im Gegenteil: Für jemanden, der von außerhalb kommt, ist es oft unverständlich, weshalb jemand sich für „so etwas" schämt. Ein Eskimo schämt sich z. B., wenn er nasse Stiefel hat. Es wird als Zeichen dafür interpretiert, dass er die Stärke einer Eisdecke nicht richtig eingeschätzt hat und auf dünnem Eis eingebrochen ist. Der vorsichtige Umgang mit tatsächlichen Gefahren wird hier kulturell verstärkt. Die Angehörigen der Inuit werden als Kinder auf dünnes Eis gestellt und ausgelacht.

Die meisten Schamgefühle sind mit weniger existenziellen Gegebenheiten verknüpft. Nehmen wir das Benehmen beim Essen als Beispiel. In der westlichen Kultur hat man leise, mit geschlossenem Mund zu kauen. Schmatzen und andere Geräusche sind beim Essen verpönt. Das ist in einigen asiatischen Traditionen vollkommen anders. So ist es Joachim einmal passiert, dass sich seine deutschen Gastgeber für einen lautstark schmatzenden Südkoreaner schämten, den sie als Ehrengast eingeladen hatten. Er verhielt sich so, wie es in seiner Kultur üblich ist. Lachend erzählte er beiläufig über das in seinen Augen unsinnige Ritual, an manchen Feiertagen mit großer Andacht und vollständig leise zu essen.

Ein anderes Beispiel: Fanita besuchte die Show eines Hypnotiseurs, der Freiwillige auf die Bühne holte. Unter Hypnose suggerierte er ihnen, dass sie nackt seien, was zu sehr unterschiedlichen Reaktionen führte. Einer versuchte sich hinter dem Vorhang zu verstecken, andere bedeckten mit den Händen die Genitalien und einer lief ganz selbstverständlich auf der Bühne herum. Das waren unterschiedliche Reaktionen auf Nacktheit, die die Kandidaten in ihrer Kindheit erworben hatten. Jetzt liefen diese ganz automatisch ab, und bei einigen waren sie mit Schamgefühl verbunden, bei anderen nicht. Scham bei Nacktheit ist keineswegs eine „natürliche" Reaktion – auch wenn die Bibel das suggerieren will – sondern sie ist eine Gefühlsoption, die sozusagen programmiert werden kann.

Scham ist ein Gefühl, das keiner als positiv und nützlich ansehen wird, der es gerade empfindet. Ihr durchaus fragwürdiger Nutzen liegt darin, dass sie uns davor schützt, einen bestimmten gesellschaftlichen Rahmen oder die Normen einer Kultur zu verlassen. Sie markiert sozusagen die Tabuzonen der Kultur. Für die einzelne Person bedeutet Scham meist, dass die normative Kontrolle einer äußeren Instanz internalisiert wird. Dabei spielen die Eltern natürlich eine große Rolle.

Wichtig sind nicht nur die kulturellen Normen der Gesellschaft, sondern auch, wie diese in der Familie gelebt und interpretiert werden.

Ob die Tatsache, dass jemand nackt ist, mit Scham besetzt wird oder nicht, hängt davon ab, wie die Familie damit umgeht. Scham wird durch Auslachen „programmiert". Wenn also eine Familie prustend und lachend auf das Kleinkind reagiert, wenn es von der Toilette ohne Hose zurück zu seinen Spielkameraden läuft, dann wird es nicht lange dauern, dass es sich dafür schämt. Es wird in der Folge auch auf andere Kinder so reagieren und den Impuls, sich dafür zu schämen, auf diese Weise weitertragen.

Es kann allerdings auch passieren, dass die initiale Situation von dem Kind anders erlebt und interpretiert wird. Als es schnell ohne Hose weggelaufen ist, ist es seinem Spieltrieb gefolgt. Es war ja viel interessanter, sofort wieder bei den anderen zu sein, als sich erst mühsam mit der Hose zu beschäftigen, die da noch am Boden lag. Als es anschließend ausgelacht wurde, wurde es scheinbar eben auch für die Lust am Spiel ausgelacht, der es gefolgt war und für den Spaß, den es dabei empfand. So kann es sein, dass dieses Schamgefühl auch auf andere Themen abfärbt. Möglicherweise erlebt das Kind später als Erwachsener Schamgefühle, wenn es den eigenen Spaß und die eigene Lust zu sehr in den Mittelpunkt stellt. Überlebensschlussfolgerungen wie „Nimm dich nicht so wichtig" und „Es ist besser, dich zu beherrschen als deine Gefühle zu zeigen" sind dadurch vielleicht nicht erzeugt aber doch verstärkt worden.

In unserer multikulturellen Welt haben wir viel mit Schamgefühlen zu tun. Wenn Manager auf einen längeren Aufenthalt in einem anderen Land vorbereitet werden, dann macht man sie mit den dort geltenden Höflichkeitsformen vertraut. Oberflächlich betrachtet geht es darum, angemessen höflich zu sein und keine Schamgefühle zu provozieren.

In unseren Städten existieren kulturelle Unterschiede, die nicht nur auf den ethnischen Hintergrund zurückzuführen sind. Deutsche Hauptschüler haben andere Codes als Hauptschüler, deren Familien aus dem Kosovo oder aus Russland stammen. Sie haben aber auch vollständig andere kulturelle Codes als deutsche Gymnasiasten. Und es gibt Codes, die nur für eine kurze Zeitspanne einigermaßen konsistent sind. So werden Schüler sich von nur fünf Jahre jüngeren durch ihre jeweils eigene Definition, was cool bzw. uncool ist, abgrenzen.

Mit solchen kulturellen Codes legen die jeweiligen „Szenen" fest, was in ihren Augen „Ehrensache" ist und über welche Tatsachen es sich zu schämen gilt. Scham ist ein sehr starkes Gefühl. Das macht sie in Auseinandersetzungen so gefährlich. Viele Auseinandersetzungen in unserer multikulturellen Gesellschaft haben auch mit individuellen Schamgefühlen zu tun. Wenn der Bruder dem Freund seiner achtzehnjährigen Schwester Prügel androht, sofern er sich nicht von ihr fernhält, dann hat das nicht mit seinem sizilianischen Temperament zu tun. Er weiß, welche Schamgefühle auf ihn lauern, wenn seine Freunde ihm vorhalten, dass er seine kleine Schwester nicht vor jungen Nichtsizilianern „beschützt". Dafür ist er bereit Grenzen zu überschreiten, die er sonst respektieren würde.

Für unser Thema ist wichtig: Schamgefühle schränken unsere Autonomie ein. Sie beeinträchtigen unser Entscheidungsvermögen und verengen den Horizont unserer Wahrnehmung. Die Anlässe, die in uns Schamgefühle hervorrufen, bedürfen der Überprüfung.

Die Befreiung von Schamgefühlen beginnt, wenn wir darüber sprechen. Durch Sprechen machen wir sie für unsere Ratio und für unser Erwachsenen-Ich zugänglich. Wenn wir zunächst uns selbst laut erzählen, welche Geschichte oder welches Ereignis bei uns Schamgefühle ausgelöst hat, dann wird uns meist schon die fehlende zwingende Logik offenbar. Das Desensibilisierungsprogramm lässt sich verstärken, indem wir das Gleiche anderen Menschen erzählen – zunächst uns Nahestehenden und später auch Menschen, die uns fremder sind. Gelingt uns das, dann werden wir feststellen, dass die alten Schamgefühle, die alte Programmierung die Macht über uns verloren haben. Probieren Sie es aus. Es lohnt sich.

EMPFINDUNGEN, GEFÜHLE
UND ERSATZGEFÜHLE

Der bedeutsame Unterschied zwischen Empfindungen und Gefühlen

In den letzten Jahren haben sehr interessante Forschungsergebnisse dazu geführt, dass die medizinische Neurologie und die deutende Psychologie einander wieder nähergerückt sind. Moderne Untersuchungsmethoden haben gezeigt, dass viele von den Thesen Freuds über seelische Zustände und Entwicklungen im Gehirn ihre Entsprechung finden. So ist es heute unumstritten, dass wir unsere Fähigkeiten und Handlungsmuster ein Leben lang weiterentwickeln (können). Das bestätigt die These von der lebenslangen Entwicklung der Persönlichkeit.

Dank neuartiger Techniken können die Neurologen heute sehr viel besser beschreiben, wie genetisch fundierte Muster mit Verhaltensweisen zusammenspielen, die wir unter dem Einfluss der Eltern bzw. der Kultur gelernt haben. Antonio Damasio* ist ein herausragender Neurologe, der ausgiebige Forschungen über die Interaktion von Körper, Gehirn und Bewusstsein betrieben hat. Insbesondere hat er darauf hingewiesen, wie wichtig es ist, zwischen Empfindungen und Gefühlen zu unterscheiden, auch wenn die meisten Menschen, einschließlich der Psychologen, diese beiden Begriffe im Alltag nahezu gleichbedeutend verwenden.

Für das Verständnis der persönlichen Entwicklung eines Menschen ist diese Unterscheidung jedoch eminent wichtig. Deshalb wollen wir Empfindungen und Gefühle hier genauer betrachten.

Empfindungen sind der Ursprung

Wenn wir von Empfindungen oder Emotionen sprechen, dann handelt es sich um sehr ursprüngliche Reaktionen. Damasio hat durch das Studium einfacher Lebewesen nachgewiesen, dass Empfindungen „gene-

---

*z.B.: Antonio R. Damasio: Descartes' Irrtum: Fühlen, Denken und das menschliche Gehirn, Ullstein, Berlin 2004 tisch programmierte, ungelernte Reaktionen auf Gegenstände, Ereignisse oder innere und äußere Stimuli sind, die nicht der Initiierung bedürfen. Empfindungen sind direkt oder indirekt mit dem Überleben und dem Wohlbefinden des Organismus verknüpft. Sie erzeugen ein Verhalten, das Schmerz verhindern oder Vergnügen vergrößern soll." „Genetisch programmiert" bedeutet, dass manche Wesen auf bestimmte Reize mit bestimmten Empfindungen reagieren. Es bedeutet auch, dass diese Reize ein Verhaltensprogramm auslösen, dass entweder der Überlebenssicherung dient – zum Beispiel als Kampf, Flucht oder Erstarren bei Gefahr – oder dem Vergnügen.

Nach Damasio wird das Baby wie andere Lebewesen auch mit der genetischen Fähigkeit geboren, „ungelernte Reaktionen auf Ereignisse und Gegenstände (einschließlich Menschen), die auf sein Nervensystem und seinen Körper einwirken – einschließlich Eingeweide, Herz, Magen, Gesicht etc. – zu zeigen." Empfindungen gehören also zu unserer Grundausstattung.

Damasio fügt hinzu, dass nur wir Menschen die Fähigkeit zu Gefühlen entwickeln. Als Neurologe führt er das auf die besondere Struktur des menschlichen Gehirns zurück. Gefühle sind in einem Teil des Gehirns repräsentiert, der sich „vorderer Kortex" nennt. Dieser Teil bildet sich erst nach unserer Geburt aus. Er ist ein wesentliches Unterscheidungsmerkmal des Menschen gegenüber anderen Lebewesen.

Die Verbindung zwischen dem vorderen Kortex und dem Organismus wird in der frühen Kindheit aufgebaut. Psychologisch gesehen treffen in dieser Zeit Erfahrungen und Lernen mit den genetischen Dispositionen zusammen. Neurologisch gesehen werden Verbindungen (Synapsen) in und zwischen verschiedenen Teilen des Gehirns hergestellt. Die Entstehung neuer Verbindungen im Gehirn dauert während des ganzen Lebens an, bis ins hohe Alter. Daher unsere Fähigkeit zur permanenten Entwicklung. Die frühen Verknüpfungen behalten aber eine große Macht, das heißt diejenigen, die wir im Alter von einem bis fünf Jahren angenommen und entwickelt haben. Das erklärt die Kraft der Überlebensschlussfolgerungen, die sich in diesem Zeitraum herausbilden. Die neurologische Forschung bestätigt damit die große Energie, die dem Ich-Zustand des Kindes in der TA zugeschrieben wird.

Zwei Thesen über unser Menschsein werden hier miteinander versöhnt, von denen oft angenommen wird, sie schlössen sich gegenseitig aus:

- Wir sind offene Systeme, die über die Freiheit und die Möglichkeit verfügen, uns immer wieder neu zu entscheiden.
- Wir sind durch die Erlebnisse unserer ersten Lebensjahre geprägt.

Zurück zu den Empfindungen: Im Vergleich mit uns Menschen haben andere Lebewesen sehr eindeutige Reaktionsmuster, wenn es um die Sicherung des Überlebens geht. Es sind dies die Muster Kampf, Flucht oder Starre. So braucht z.b. ein Panther nicht allzu viel an Entwicklung oder an Übung, um ein Opfer zu schlagen. Er wird dabei lediglich von seinem Hunger getrieben, ohne irgendwelche Gefühle von Aggressivität zu empfinden.

Je nach Situation können bestimmte genetische Programme kontraproduktiv sein. Beispielsweise erstarrt ein Kaninchen, wenn es einen Angreifer spürt. Wenn dieses Verhalten es einem Angreifer in der freien Natur schwerer macht, das Kaninchen zu entdecken, so gefährdet das gleiche Verhalten das Tier, wenn es damit auf das Scheinwerferlicht eines herannahenden Autos reagiert. Auch wir Menschen werden mit der grundsätzlichen Fähigkeit zu den Reaktionen Kampf, Flucht und Starre geboren. Allerdings sind wir in der Lage, zwischen diesen Optionen zu wählen. Wir sind nicht auf eine dieser Verhaltensweisen festgelegt, wenn es ums Überleben oder um unsere Verteidigung geht.

Wenn kleine Kinder aufwachsen und ihre Fähigkeit zum Verstehen und Denken entwickeln, lernen sie allmählich, ihre Reaktionsmuster auszuwählen und in ihr Repertoire aufzunehmen. Diese Fähigkeit ist in der ganz frühen Kindheit noch nicht voll verfügbar. Beispielsweise greift ein Einjähriges in einem Supermarkt nach einem Apfel und beißt hinein. Das ist seine direkte Reaktion darauf, dass es etwas Essbares sieht. Wenn die Mutter ihm den Apfel wegnimmt, versucht es vielleicht im Zorn nach seiner Mutter zu schlagen – eine Kampfreaktion. Glücklicherweise ist das Kind rein physisch nicht in der Lage, die Mutter zu verletzen. Das kann später anders sein. Denken Sie nur an die Fälle, über die in den Zeitungen berichtet wird, wenn Kinder eine Waffe finden und sie spontan als Reaktion auf eine kleine Frustration benutzen.

Gefühle – ein Fortschritt gegenüber Empfindungen

Gefühle sind komplexer als Empfindungen. Damasio berichtet, dass die spezifisch menschliche Fähigkeit, ein breites Spektrum von Gefühlen zu erfahren, weit über die elementaren Empfindungen hinausgeht, welche die direkten, genetisch programmierten Reaktionen auslösen. Gefühle „sind der geistige Spiegel des Geschehens während einer Empfindung". Sie stehen in Verbindung mit dem vorderen Kortex des Gehirns, den wir Menschen im Zuge der Evolution entwickelt haben. Mit anderen Worten: Unsere Empfindungen sind in den „älteren" Teilen unseres Gehirns beheimatet. Sie lösen Verhaltensmuster aus, die genetisch bedingt sind, wie z. B. das Greifen nach dem Apfel. Erst durch die Entwicklung von Verbindungen und Schaltkreisen mit den später entwickelten Gehirnteilen des vorderen Kortex sind wir in der Lage wahrzunehmen, was wir fühlen, und auszuwählen, wie wir reagieren wollen.

Die Sprache

Nach dem Stand unseres heutigen Wissens ist die Entwicklung des Kortex essenziell für die Fähigkeit von kleinen Kindern, sprechen zu lernen. Es sind die Jahre der frühen Kindheit, in denen dies allmählich geschieht. Die Entwicklung von bewussten Gefühlen und das Erlernen von Verhalten, das mit ihnen verbunden ist, finden erst nach und nach statt. Sie sind eng mit der Entwicklung des Wortschatzes verknüpft. Neurophysiologisch entspricht dies der Synapsenbildung im vorderen Teil des Kortex. Die Entwicklung von Sprache und die Entwicklung der Fähigkeit, Gefühle wahrzunehmen und zu unterscheiden, gehen Hand in Hand. Wörter, Gedanken und die Wahrnehmung der unterschiedlichsten Gefühle entwickeln sich parallel in der Periode zwischen einem und fünf Jahren.

Wie wir an dem Beispiel des Zweijährigen gezeigt haben, der in plötzliche Panik verfällt, als er im Supermarkt die Mutter verliert, dauert es einige Jahre, bis ein Kind lernt, Wörter zu benutzen, sich selbst zu helfen und sich in seiner Umgebung zurechtzufinden.

Nehmen wir ein einjähriges Kind und nennen es Jonas. Er hat sich beim Spielen wehgetan. Was tut Jonas? – Er weint. Seine Mutter kommt herbeigelaufen. Was passiert jetzt? – Jonas weint immer heftiger: „Au, au, au, au!" Die Mutter sagt: „Ah, du hast dir wehgetan." Sie sieht jedoch auf den ersten Blick nicht, wo er sich verletzt haben könnte. Das kleine Kind kann es ihr nicht sagen. Die Mutter untersucht ihn weiter und berührt dabei verschiedene Stellen an seinem Körper: „Hier oder hier oder hier?" Plötzlich weint Jonas lauter. „Ah", sagt die Mutter, „du hast dich am Knie gestoßen!" Sein Knie schmerzt und Jonas hat einen neuen Namen für einen Teil seines Körpers gelernt. Allerdings ist der Name des Körperteils zunächst mit Schmerz verbunden. „Knie, au, au, au, Knie, Knie!", weint das Kind.

Wenn es sich das nächste Mal wehgetan hat, läuft es vielleicht zur Mutter und ruft: „Knie, Knie, Knie!", obwohl es dieses Mal gar nicht das Knie ist, das schmerzt, sondern z. B. der Bauch. Die Mutter berührt das Knie und sagt: „Nein, da ist nichts." Doch Jonas jammert weiter. Er hält sich seinen Bauch und die Mutter sagt: „Ah, dein Bauch tut weh." Und jetzt erinnert er sich vage an das andere Wort: „Ja, wehtun, wehtun!" Nach und nach wird er in der Lage sein, seine Körperteile von den Empfindungen zu unterscheiden. Er kann dann, wenn ihm etwas wehtut, „Knie, Arm, Kopf" sagen und auf die Stelle zeigen – zum Vergnügen der Eltern, die jedes Wort loben. Er hat außerdem das Wort „wehtun" gelernt. Wörter lernen ist nützlich und macht auch Spaß! Immer mehr Gefühle werden mit Wörtern assoziiert, ähnlich wie das Kind die Namen der Körperteile lernt. Und so wird es später weitere Wörter lernen im Umkreis von „wehtun", wie z. B. Schmerz. Allmählich lernt es dann, zwischen großem Schmerz und kleinem Schmerz zu differenzieren.

Neben dem Lernen der Wörter für seine Gefühle entwickelt das Kind nach und nach Gedanken in der Art: Was kann ich bei bestimmten Gefühlen tun, außer zur Mutter zu laufen? Doch diese Entwicklung braucht Zeit, wie das Beispiel der folgenden Anekdote zeigt, die von Fanita stammt.

Kleiner Sven von Aruba

Ein mit Fanita befreundetes Paar lebt auf Aruba, einer Insel in der Karibik, und dort ist auch ihr Sohn Sven geboren. Als der Junge fünf Jahre alt war, nahmen die Eltern ihn zum ersten Mal mit nach Holland, um dort Weihnachten zu erleben. Auf dem Flughafen in Amsterdam kamen sie in das typisch europäische, kalte Winterwetter. Sven fühlte sich sichtlich unwohl, doch was er tat, löste bei seiner Mutter zunächst völliges Unverständnis aus. Er versuchte, seinen warmen Mantel und seine Wollmütze auszuziehen, und seine Mutter hatte Schwierigkeiten, ihn daran zu hindern. Sven war an das tropische Klima von Aruba gewöhnt und hatte dort gelernt, Kleidungsstücke auszuziehen, wenn die Temperatur ihm unangenehm war. Nun, in dem kalten Klima von Amsterdam, fühlte er sich körperlich unwohl. Bis dato hatte er noch keine Gelegenheit gehabt, den Unterschied zwischen den Gefühlen „zu heiß" und „zu kalt" zu lernen. Also folgte er dem Programm, das er in Aruba gelernt hatte, wenn er sich unwohl fühlte, und das lautete: Zieh deine Jacke und deine Mütze aus!

Die körperliche Empfindung von Unbehagen braucht also einen Namen, um zum Gefühl zu werden. So wird die Wahrnehmung mit dem Denken verbunden; das Gefühl wird identifiziert; in diesem Fall handelt es sich um „zu warm" oder „zu kalt". Statt einfach zu reagieren und z.B. die Kleider abzulegen, was im winterlichen Amsterdam unpassend war, ist das Kind nun in der Lage, sein Gefühl zu erkennen, zu benennen und sich – im nächsten Schritt – angemessen zu verhalten. Dies ist ein komplexer Prozess der von Jahr zu Jahr fortschreitet, während das Kind zwei, drei, vier und fünf Jahre alt wird. Ähnliches geschieht bei Gefühlen, die subtiler sind als die rein körperlichen Erfahrungen, wie z.B. Neugier und Interesse (warm) gegenüber einem Fremden oder bei Angst oder Zurückweisung (kalt). Als Beispiel hier eine weitere Geschichte:

Kohle kann interessant sein

Fanitas Sohn Brian hatte im Alter von zwei Jahren ein Lieblingsbuch, das von Bergleuten in Kohleminen handelte. Auf den Bildern waren die Bergleute mit ihren geschwärzten Gesichtern zu sehen. Als dann eines

Tages ein afroamerikanischer Nachbar zu Besuch kam, fragte Brian ihn, ob er ein Bergmann sei und ob er Kohle schleppen würde. Der Mann amüsierte sich sehr darüber und brachte ihm am nächsten Tag ein Stück Kohle mit. Brian freute das sehr. Dieses Erlebnis trug möglicherweise dazu bei, dass er auch in seinem späteren Leben sehr positive Gefühle für Afroamerikaner hatte.

Ein Gefühl
hat einen Namen

Bleiben wir bei dieser Geschichte. Brians Mutter hatte nun Gelegenheit, das Gefühl zu identifizieren, das den Jungen wahrscheinlich dazu gebracht hatte, dem Nachbarn diese Frage zu stellen. Möglicherweise sagte Fanita so etwas wie: „Ich glaube, du bist neugierig!" Dies gab Brian die Chance, das Wort „neugierig" mit den Empfindungen, die er erlebt hatte, als er den Nachbarn sah, zu dem Gefühl „Neugier" zu verbinden. Und wahrscheinlich wird sie einen unterstützenden Ton in ihrer Stimme gehabt haben, der implizierte, dass es okay ist, neugierig zu sein.

Ebenso kann es sein, dass sie ihm gleichzeitig eine Warnung für die Zukunft mitgab, etwa in dem Sinne: „Aber viele Menschen mögen es nicht, so persönlich gefragt zu werden." In ähnlichen Situationen sagen Eltern vielleicht: „Du sollst nicht so neugierig sein!", und unterstreichen dies auch noch mit einem strafenden Ton. Das wäre dann eine negative Streicheleinheit. Unabhängig von der Reaktion der Eltern ist das Gefühl genau benannt worden, sodass das Kind es beim nächsten Mal korrekt identifizieren kann. Selbst wenn die Mutter also Missbilligung signalisiert hat, wird das Kind in der Lage sein, das Gefühl (Neugier), wenn es auftritt, zu identifizieren. Mit der Zeit wird es entscheiden, was es tun möchte, wenn es dieses Gefühl spürt. Bei einer späteren Gelegenheit in der Schule versucht ein Lehrer, das Interesse an einem bestimmten Thema zu stimulieren und sagt z. B.: „Seid ihr nicht neugierig, wie es dazu kommt?" Dies kann dazu führen, dass das Kind seine Bewertung der eigenen Neugier verändert. Selbst wenn es die eigene Neugier fürchtet, erfährt es, dass der Lehrer „neugierig sein" billigt und dass seine Neugier ihm möglicherweise hilft zu lernen.

Wenn das Kind den richtigen Namen für ein Gefühl oder für eine Haltung kennenlernt, selbst wenn er mit Missbilligung verbunden wird, wie z. B. die Mahnung „du sollst nicht wütend sein", so bekommt es dadurch die Möglichkeit, mit diesem Gefühl umzugehen. Es wird in die Lage versetzt, zwischen dem Gefühl und der Bewertung zu unterscheiden.

Die schwierige Sache
mit den komplexen Gefühlen

Für ein Kind kann es dagegen schädlich und verwirrend sein, wenn Gefühle falsch benannt werden. Wenn in unserer Geschichte Brians Neugier mit dem Satz: „Das war aber peinlich!" kommentiert worden wäre, dann hätte das Kind möglicherweise gelernt, dass das, was es gefühlt hat, peinlich ist. Es wird später den Begriff „peinlich" mit diesem namenlosen Gefühl verbinden und immer, wenn es etwas fühlt, was wir als Neugier kennen, lediglich das Gefühl „peinlich" empfinden. In der Folge wird es möglicherweise seine Wahrnehmung dieses Gefühls unterdrücken. Das Gefühl wird dann immer unklarer und schafft ein generelles Gefühl von Unbehagen, ohne dass das Kind erfährt, worum es sich eigentlich handelt.

Was wir deutlich machen wollen, ist Folgendes: Ein Kind lernt die Wahrnehmung und das spätere Wiedererkennen von Gefühlen, wenn es diese mit Worten assoziiert, etwa in der Art, wie es gelernt hat, Körperteile und Gegenstände zu benennen.

Der falsche Name für ein Gefühl wird das Kind im späteren Leben auf die gleiche Art und Weise behindern, wie wenn es das falsche Wort für einen Gegenstand gelernt hätte – wie z. B. Tisch für Stuhl. Die falsche Bezeichnung leitet das Kind in die falsche Richtung.

Das Weinen oder das Schreien eines kleinen Kindes bedarf der Interpretation durch eine Bezugsperson. Bis zum Alter von etwa fünf Jahren müssen die Eltern die Gefühlsäußerungen des Kindes häufig noch deuten. Genauso wie ein kleines Kind manchmal Hunger empfindet, verspürt es zu anderen Zeiten Freude, Liebe, Ärger, Traurigkeit und Angst. Ab dem Alter von etwa zwei bis drei Jahren werden immer kompliziertere Gefühle mit den ursprünglichen Empfindungen verbunden, wie z. B. Begeisterung, Neugier, Neid, Mitleid, Eifersucht, Habgier, Schadenfreude usw.

Wir unterscheiden hierbei zunächst nicht, ob es sich um gesellschaftlich anerkannte, „gute" Gefühle handelt oder um Gefühle, die „negativ" bewertet werden, wie z. B. Schadenfreude. Für beides gilt: Je mehr die Bezugspersonen einem Kind helfen, die unterschiedlichsten Empfindungen und Gefühle zu benennen, desto differenzierter wird es später auch als Erwachsener diese Gefühle wahrnehmen, sie ausdrücken und damit bewusst umgehen können – ohne sich in unkontrolliertem Verhalten ausagieren zu müssen.

Richtige Gefühle und schädigendes Verhalten – was tun?

Sollen Eltern nun alle Gefühle unterstützen – auch wenn sie ein Verhalten hervorrufen, das andere schädigt? Sicher nicht! Da liegt eine große Herausforderung für die Erzieher wie die folgende Geschichte zeigt.

Johnny hat einen kleinen Bruder

Johnny ist dreieinhalb Jahre alt. Seit vier Wochen ist er nicht mehr das einzige Kind in der Familie, sondern hat einen kleinen Bruder namens Mark. Jetzt muss Johnny zuschauen, wie dieser kleine Wicht in den Armen der Mutter liegt und gestillt wird. Die Eifersucht steigt in ihm auf. Er nähert sich den beiden, die Arme hinter dem Rücken, und beobachtet das Geschehen aus nächster Nähe. Dann hält er es nicht mehr aus, hebt den Arm und versucht den kleinen Konkurrenten zu schlagen. Die Mutter nimmt die Bewegung gerade noch aus dem Augenwinkel wahr und hält Johnnys Hand fest, bevor sie mit dem Legostein in der kleinen Faust den Kopf des Säuglings trifft.

Was jetzt? Die Mutter ist erschrocken über die Reaktion ihres Johnny. Ärger über die Störung dieses intimen Geschehens mischt sich mit nachträglich aufwallender Angst um den kleinen Mark. Hinzu kommen Wut und Enttäuschung darüber, dass ihr „Großer" aggressiv und eifersüchtig reagiert hat, was sie überhaupt nicht mag. Alles zusammen bildet einen herausfordernden Gefühlscocktail! Wenn die

Mutter jetzt diesen spontan aufkommenden Gefühlen mechanisch folgen würde, dann würde sie Johnny vielleicht anschreien oder ihn gar körperlich züchtigen. Weil sie eine solche Reaktion fürchtet, überkontrolliert sie sich, streichelt den kleinen Johnny und fügt vielleicht noch ein „guter Junge" hinzu.

Beide Reaktionen sind für Johnny nicht sehr hilfreich. Die aufkommende Eifersucht, die mit Trauer und Wut darüber verknüpft ist, dass er nicht mehr allein im Mittelpunkt der mütterlichen Liebe steht, wird er nicht benennen und damit auch nicht zuordnen können. Er wird diesem Gefühl später als Erwachsener noch häufiger begegnen. Es wird dann sehr wichtig für ihn sein, dass er weiß, worum es geht, um das Gefühl von Eifersucht einordnen und kontrollieren zu können. Andernfalls kann es passieren, dass dieses unbenannte Gefühl entweder zu starker Selbstabwertung führt, weil er aus der Episode mit dem kleinen Bruder die Überzeugung mitgenommen hat, dass solche Gefühle nicht existieren dürfen. Oder er verbindet damit die Berechtigung, die Situation zu dominieren – notfalls mit Gewalt. Ein Beispiel dafür ist die Geschichte von Othello.

Der Ausweg für die Eltern – in unserer Geschichte für die Mutter – liegt darin, gleichermaßen verständnisvoll und Grenzen ziehend zu agieren. Johnnys Mutter sagt also: „Ich kann verstehen, dass du eifersüchtig auf Mark bist. Das ist kein angenehmes Gefühl, aber es kann passieren. Allerdings darfst du Mark nicht wehtun! Das ist absolut nicht in Ordnung! Wenn du wieder eifersüchtig bist, dann komm und sag es mir."

Jetzt hat Johnny viele Optionen für seine Entwicklung und für den Umgang mit diesem komischen, nicht angenehmen Gefühl der Eifersucht. Er hat eine Grenze für sein Verhalten bekommen, er kann das Gefühl benennen – und sogar darüber reden. Und die Mutter hat geübt, ihren unklaren Gefühlscocktail beiseite zu schieben und das Zusammenleben mit ihren beiden Kindern positiv zu gestalten.

Wenn Empfindungen und Gefühle falsch vernetzt sind

Wenn wir als Kinder nicht frühzeitig lernen, unsere eigenen Gefühle zu erkennen und zu benennen, so führt das in der Regel zu Schwierigkeiten in unserem späteren Leben. Warum gelingt es sogar liebevollen und besorgten Eltern oft nicht, ihren Kindern diese Fähigkeit zu vermitteln? Der Grund liegt häufig darin, dass sie selbst nicht gelernt haben, klar zwischen Gefühlen und Verhalten zu unterscheiden bzw. sich bestimmte Gefühle einzugestehen. Sexuelle Gefühle, Wut oder Ängste etwa, die die Eltern bei ihrem Kind wahrnehmen, lösen bei ihnen möglicherweise Scham oder Angst aus. Aus dem verständlichen Wunsch heraus, ihr Kind „richtig" zu erziehen, verleugnen sie die ihnen unangenehmen Gefühle einfach, statt ihrem Kind die richtigen Bezeichnungen dafür beizubringen. Das würde dem Kind gleichzeitig helfen, seine eigenen Gefühle wahrzunehmen und korrekt einzuordnen. Offensichtlich ist diesen Eltern nicht bewusst, dass ein Kind durchaus starke Gefühle empfinden kann, ohne dass dies zwangsläufig zu unangemessenem Verhalten führen muss. Wenn ihr Kind andere als die „richtigen" Gefühle zeigt, dann behandeln sie es in einer Weise, dass es sich selbst „schlecht" – also nicht okay – fühlt. In vielen Familien werden manche Gefühle und Empfindungen besonders geschätzt, andere hingegen werden umetikettiert. Solche umetikettierten Gefühle oder Verhaltensweisen bezeichnen wir als Ersatzgefühle bzw. Ersatzverhalten.

Elvira ist „müde"

„Sie weint, weil sie müde ist", hört die kleine Elvira ihre Eltern sagen. In Wirklichkeit aber ist Elvira vielleicht freudig erregt, traurig oder ärgerlich. „Wenn man müde ist, muss man schlafen gehen!" Elvira lernt daraus, dass sie ins Bett gehen muss, wenn sie sich, wie in der beschriebenen Situation, „so" fühlt. „So" steht aber nicht für ein eindeutiges Gefühl. Es kann sich um Freude, Traurigkeit, Ärger oder vielleicht tatsächlich um Müdigkeit handeln. Am Ende ist Elvira verwirrt, was ihre echten Gefühle und Empfindungen anbelangt.

Das hat für die erwachsene Elvira Konsequenzen. Immer wenn ihr

Mann (oder jemand anderes) unfreundlich zu ihr ist, sagt sie: „Ich bin müde, ich muss mich jetzt hinlegen." Wenn sie dann nach einer Stunde aus dem Schlafzimmer zurückkommt, wirkt sie tatsächlich erschöpft. „Ich weiß nicht warum, aber ich konnte einfach nicht schlafen, obwohl ich sehr müde war", sagt sie dann. Dies klingt wie eine Klage, und manchmal erhält sie darauf eine mitfühlende Antwort: „Das tut mir aber leid." Dann sieht Elvira einigermaßen zufrieden aus; aber eigentlich ist nichts Befriedigendes für sie geschehen: Sie hat sich nicht erholt, da sie nicht wirklich müde war. Außerdem hat Elvira die Zeit nicht genutzt, um sich klarzumachen, was sie wirklich empfand, als ihr Mann unfreundlich zu ihr war. War sie darüber traurig, ärgerlich, erschrocken gewesen – oder vielleicht sogar neugierig, was der Grund für sein unfreundliches Verhalten sein könnte. Zwar wurde das Bedürfnis bei ihr stimuliert, aggressiv darauf zu reagieren, doch aufgrund des unausgesprochenen Verbots in ihrer Kindheit, demzufolge bestimmte Gefühle – wie z. B. Ärger – umetikettiert und damit zu Ersatzgefühlen gemacht wurden, kann Elvira ihre aggressiven Gefühle weder erkennen noch ausdrücken.

Wenn jemand sich ihr gegenüber unfreundlich verhält, empfindet die erwachsene Elvira nur etwas, was sie als „Müdigkeit" bezeichnet, und sie glaubt, dass Schlafengehen das empfehlenswerte Verhalten hierfür ist. Dabei erwartet Elvira vermutlich unbewusst, für ihre „Müdigkeit" Zuwendung zu erhalten – so wie sie es als Kind von ihren Eltern gewohnt war, die dann sanft zu ihr gesagt haben: „Du musst dich jetzt ausruhen, Kleine." Diese Zuwendung war damals die Kompensation, die sie für ihre Anpassung erhielt. Der erwachsenen Elvira sagt allerdings kaum jemand etwas so Sanftes, wenn sie inmitten einer Unterhaltung zu erkennen gibt, dass sie müde ist und sich hinlegen muss.

Dadurch, dass Elvira ihr echtes Gefühl durch das der Müdigkeit ersetzt hat, empfindet sie einen inneren Konflikt. Elvira verfügt nicht einmal über die sprachlichen Mittel, um sich klarzumachen, worum es eigentlich geht. Außerdem kommt das Bedürfnis nach Streicheleinheiten hinzu, wie sie sie in ihrer Kindheit für ihre „Müdigkeit" bekam. Danach sehnt sich Elvira wirklich. Daher kann sie nicht schlafen. Da Elvira immer noch unbefriedigt ist – ohne zu wissen, warum – kehrt sie schließlich zu den anderen zurück, in der Hoffnung, als Trostpreis etwas Zuwendung zu bekommen. Dies beruhigt sie zwar ein wenig, dennoch bleibt sie unzufrieden. In vielen Familien ist die Wahrnehmung bestimmter Gefühle nicht nur verboten, sondern ein Kind wird sogar beschämt, wenn es diese Gefühle zeigt. An ihrer Stelle werden andere Gefühle oder Verhaltensweisen als Ersatz vorgeschlagen, ohne dass dem Kind erklärt würde, worum es wirklich geht.

Renate ist traurig

Renate beispielsweise ist traurig und ärgerlich zugleich, weil ihr kleiner Bruder ihren Lieblingsteddybär hingeworfen hat und dann auf ihm herumgetrampelt ist. Sie jammert und bekommt zu hören: „Schäm dich, dass du dich wegen dieses blöden Teddys so anstellst! Du solltest wirklich mehr Verständnis für deinen Bruder haben, statt dich so anzustellen! Du sollst lieb zu ihm sein!" Wenn sich für Renate solche Erfahrungen häufen, bei denen immer wieder betont wird, dass sie lieb zu sein hat, dann wird bei ihr eine Überlebensschlussfolgerung entstehen, die etwa so lautet: „Immer wenn man mir etwas antut, was mir nicht gefällt, und ich wieder dieses seltsame Gefühl empfinde, muss ich mich trotzdem lieb verhalten. Sonst werde ich nicht mehr geliebt und gerate möglicherweise in Todesgefahr!" Wenn Kinder von wichtigen Bezugspersonen beschämt oder gar abgelehnt werden, empfinden sie dies als tödliche Gefahr, die Urängste in ihnen weckt. Sie machen keinen Unterschied, ob sich diese Ablehnung nur auf ihr momentanes Verhalten oder auf sie als Person bezieht. Auf diese Weise wird für Renate „liebevoll" und/oder „liebenswürdig" sein immer dann zu einem Ersatzgefühl bzw. Ersatzverhalten, wenn sie eigentlich traurig, ärgerlich oder vielleicht sogar neidisch ist.

Dies alles geschieht unbewusst, das heißt, ohne dass Elvira und Renate es bemerkt hätten, sind Müdigkeit und Liebenswürdigkeit bei ihnen zu Ersatzgefühlen für Ärger und Wut geworden. Später als Erwachsene werden Renate bzw. Elvira Schwierigkeiten haben zu unterscheiden, ob sie in einer bestimmten Situation, in der sie in Wirklichkeit ärgerlich, traurig, aufgeregt oder enttäuscht sind, nun liebenswürdig oder müde erscheinen müssen. Die Gefühle des Ärgers, der Aufregung bzw. der Enttäuschung werden dann durch einen Zustand der übertriebenen „Liebenswürdigkeit" oder „Müdigkeit" bis hin zu dem der Depression ersetzt werden, und die beiden Frauen werden nicht einmal selbst in der Lage sein, die Unterschiede zu erkennen. Bei Elvira und Renate sind Müdigkeit und Liebenswürdigkeit zu Ersatzgefühlen für Ärger und Wut geworden.

Eine Zeit lang kann das gutgehen, selbst wenn diese Ersatzgefühle nicht dem entsprechen, was beide wirklich empfinden. Selbstverständlich gibt es auch Situationen, in denen Elvira bzw. Renate wirklich müde oder liebenswürdig sind; doch oftmals werden andere den Eindruck gewinnen, dass ihre Müdigkeit oder Liebenswürdigkeit nicht echt sind. Diese Leute haben zweifellos recht, doch den beiden ist nicht bewusst, dass ihr Verhalten auf andere unecht wirkt. Um die ersehnte Zuwendung zu erhalten, werden Renate und Elvira noch liebenswürdiger bzw. noch müder sein, denn auf diese Weise hatten sie ja in ihrer Kindheit Zuwendung bekommen. Oftmals funktioniert das auch heute noch: Man tröstet sie oder lächelt sie an. Dies sind zwar Streicheleinheiten, die sich Renate und Elvira zum Ausgleich für ihre unterdrückten Gefühle so sehr erhoffen, doch diese belohnen nur das Ersatzverhalten und erreichen nicht die eigentlichen Gefühle, die darunter liegen und deren sich weder Renate noch Elvira bewusst sind. Deshalb bleibt bei Renate und Elvira eine gewisse Unzufriedenheit bestehen, die beide auch weiterhin dazu bewegen wird, immer mehr Zuwendung von anderen zu erheischen.

Ersatzgefühle machen uns zum Gefühlsausbeuter

Nun befinden sich Renate und Elvira in einem Teufelskreis: Da sie irrtümlich annehmen, dass sie nur dann die erwünschte Zuwendung bekommen können, wenn sie liebenswürdig bzw. müde sind, werden sie dieses Verhalten immer häufiger zeigen. Aufgrund ihrer tief verankerten Überlebensschlussfolgerungen glauben sie selbst immer mehr, dass sie diese Gefühle auch wirklich empfinden.

Je liebenswürdiger Renate sich verhält, desto mehr Zuwendung erwartet sie. Aber sie wird niemals genügend Streicheleinheiten bekommen können, da ihr wahres Bedürfnis nicht gestillt wird. Im Gegenteil: Elvira und Renate werden im Laufe der Zeit eher weniger Zuwendung bekommen, da ihr Verhalten bei ihrer Umgebung zunehmend mehr Zurückhaltung und Abwehr sowie möglicherweise auch Ärger hervorrufen wird: „Nein, Renate ist einfach nur lieb. Ich weiß gar nicht, woran ich bei ihr bin!", oder: „Ach, Elvira ist schon wieder zu müde, um mitzumachen, und dann erwartet sie noch, dass man sich erkundigt, wie es ihr geht!"

Die Strategie der beiden, die bislang zumindest einigermaßen erfolgreich war, funktioniert also immer weniger. Sie müssen sich daher ständig neue Quellen der Zuwendung erschließen, die allerdings ihr Bedürfnis wiederum nicht auf Dauer zu stillen vermögen. So werden sie ihre Kreativität in ihrem verzweifelten Streben nach Zuwendung missbrauchen. Sie werden Menschen, mit denen sie zu tun haben, schmeicheln oder ihnen ein übertriebenes Interesse vorspielen und auch sonst nichts unversucht lassen, um Streicheleinheiten für ihre Ersatzgefühle und ihr Ersatzverhalten zu bekommen.

Auf diese Weise entwickeln sie sich zu „Gefühlsausbeuterinnen". Damit bezeichnen wir Menschen, die ein übertriebenes und immer stärker werdendes Bedürfnis haben, für ihre Ersatzgefühle bzw. ihr unechtes Verhalten Zuwendung zu bekommen. Sie leiden, aber sie kennen den Grund dafür nicht; sie fühlen sich gezwungen, immer mehr Streicheleinheiten von anderen zu erpressen. In gewisser Weise ähneln Gefühlsausbeuter Drogensüchtigen, die glauben, ohne Drogen nicht leben zu können, obwohl sie eigentlich etwas ganz anderes brauchen.

Wie gesagt: Es können unterschiedliche Gefühle gewesen sein, die in der Kindheit verboten waren. Diese führen dann auch zu jeweils anderen Ersatzgefühlen. Manchmal versucht ein Gefühlsausbeuter sogar, negative Streicheleinheiten für seine Ersatzgefühle zu bekommen.

Gerhard ist immer mutig

Im Gegensatz zu Elvira und Renate war in Gerhards Kindheit Traurigkeit nicht erlaubt. Stattdessen wurden Mut und Streitlust geschätzt: „Gerhard ist mutig, er lässt sich nichts gefallen. Er kämpft auch mit Jungen, die viel stärker sind als er!" Die Anerkennung, die aus solchen

Sätzen spricht, hatte bei Gerhard zu der Überlebensschlussfolgerung geführt, in jeder Auseinandersetzung sei ein Kampf angesagt – unabhängig davon, ob dies in der jeweiligen Situation nun zweckmäßig ist oder nicht.

Gleichzeitig war Gerhard die Botschaft übermittelt worden, man müsse sich schämen, wenn man schwach ist oder gar weint. Er bekam nie Zuwendung, wenn er sich einmal verletzt hatte. So entwickelte Gerhard Mut und Streitsucht als Ersatzgefühle, vor allem, wenn ihn andere Bedürfnisse beschlichen, wie z. B. Sehnsucht oder Liebe. Diese zu äußern hätte für ihn bedeutet, Schwäche und Bedürftigkeit zu zeigen – für ihn ein Tabu.

Auf diese Weise entstand bei Gerhard zunehmend das Bedürfnis, Streicheleinheiten für seine Ersatzgefühle und sein Ersatzverhalten zu erpressen – quasi als Entschädigung. Das heißt nicht, dass Gerhard in einer bestimmten Situation nicht auch wirklich mutig oder ärgerlich sein konnte oder nie den Wunsch gehabt hätte, für ein bestimmtes Anliegen ehrlich zu kämpfen. In solchen Situationen war er kompetent. Diejenigen, die ihn dazu bringen konnten, dass er sich für ihre Belange engagierte, waren darüber meist sehr froh.

Das Schlimme bei Gerhard war, dass er sich chronisch ärgerlich gab und sich innerlich gezwungen fühlte, ständig streitsüchtig und außergewöhnlich mutig zu agieren. Sein persönliches Ziel war es ja, Streicheleinheiten zu erlangen – und seien es auch negative. Hinzu kam, dass er meist selbst nicht mehr unterscheiden konnte, ob er bei einem bestimmten Anlass nun wirklich ärgerlich war oder nur unter dem inneren Druck stand, Ärger zu zeigen, um dadurch Zuwendung wie Bewunderung oder Entschuldigungen zu erpressen.

Wenn jemand nicht fähig ist, eine Konfliktsituation mit all ihren emotionalen Anteilen eindeutig zu identifizieren, dann wird es ihm schwerlich gelingen, unterschiedliche Handlungsoptionen zu entwickeln. Dies ist der wesentliche Grund dafür, dass Menschen impulsiv gewalttätig werden. Sie reagieren spontan auf eine innere Empfindung wie ein Tier oder wie ein Kind, das (noch) nicht gelernt hat, seine Gefühle zu benennen. Auch wenn sie erwachsen sind, beschränkt sich das entsprechende Vokabular solcher Menschen oft auf wenige Wörter wie

„Scheiße" oder „verdammt", mit denen sie sowohl angenehme als auch unangenehme Gefühle bezeichnen.

Da diese Menschen ihre Gefühle aufgrund fehlender Verbindungen mit der sprachlichen Bedeutung innerlich nicht verarbeiten können, haben sie nicht nur Schwierigkeiten, ihr Verhalten zu steuern, sondern auch ihr Leben zu planen. Sie neigen dazu, gewalttätig zu werden, in eine Depression zu fliehen oder aus Angst in Passivität zu erstarren. Häufig trösten sich die Betroffenen mit Alkohol oder anderen Drogen, um dem Stress, dem sie sich ausgesetzt fühlen, zu entgehen. Die Wirkung der Drogen führt zu einem Teufelskreis, dessen Auswirkungen sich immer mehr verstärken. Um solchen Menschen zu helfen, muss man sie vor allem dazu bewegen, ihre Gefühle differenziert wahrzunehmen. Gleichzeitig müssen sie lernen, diese zu benennen, damit sie eine Verbindung zwischen ihren Gefühlen und ihrem Bewusstsein herstellen können. Bei Erwachsenen ist dies ein langsamer Prozess, weil ihr Gehirn nicht mehr die Plastizität eines Kindes besitzt. Es fällt ihnen schwer, ihr impulsives Verhalten kontrollieren zu lernen.

Eine ähnliche Dynamik lässt sich häufig bei Ehepartnern beobachten: Verborgene zarte Gefühle oder Ängste, zurückgewiesen zu werden, werden negiert. Der Gefühlsausbeuter provoziert stattdessen einen Streit und bekommt dadurch die gewünschte Zuwendung, die ihn trotz ihrer negativen Qualität vorläufig zufriedenstellt. Das hält dann so lange vor, bis er oder sie wieder unter Druck gerät und einen neuen Streit beginnt, der ihm/ihr dann weitere negative Streicheleinheiten einbringt.

Die drei Grade der Gefühlsausbeutung

Vielleicht haben Sie beim Lesen der Beispiele den einen oder anderen aus Ihrem Freundes- oder Kollegenkreis wiedererkannt – vielleicht sogar ab und zu sich selbst. Das spricht für Ihre Wahrnehmungsfähigkeit. Es ist mehr als wahrscheinlich, dass keiner von uns frei ist von Ersatzgefühlen und Ersatzverhalten. Wir alle neigen demgemäß mehr oder weniger zu gefühlsausbeutenden Verhaltensweisen.

Zur besseren Differenzierung der verschiedenen Grade von Gefühlsausbeutung haben wir in Analogie zu den Verbrennungen die Kategorien des ersten, zweiten und dritten Grades eingeführt (siehe S. 28).

Gefühlsausbeuter ersten Grades werden Sie im Smalltalk auf jeder Party oder zu Beginn eines Meetings erleben. Es ist eine Art Spiel, mit dem wir unser Gegenüber einzuschätzen und kennenzulernen versuchen. Es ist ein Test. Wir wollen herausbekommen, ob unser Gegenüber uns wahrnimmt, auf uns reagiert – und damit bereit ist, uns Zuwendung zu geben. Auf diesem Level kann es sein, dass wir eine erste positive Resonanz auf unser Spiel bekomme. Dann fühlen wir uns wohler und etwas sicherer. Es kann auch sein, dass unser Gegenüber sich abgrenzt und uns eher eine negative Rückmeldung sendet. Das gefällt uns nicht, als Gefühlausbeuter ersten Grades können wir das Spiel aber zurücknehmen. Wir wissen jetzt, dass es so nicht funktioniert. Doch wir haben auch erlebt, dass wir wahrgenommen werden – zumindest in der Abgrenzung. Als Gefühlsausbeuter ersten Grades können wir dann zu anderen Themen übergehen, die zum Beispiel auf der Tagesordnung des Meetings stehen.

Gefühlsausbeuter zweiten Grades spielen ihr Spiel mit höherer Energie. Sie erwarten ihre Bezahlung in Form einer bestimmten Art der Zuwendung – sei sie positiver oder negativer Art. So wird Renate als Gefühlsausbeuterin zweiten Grades so lange hilfreich und nett sein, bis sich ihr Gegenüber darüber entweder sehr positiv oder, was wahrscheinlicher ist, deutlich negativ äußert. Ein Beispiel: Renate ist Teamleiterin in einem Dienstleistungsunternehmen. Ihr Team ist zuständig für die telefonische Kundenbetreuung. Sie soll für ihre Mitarbeiter ein neues Schichtsystem einführen. In der Teambesprechung spricht sie nur darüber, wie sie versuchen wird, die Veränderung für ihre Mitarbeiter so einfach wie möglich zu machen. Sie bietet an, bei Schwierigkeiten mit der neuen Arbeitszeitregelung selbst einzuspringen und sich gegebenenfalls beim Abteilungsleiter für Ausnahmeregelungen stark zu machen – auch wenn ihr das schaden sollte, wie sie beiläufig bemerkt. An dieser Stelle platzt einer Mitarbeiterin, wir nennen sie Nicole, der Kragen: Sie solle doch endlich sagen, was jetzt von ihnen erwartet wird und nicht länger um den heißen Brei herumreden. Ihr gehe das auf die Nerven. Sie sei schließlich erwachsen. Danach zieht sich Renate beleidigt in ihr Schneckenhaus zurück. Sie habe es ja nur gut gemeint. Schließlich wäre sie immer zur Unterstützung bereit. Sie habe sich bereits mit ihrem Chef über das neue System gestritten, bis er ihr gedroht habe. Wenn das aber alles nicht gewürdigt würde und „man" sie nicht schätze, dann...! Sie lässt lieber offen, was „dann" wäre. Jetzt bringen sich auch andere Mitarbeiter in das Spiel ein. So sei das nicht gemeint und Nicole solle sich doch beruhigen. Am Ende steht eine unklare Vereinbarung darüber, was mit dem neuen System erreicht werden soll. Es bleibt ein unangenehmes Gefühl über wenig authentische gegenseitige Zuwendung im Raum, und die Beziehungen zwischen Renate und Nicole, aber auch im gesamten Team haben sich verschlechtert. Es bleibt ein Misstrauen, das auch diese Episode überdauern wird. Bei der nächsten Gelegenheit werden alle nach einer Bestätigung für ihr Misstrauen suchen. Es bleibt eine Narbe in dem Verhältnis untereinander – eine „Verbrennung zweiten Grades".

In dieser Episode steckt bereits der Keim für eine Negativ-Spirale. Keiner der Beteiligten hat bekommen, was er sich gewünscht hat – und erst recht nicht, was ihm tatsächlich geholfen hätte. Die eigentlichen Bedürfnisse bleiben ja durch Ersatzgefühle und Ersatzverhalten verdeckt. Im nächsten Schritt kann es sein, dass Renate zum Gefühlsausbeuter dritten Grades wird. Indem sie ihr Spiel weiter verstärkt, hegt sie die fatale Hoffnung, dass sie endlich die erlösende Botschaft erhält, doch in dieser Welt geliebt und akzeptiert zu sein. Damit geht sie ein hohes Risiko ein. In unserer Geschichte bereitet sie sich jetzt auf das neue Schichtsystem vor. Zum Start begrüßt sie die betroffenen Mitarbeiter morgens um fünf Uhr mit einem besonderen Frühstück am Arbeitsplatz. Dazu hat sie bereits am Tag vorher mit dem besten Bäcker vor Ort geklärt, dass sie die Brötchen schon morgens um halb fünf, also lange vor der eigentlichen Öffnungszeit, direkt in der Backstube abholen kann.

Sie kümmert sich dann den ganzen Tag um ihre Mitarbeiter, fragt sie permanent, wie es ihnen denn mit der neuen Belastung gehe. Sie führt ein Auswertungsgespräch mit den Mitarbeitern der ersten Schicht und fragt sie nach den Auswirkungen in ihrem persönlichen Leben, bevor sie sie verabschiedet. Sie begrüßt auch die zweite Schicht mit einer kleinen Überraschung. Wieder bleibt sie die ganze Schicht über dicht bei den Mitarbeitern. Sie ist im Ton freundlich, doch ihr Gesichtsausdruck wirkt zunehmend erschöpfter. Schließlich verabschiedet sie auch die zweite Schicht mit Auswertungsgesprächen und kommt nach fünfzehn Stunden wieder nach Hause – um am nächsten Tag ein ähnliches Programm zu starten. Es ist absehbar, wann sie an ihre physischen wie psychischen Grenzen stoßen wird. Stunde um Stunde wird sie den Druck erhöhen, um die erhoffte Zuwendung zu bekommen.

Gefühlsausbeuter dritten Grades

Selbst wenn ein Gefühlsausbeuter dritten Grades sehr viel von der Zuwendung erhält, die seinem Typus entspricht, bleibt sein emotionales Gleichgewicht sehr labil. Seine Energie wird verdrängt oder umgeleitet. Er ist deshalb bestrebt, immer neue Quellen der Zuwendung zu erschließen und schmiedet Pläne, wie er noch mehr Streicheleinheiten erpressen kann. Dies führt zu Spannungen mit der Umgebung. Die daraus folgende Frustration stimuliert zusätzliche Gefühle der Wut und des allgemeinen Unbehagens, die ebenfalls selten bewusst wahrgenommen werden. Das geschieht insbesondere dann, wenn diese Gefühle denjenigen entsprechen, die unter den Ersatzgefühlen verborgen sind. Manchmal drückt sich das in Alpträumen aus, was zu noch größerem Stress aufgrund von Erschöpfung beiträgt. Die Ausdrucksweise solcher Menschen erscheint uns daher oft monoton und langweilig. Sie reduzieren ihre Interessen und Ausdrucksmöglichkeiten selbst in den Bereichen, die früher nicht tabuisiert waren. Außerdem nehmen ihre Möglichkeiten im Laufe der Zeit ab, Beziehungen einzugehen, weil sie immer weniger Menschen finden, die sich von ihnen ausbeuten lassen. Das Leben wird also immer farbloser, eingeschränkter und unerfreulicher.

In diesem Vakuum verminderter Lebenslust und Produktivität versucht sich nun das Bedürfnis nach Ruhe gegenüber dem Überlebenstrieb auszuweiten. Dies bewirkt aber weder Gelassenheit noch ein verbessertes inneres Gleichgewicht. Es kommt zu Müdigkeit, zu übermäßigem Schlafbedürfnis und möglicherweise sogar zu Todeswünschen. Dies alles sind Kennzeichen einer Depression. Solange noch Hoffnung besteht, die lebenserhaltende Zuwendung werde von irgendjemandem kommen, ist dieser Zustand noch nicht lebensbedrohlich. Es kann sogar geschehen, dass ein Gefühlsausbeuter gerade wegen seiner Depression eine Zeit lang von seinen Freunden neue Zuwendung erhält, weil diese ihm gegenüber Angst, Mitleid oder Schuldgefühle empfinden. Dadurch geht es diesem Menschen vorübergehend besser, denn er wird mit neuer Energie versorgt. Doch sobald diese Zuwendung wieder nachlässt, wird das Gefühl des Unerfülltseins, das aufgrund der Ersatzgefühle ohnehin schon vorhanden war, noch stärker. Weil der Betroffene weniger Streicheleinheiten erhält, beginnt ein heftiger innerer Zweikampf. Da sind einerseits die Überlebensschlussfolgerungen, die bestimmte Gefühle tabuisieren und mit Ersatzgefühlen „überschreiben", und andererseits die ursprünglichen, verbotenen und tabuisierten Empfindungen, die nach einem Ausdruck drängen. Beide Seiten geraten in einen Konflikt miteinander, wobei das erwachsene Bewusstsein keine Worte für diese Empfindungen hat und damit keine Kontrolle über sie. Die Gefahr eines negativen, zerstörerischen Ausbruchs der Empfindungen in impulsiven Verhaltensweisen wächst.

Diese Gefahr besteht vor allem, wenn es sich um eine unerlaubte und/oder sehr abhängige Liebesbeziehung handelt. Hierbei sind oft Eifersucht und Neid im Spiel, die wiederum zu Hass und mörderischen Impulsen führen können. Werden diese Gefühle nicht wahrgenommen, etwa weil sie in der Kindheit tabuisiert wurden, entsteht zusätzlich Wut. Damit sich diese unterdrückten Gefühle nicht explosionsartig äußern, versucht der Überlebenstrieb die existenzielle Abwehrposition eines Menschen noch weiter zu stärken, in der irrigen Annahme, dadurch eine Explosion verhindern zu können. Doch das Gegenteil ist der Fall: Die Gefahr, von Nicht-Okay-Gefühlen überwältigt zu werden, wird dadurch noch größer.

Was sagt uns all das?

Vielerlei! Empfindungen und Gefühle sind starke Kräfte, mit deren Hilfe wir unser Leben führen und gestalten. Sie sorgen für unser Überleben. Wir haben gute Gründe, unseren Gefühlen zu trauen. Mit ihnen nehmen wir die Welt wahr und genießen nicht zuletzt viele Momente in unserem Leben. Niemand von uns ist jedoch frei von Scham, von Ersatzgefühlen und Ersatzverhalten. Auch ist niemand frei von starken Empfindungen, die wir nicht beschreiben und die uns plötzlich überfallen können. Wenn wir erwachsen sind, d.h. wenn wir eine selbstverantwortliche Haltung uns selbst und der Welt gegenüber einnehmen, heißt das vor allen Dingen, dass wir über unsere Gefühle sprechen und sie mehr und mehr verstehen lernen müssen. Es gibt weder gute Gründe, uns selbst zu misstrauen noch uns selbst zu unterdrücken.

Keiner von uns ist frei von ausbeuterischen Verhaltensmustern. Wir sind jedoch in der Lage, darüber nachzudenken und uns selbst zu überprüfen. Das kann mit Hilfe anderer Menschen – seien es Freunde oder professionelle Helfer wie Therapeuten oder Coachs – leichter sein und sogar Spaß machen. Empfindungen und Gefühle, die wir wegzudrücken versuchen, werden uns viel mehr in Schwierigkeiten bringen, als wenn wir sie genauer betrachten. Sicherlich werden Gefühle dabei sein, die wir uns nicht gern eingestehen, weil sie vielleicht gesellschaftlich und ethisch nicht akzeptiert sind. Dennoch: es sind unsere Gefühle und wir sind schließlich Erwachsene. Wir können damit umgehen.

UNSER CHARAKTERTYP UND
DIE EINSTELLUNG ZU ANDEREN

Was ist Charakter?

In unserer Umgangssprache bedeutet Charakter oft die Zuschreibung von Eigenschaften. Dieser Freund oder jener Nachbar hat einen freundlichen Charakter, ist ein vertrauensvoller Mensch, der gern hilft. Dagegen schreiben wir der Politesse, die gerade wegen Kleinigkeiten einige Strafmandate an die Fahrzeuge in der Straße verteilt hat, einen missgünstigen, kleingeistigen und auf jeden Fall schlechten Charakter zu. Schließlich könnte sie ja großzügig darüber hinwegsehen, dass mein Auto nur drei Meter statt der vorgeschriebenen fünf Meter von der Straßenecke entfernt steht. Das alles sind Wertungen, die auf sozialen Normen basieren.

Wenn wir über Charaktertypen sprechen, geht es dagegen um die grundlegenden Dispositionen, die unseren Umgang mit uns selbst und mit anderen Menschen strukturieren. Es geht um zentrale Muster, mit denen wir der Welt begegnen.

In den vorherigen Kapiteln haben wir gezeigt, wie wir in den verschiedenen Phasen von Kindheit und Jugend unsere Lebenseinstellungen, unseren Umgang mit Empfindungen und Gefühlen, unsere Überlebensschlussfolgerungen und unsere Verhaltensstrategien erwerben. Starke Auswirkungen auf uns hat das Leben in unserer Ursprungsfamilie, die Art und Weise wie unsere Bezugspersonen mit uns umgegangen sind, wie sie auf Probleme und Chancen reagierten, und nicht zuletzt, wie viel Raum uns für die eigene Entwicklung in diesem System eingeräumt wurde. Dabei sind uns auch Werte vermittelt worden, die wir später in der Pubertät und im Erwachsenenleben ergänzen, korrigieren und weiterentwickeln. Alle diese Erfahrungen, Ermutigungen und Einschränkungen verarbeiten wir mit unserem Charaktertyp. Der Charaktertyp beeinflusst die Art und Weise, wie wir mit Eindrücken umgehen, welche Erfahrungen wir aus einem bestimmten Ereignis ziehen und wie wir uns verhalten, wenn wir unter Druck stehen. Hier geht es also nicht um Werte.

Es ist von großem Vorteil für uns, wenn wir unseren eigenen Charaktertyp kennen. Dies kann uns unsere Stärken und Schwächen, unsere Potenziale und Selbstbehinderungen deutlich und – vor allen Dingen – verständlich machen. Es fällt uns dann leichter, uns selbst zu akzeptieren. Bei der Arbeit mit Menschen ist es außerordentlich hilfreich, wenn wir eine gute Theorie über deren Charaktertyp haben. Darauf werden wir später noch eingehen. Zunächst einmal möchten wir darlegen, was unter dem Charaktertyp eines Erwachsenen zu verstehen ist.

Der Charaktertyp des Erwachsenen – wie er entsteht

Ausgangspunkt ist die existenzielle Abwehrposition, über die wir bereits geschrieben haben (siehe S. 44 ff.). Wir haben zwei verschiedene Abwehrpositionen benannt – die Position „Ich bin nicht okay – du bist okay" und die gegenteilige „Ich bin okay – du bist nicht okay". Aus der Abwehrposition „Ich bin nicht okay, du bist okay" entsteht in der Regel der Charaktertyp 1 (untersicher und einordnend), aus der Position „Ich bin okay, du bist nicht okay" der Charaktertyp 2 (übersicher und dominant). Der Charaktertyp wiederum bestimmt die relative Häufigkeit, mit der sich jemand eher in dem einen Ich-Zustand als in dem anderen befindet, und die Art der Zuwendung, die er/sie bevorzugt und anstrebt.* Auch die innere Dynamik beim Wechsel der Ich-Zustände steht im Zusammenhang mit den Charaktertypen.

Charaktertyp 1 „untersicher & einordnend"

Diesen Charaktertyp entwickeln Menschen, die im Alter von einem bis zu fünf Jahren von ihrer wichtigsten Bezugsperson sehr stark gelenkt wurden – sei es nun durch positive oder durch negative Zuwendung. Sie haben in der Kindheit gelernt, dass sie eher Akzeptanz und Zuwendung erfahren, wenn sie sich ein- und unterordnen. Für Gehorsam

---

*Dieser Prozess wird ausführlich beschrieben in: English, Fanita: Es ging doch gut – was ging denn schief?" Gütersloh, 1992.

und/oder rebellisches Verhalten bekommen sie eher Zuwendung als für Eigeninitiative oder für ihren Willen, sich selbst zu bestimmen. Als Kind werden sie Zuwendung erfahren haben, solange sie die von den Bezugspersonen gesetzten Grenzen nicht in Frage gestellt oder gar überschritten haben. Die Entwicklung dieses Charaktertyps wird schließlich auch dadurch unterstützt, dass dem Kind Schwierigkeiten aus dem Weg geräumt werden. Das kann mit Botschaften verknüpft sein wie: „Lass das, das schaffst du nicht" oder schlicht und einfach mit einem: „Finger weg! Das ist unsere Sache. Wir können das besser als du!" Nicht immer ist also die explizite Abwertung des Kindes im Spiel, sondern „nur" ein überfürsorgliches, dominierendes Handeln, dass dem Kind den Raum für die eigene Initiative nimmt.

In der rigiden Variante dieser Erziehung hat das Kind kaum Chancen zum Selbstausdruck. Die Eltern fordern mit autoritärem und herrischem Verhalten die Unterordnung, die von Zeit zu Zeit mit körperlicher Gewalt durchgesetzt wird. In der moderaten Variante agieren die Eltern überfürsorglich, nehmen dem Kind alle Herausforderungen ab und schützen es vor „Alltagsgefahren". In beiden Fällen wird das Verhalten im Rahmen der Konventionen – welche diese auch immer sein mögen – positiv verstärkt.

Das Kind erwirbt die Überzeugung, dass es besser ist, den anderen zu vertrauen – den eigenen Fähigkeiten aber zu misstrauen. Daher ist der bevorzugte Ich-Zustand von Menschen des Charaktertyps 1 der des angepassten Kindes (unterwürfig oder rebellisch), aus dem heraus sie nur wenig Verantwortung übernehmen müssen. Sie haben gelernt, die Erwartungen von anderen frühzeitig zu erkennen und ihnen zu entsprechen. In Bezug auf andere Menschen entwickeln sie eine hohe Flexibilität. Das kann auch bedeuten, dass sie z. B. der Rolle eines Managers entsprechen wollen. Sie zeigen dann ein Verhalten, das aus dem Eltern-Ich stammt. Da dieses Verhalten jedoch nicht ihrer inneren Überzeugung entspricht, sie letztlich nicht glauben, das Recht auf eine solche dominierende Rolle zu haben, werden sie es bei Stress nicht lange aufrechterhalten können. Sie wechseln dann schnell in die gewohnte, vertraute und als sicher empfundene Position des angepassten Kindes.

Aus diesem Ich-Zustand heraus streben sie auch nach Zuwendung von anderen Menschen. Sie möchten für ihre Handlungen – bzw. für das, was sie unterlassen – gelobt und gemocht werden. Dies verstärkt ihre Abwehrposition, die wiederum den Ich-Zustand des angepassten Kindes unterstützt. Somit entsteht ein sich verstärkender Kreislauf. Wenn kein externes Eltern-Ich vorhanden ist, führt ihr internalisiertes Eltern-Ich den Dialog mit ihrem Kind-Ich, oder sie projizieren dieses Eltern-Ich auf andere, von denen sie sich Zuwendung erhoffen. Diesem Charaktertyp entspricht u. a. Hamlet (siehe S. 102 ff.).

Charaktertyp 2
„übersicher & dominant"

Menschen, die in ihrer Kindheit die Eltern als unsicher erleben, weil sie z. B. gestresst und überfordert sind, entwickeln den Charaktertyp 2 „übersicher und dominant". Diese Eltern räumen ihren Kindern viel Platz für ihre Eigeninitiativen ein, doch bieten sie ihnen in vielen Situationen zu wenig Schutz.

Dabei kann das Verhalten der Eltern von der Idee geprägt sein, dem Kind viel Platz für seine eigene Entwicklung lassen und es nicht „unangemessen" einschränken zu wollen – also von gutgemeinten Leitlinien. Gerade in unserer Zeit, in der Mütter oft nur ein oder zwei Kinder bekommen und später Mutter werden als die Generation vor uns, erleben wir es häufig, dass Eltern von ihrem Kind fasziniert sind und ihm die Initiative überlassen. Sie schaffen dadurch eine Leere, die das Kind füllen muss, um die lebensnotwendige Aufmerksamkeit zu bekommen. Dies vermag tatsächlich schon das Kleinkind, welches das Verhältnis zwischen sich und den Bezugspersonen durch eigene Aktivitäten wie Schreien oder Lachen zu strukturieren versucht. Das Kind gewinnt die Überzeugung, wenn ich nichts tue, dann geschieht hier nichts.

In der rigideren Variante sind Eltern hilflos, chronisch krank oder drogenabhängig. Sie bieten dann einem Kind, während es aufwächst, einen nur unzureichenden Schutzraum. Um sich selbst zu retten, übernimmt ein solches Kind frühzeitig Verantwortung. Äußerlich betrachtet unterstützt es die Eltern im täglichen Leben. Psychologisch gesehen sind dies jedoch Versuche, die Instabilität der Elternfiguren auszugleichen. Das Kind übernimmt Verantwortung, indem es seine eigenen Bedürfnisse zurückstellt, um die Eltern zu beruhigen oder zu entlasten.

Diese Kinder haben gelernt, Hoffnung und Vertrauen eher in die eigenen Kräfte als in die anderer zu setzen. Sie vertrauen sich selbst – und misstrauen der Umwelt. Das ist das Grundmuster. Es bedeutet allerdings nicht, dass Menschen mit dem Charaktertyp 2 grundsätzlich davon überzeugt sind, jedes Problem überzeugend lösen zu können. Wir dürfen dabei nicht vergessen, dass es sich um eine defensive Strategie handelt. Das Kind und auch der Erwachsene kennen durchaus Zweifel, einer Aufgabe gewachsen zu sein. Es fehlt ihnen die Hoffnung auf kompetente Hilfe von außen. Die Macht, eine schwierige Situation zu lösen, rechnet ein solcher Mensch ausschließlich sich selbst zu.

Da ein zwei- bis fünfjähriges Kind – realistisch betrachtet – über nur wenig Macht verfügt, entwickeln solche Kinder magische Vorstellungen davon, was sie bewirken können. Jeder Erfolg, den sie registrieren, wenn sie Schwierigkeiten selbstständig oder mit nur unwesentlicher Hilfe gelöst haben, bestätigt sie in der Überzeugung, sie könnten Außergewöhnliches leisten, um anderen zu helfen oder anderweitig Einfluss auf sie auszuüben. Im Laufe ihrer Entwicklung wird dies zur Grundlage ihrer existenziellen Abwehrposition „Ich bin okay, die anderen nicht". Hieraus entsteht der Charaktertyp 2 „übersicher und dominant".

Als Erwachsener wird ein Mensch vom Charaktertyp 2 Situationen suchen, die er oder sie dominieren kann. Er lebt aus dem Eltern-Ich heraus. Er fühlt sich wohl, wenn andere ihn in der jeweiligen Rolle für seine Leistung bewundern und respektieren. Das kann für ihn wichtiger sein als Lob.

In Stresssituationen werden solche Menschen versuchen, ihre Dominanzposition zu verstärken, da dies ihrem existenziellen Muster „ich bin okay – du nicht" entspricht. Einen Wechsel in die aus ihrer Sicht hilflose Rolle des Kindes vermeiden sie, da sie keine kompetente Hilfe von außen erwarten. Sie wirken nach außen rigider als Menschen vom Typ 1.

Wenn sich dieser Charaktertyp im Alter von ca. zwei bis fünf Jahren herauszubilden beginnt, verfügt das Kind noch nicht über ein ausgebildetes Eltern-Ich. Doch es gelingt ihm, sich mit Hilfe von verschiedenen Formen der Identifikation davon ein Abbild zu schaffen.

Bei Kindern, die stark vernachlässigt oder sogar missbraucht wurden, geschieht dies häufig dadurch, dass sie sich mit dem Aggressor identifizieren und sich deshalb später ebenso verhalten wie der Mensch, der sie einst gequält hat. Dieses Pseudo-Eltern-Ich stellt den Kern ihres Eltern-Ichs dar, das sich allmählich entwickelt und zum bevorzugten Ich-Zustand dieser Menschen wird. Sie werden auch später immer wieder bemüht sein, positive oder negative Zuwendung aus der angepassten Kind-Ich-Position anderer zu erhalten; sei es, weil sie diese unterstützt oder auch eingeschüchtert haben.

Sie werden in der Regel Transaktionen mit anderen aus einem eher überheblichen, herablassenden oder verfolgenden Eltern-Ich ausführen. Auch wenn Personen vom Charaktertyp 2 von anderen meist als hilfsbereit geschätzt und manchmal sogar ausgenutzt werden, so werden sie doch auch als dominant oder machtgierig empfunden. Sie selbst befürchten jedoch zu versagen, weil der Kern ihres Eltern-Ichs leer ist. Da ein Misserfolg ihre existenzielle Abwehrposition aufs schwerste erschüttern würde, versteifen sie ihren Charaktertyp immer mehr: Sie werden zu Menschen, die niemals nachgeben wollen. Diesem Typ entspricht z. B. Othello.

Der grundsätzliche Einfluss des Charaktertyps

Im Alter von fünf Jahren ist die Charakterentwicklung natürlich noch nicht abgeschlossen. Auf dieser Altersstufe beginnt das Kind, ein Bewusstsein dafür zu entwickeln, dass es Vergangenheit und Zukunft gibt. In seiner Phantasie bilden sich Vorstellungen darüber, in welchen Beziehungen es als Erwachsener leben möchte und wie sein berufliches Leben einmal aussehen könnte. Daraus ergeben sich verschiedene Leitlinien für die Zukunft, die im Laufe der Entwicklung so miteinander verwoben werden wie die Wollfäden eines komplizierten Strickmusters. Dieses Muster beeinflusst die Beziehungen des Betroffenen und seine Wahlmöglichkeiten im zukünftigen Leben.

So werden z. B. Liebesbeziehungen eher durch den Charaktertyp als durch Persönlichkeitsmerkmale geprägt, die aus späteren Kindheits-

oder Lebenserfahrungen stammen. Das bedeutet, dass Menschen vom Charaktertyp 1 Partner bevorzugen, die bereit sind, mehr Verantwortung zu übernehmen als sie. Sie passen sich lieber ihrem Partner an, selbst auf die Gefahr hin, von ihm dominiert zu werden. Wenn es darum geht mitzumachen, zu helfen oder gar zu dienen, werden sie dies aus ihrem angepassten oder trotzigen Kind-Ich heraus tun, selbst wenn sie sich dabei mit ihren eigenen Fähigkeiten zurücknehmen müssen oder sich ausgenutzt fühlen.

Demgegenüber werden sich Menschen vom Charaktertyp 2 eher einen Partner suchen, der ihren Wertvorstellungen vollständig zustimmt. Da es meist schwierig ist, einen solchen Menschen zu finden, bevorzugen sie Partner, die sich gern von ihrem Eltern-Ich belehren lassen, sich ihnen anpassen und ihnen dafür auch noch reichlich Anerkennung zuteil werden lassen – egal ob dies eher trotzig oder aus einer unterlegenen Position heraus geschieht. Personen vom Typ 2 helfen oder dienen aus ihrem Eltern-Ich heraus in dem Bestreben, den anderen zu beschützen oder zu retten (selbst wenn er dies gar nicht nötig hat), oder weil sie ihn einfach besitzen wollen. Dies ist der Grund dafür, weshalb Menschen vom Charaktertyp 2 von schlauen oder übermäßig abhängigen Partnern häufig ausgenutzt werden.

Der grundsätzliche Charaktertyp darf jedoch nicht mit den Rollen verwechselt werden, die wir im Laufe unseres Lebens lernen und die sowohl auf die Einflüsse der Erziehung nach dem fünften Lebensjahr als auch auf gesellschaftliche Wertvorstellungen zurückzuführen sind. Traditionell wurde und wird angenommen, dass Frauen eher dem Charaktertyp 1 und Männer dem Charaktertyp 2 entsprechen. Dies stimmt nicht, obgleich die gesellschaftlichen Zustände es oft so erscheinen lassen und Mädchen wie Jungen häufig auf ein solches Rollenverhalten hin erzogen werden.

In der Frauenbewegung der 70er und 80er Jahre gab es Bestrebungen, diese stark ausgeprägten gesellschaftlichen Erwartungen zu verändern, denn sie führten sowohl für Frauen vom Typ 2 als auch für Männer vom Typ 1 zu unnötigen persönlichen Konflikten und wirtschaftlichen Problemen. Dies geschah aufgrund des Vorurteils, Frauen wären „schwach", was den weicheren, angepassten Verhaltensweisen von

Typ 1 entspricht, Männer dagegen „stark", was dem dominanteren, durchsetzungsorientierten Verhalten von Typ 2 entspricht.

Es ist weder „besser" noch „schlechter", dem einen oder dem anderen Charaktertyp anzugehören. Wenn der Charaktertyp nicht den gesellschaftlichen Erwartungen entspricht, können Konflikte entstehen, die sich aber gut meistern lassen, solange wir uns in einem inneren Gleichgewicht befinden.

Charaktertyp und Gefühle

Für einen Menschen vom Charaktertyp 1 sind die eigenen Gefühle in Ordnung und für ihn persönlich auch bedeutend. Menschen vom Charaktertyp 2 neigen dagegen dazu, die eigenen Gefühle nicht ohne Weiteres zu akzeptieren und sich insbesondere nicht an ihnen zu orientieren. Wenn sich Typ-2-Menschen in einer Situation unwohl fühlen, so werden sie es um jeden Preis vermeiden, diese Unsicherheit nach außen erkennbar werden zu lassen. Dagegen haben Typ-1-Menschen kein Problem damit, ihre Unsicherheit zu zeigen. Sie vermitteln auf der emotionalen Ebene sogar ein hohes Maß an Selbstakzeptanz. Entscheidend ist also nicht allein das persönliche Empfinden, sondern die Umsetzung von Gefühlslagen in Handeln. Ein Mensch vom Charaktertyp 1 kann ggf. „in seinen Gefühlen baden", wird aber immer danach trachten, dass ein anderer seine Absichten billigt oder ablehnt. Ein Mensch vom Typ 2 wird eher zum Handeln neigen, was im Einzelfall auch bedeuten kann, eine Handlung zu blockieren. Auf Nachfragen wird er sich allerdings schwertun, die Gefühle zu benennen, die ihn dabei geleitet haben.

Charaktertyp und Führung

Menschen beider Charaktertypen können Interesse an Führungspositionen haben. Dabei sind ihre Beweggründe durchaus unterschiedlich. Die Motive von Typ-1-Menschen stammen in der Regel aus dem Kind-Ich oder dem Ausdruckstrieb. Ich habe eine Reihe von Führungskräften erlebt, deren zentrale Motivation es war, zu zeigen, dass sie die besseren Ideen haben.

Menschen vom Charaktertyp 2 interessieren sich für Führungsrollen aus einem gewissen Dominanzstreben heraus. Sie halten sich für die „geborenen" Führungskräfte. Ihrer Erfahrung nach sind sie nämlich in der Lage, Strukturen zu erkennen, diese neu zu bewerten und damit auch für andere zu gestalten. Diese Fähigkeit kann mit echter Führungskompetenz korrespondieren – muss es aber nicht. Typ-2-Menschen fühlen sich in der Führungsrolle zunächst sicher, da sie ihrem Muster entspricht, sich der Welt zu nähern.

Beide Charaktertypen können sehr gute Führungskräfte sein, ebenso wie völlig inkompetente. Führungskräfte vom Typ 1 bieten den eigenen Mitarbeitern in der Regel viel Raum zur Selbstentfaltung, sind gern bereit, neue Ideen zu entwickeln und wirken oft umgänglich. Sie bieten aber wenig Orientierung und neigen dazu, Entscheidungen zu delegieren. Das kann auch bedeuten, dass sie Entscheidungsfunktionen in das eigene Team zurückholen, obwohl es dort an Kompetenz dafür fehlt.

Führungskräfte vom Charaktertyp 2 fühlen sich verantwortlich für den Gesamterfolg und ggf. auch für Atmosphäre und Klima. Sie vermitteln den Eindruck von Durchsetzungsstärke und Zuverlässigkeit. Sie unterliegen der Gefahr, talentierte Mitarbeiter als Konkurrenz wahrzunehmen sowie die Eigenständigkeit des Teams auf einem zu niedrigen Level zu halten. Solche Führungskräfte sind stets in der Gefahr, Flaschenhalseffekte zu erzeugen – indem sie Entscheidungen an sich ziehen. Damit behindern sie u. U. Geschwindigkeit und Qualität der Entscheidungen.

In letzter Konsequenz ist es für Führungskräfte vom Charaktertyp 1 wichtig, von der eigenen Arbeitsumgebung, also auch von den Mitarbeitern gemocht zu werden, während es Führungskräften vom Charaktertyp 2 wichtig ist, in ihrer Rolle respektiert zu sein.

Charaktertyp und Rollentyp

Im beruflichen Kontext ist das Verhältnis von Charaktertyp und Rolle bedeutsam. Die Rolle in einer Organisation geht weit über das hinaus, was ein Organisationsdiagramm oder eine Stellenbeschreibung hergibt. Zur Rolle gehören neben den Aufgaben, Kompetenzen und Verantwortlichkeiten, die in irgendeiner Form in einem Organisationshandbuch beschreibbar sind, auch die Erwartungen und Verhaltensweisen im Wechselspiel mit anderen Organisationsmitgliedern sowie im Außenverhältnis. So lassen sich organisatorische Rollen oder auch Teamrollen ebenso nach dem Schema Typ 1/Typ 2 betrachten.

Eindeutig erkennbar ist dies im Verhältnis Führungskraft/Mitarbeiter. Die Führungskraft hat gegenüber den Mitarbeitern eine Typ-2-Rolle. Sie hat Richtung und Orientierung zu geben, sollte Schutz vor Angriffen von außen bieten und die Mitarbeiter loben oder kritisieren. Führungskräfte müssen sich mit einer Rollenerwartung auseinandersetzen, dass sie die Situation beherrschen werden. Dagegen wird von Mitarbeitern die Einordnung in die vorhandenen Strukturen abverlangt, was der Typ-1-Rolle entspricht. Die beiden Rollenbilder sind jedoch kontextabhängig. Die Führungskraft ist im Kreis der Kollegen möglicherweise noch neu. Als „Organisations-Jüngste" wird sie sich in einem Meeting der Führungskräfte in der Typ-1-Rolle wiederfinden. Gleichzeitig kann der Mitarbeiter gegenüber seinen Kollegen in der Typ-2-Rolle sein, weil er vielleicht der Erfahrenste ist oder ihnen gegenüber eine Prüfungsfunktion hat.

Organisationsrollen können sehr schnell wechseln, sie werden daher oft nicht mit dem eigenen Charaktertyp übereinstimmen. Wenn ich in einer Organisationsrolle handle, die meinem Charaktertyp nicht entspricht, dann fühle ich mich möglicherweise unwohl. Als Charaktertyp 1 in einer Typ-2-Rolle fühle ich mich u. U. überfordert durch die Verantwortung, die mir abverlangt wird. Gleichzeitig fehlt mir die Wertschätzung für meine Ideen und mein Engagement. Als Charaktertyp 2 in der Typ-1-Rolle fühle ich mich eventuell unverhältnismäßig eingeschränkt und gegängelt. Mein Rhythmus wird gestört und ich werde vielleicht an Aspekten meiner Arbeit gemessen, die mir gar nicht wichtig sind.

In beiden Fällen kann es zu Unzufriedenheit mit dem Job kommen. Demotivation sowie das Phänomen der inneren Kündigung können die Folge sein. Die Ursachen dafür wie auch die Lösungsmöglichkeiten sind sehr verschieden. Entspricht eine Organisationsrolle meinem Charaktertyp, dann habe ich leicht die Empfindung, am richtigen Platz im Unternehmen und in meiner Karriere zu sein. Die Gefahr besteht dann darin, dass ich zu unkritisch gegenüber Job-Anforderungen werde, die meiner persönlichen Präferenz nicht entsprechen. Ich definiere mich zum idealen Modell für die Position, werte Kritik ab und vernachlässige möglicherweise meine persönliche Weiterentwicklung.

Julius und Friedrich – zwei, die es sich gegenseitig schwer machen

Julius ist gerade zum Leiter des Bereichs Entwicklung seines Unternehmens ernannt worden. Bisher war er Abteilungsleiter einer von vier Abteilungen, die für Neuentwicklung von Produkten zuständig sind. Sein bisheriger Chef wurde gefeuert, als er den Kontakt zu den Inhabern verloren hatte. Julius gilt als umgänglich, freundlich und in seinem komplexen Aufgabengebiet als versiert und kreativ. Er ist in der ehemaligen DDR aufgewachsen und hat dort sein Studium absolviert. Ein kollegialer Ton, ein baldiges Duzen der Mitarbeiter wie der Führungskollegen ist für ihn eine wichtige Gewohnheit. Ihm liegt daran, sympathisch zu erscheinen. Er weiß, dass einer seiner Kollegen, Friedrich, am Rausschmiss seines früheren Chefs beteiligt war. Bevor sich Julius um die neue Position bewirbt, fragt er die Kollegen, die dann seine direkten Mitarbeiter sein werden, ob sie damit einverstanden sind und ob sie ihn unterstützen würden. Alle raten ihm zu, diese Chance zu nutzen. Was sie gemeinsam im Team geschafft haben, wird ihnen jetzt auch in der neuen Rollenverteilung gelingen. Alle sichern Julius ihr Vertrauen zu, auch Friedrich. Schließlich macht Julius ja auch deutlich, dass er sie nicht in Frage stellen will. Er erscheint den Führungskollegen sympathisch und die Aussicht, dass er ihnen im Verhältnis zu den Inhabern als Puffer dienen wird, kommt ihnen gelegen.

Nach seiner Beförderung ist Julius bestrebt, einerseits die Beziehung zu seinen bisherigen Kollegen, insbesondere zu Friedrich, zu entwickeln, und andererseits sein Verhältnis zu den Leitern der anderen großen Bereiche des Unternehmens wie Produktion und Verkauf zu pflegen. Er ist daran interessiert, die Wünsche und Erwartungen, die von allen Seiten an ihn gerichtet werden, möglichst gut zu erfüllen. Daneben versucht er, Kontakt zu den Inhabern zu halten, die oft nicht greifbar sind. Und schließlich ist da noch seine Familie mit noch nicht erwachsenen Kindern. Er betont, wie wichtig ihm die Familie ist. Da viele der Erwartungen an ihn im Widerspruch zueinander stehen, versucht er diese dadurch zu erfüllen, dass er sich als omnipräsenter Vermittler anbietet. Das hat zur Konsequenz, dass er seine Arbeitszeit auf zwölf bis vierzehn Stunden pro Tag ausdehnt. Damit er das rein körperlich leisten kann, beginnt er gleich morgens um halb sechs mit einem Jogging und erscheint dann spätestens gegen sieben Uhr am Arbeitsplatz. Den verlässt er oft erst gegen neun Uhr abends – manchmal auch später.

Um die Beziehungen nicht zu gefährden, ist er bereit, allzu viele Zusagen für Entwicklungsprojekte zu akzeptieren. Gleichzeitig möchte er seine alten Abteilungsleiter-Kollegen nicht mehr einschränken als nötig. Die verfolgen gern ihre Lieblingsprojekte, von denen sie sich technologisch einiges versprechen, auch wenn das nicht immer mit der Unternehmensstrategie übereinstimmt. Je länger er in der neuen Funktion ist, umso mehr gerät Julius in die Zwickmühle auseinanderdriftender Erwartungen und Zusagen. Er versucht noch mehr zu arbeiten, verkürzt seine Führungsinterventionen auf Hinweise und „Inspirationen", die die anderen doch bitte verstehen und umsetzen sollen. Seine Sprechweise wird schneller und aphoristischer. Weil alles nicht so schnell und gut läuft, wie er es sich vorstellt, wird er allerdings manchmal auch unwirsch. Er neigt zu kurzen Ausbrüchen und verärgerter Kritik, die sich aber meist auf Randaspekte bezieht. Das Lächeln seiner Gesprächspartner bei Begrüßung und Verabschiedung interpretiert er mit: „Die mögen mich immer noch – keine Gefahr!" Er nimmt nicht wahr, dass die Kritik an seinem Bereich zunimmt: über nicht eingehaltene Zusagen, über unausgereifte Produkte und nicht abgestimmte Projektpläne. Das passt nicht in seine Sichtweise.

Schließlich wird er überraschend zum Inhaber gerufen, der ihm in einem kurzen Gespräch die Auflösung seines Vertrages mitteilt. Auch in diesem Gespräch ist es Julius wichtig, dass die Sache dem Inhaber „persönlich leid tut", dass dieser ihn auch weiterhin sympathisch findet. Allerdings, so der Inhaber, habe er das Vertrauen verloren, dass er, Julius, die Herausforderungen und Probleme lösen könne. Er räumt ein, dass es möglicherweise nicht an ihm läge.

Julius ist in eine typische Falle für Menschen vom Charaktertyp 1 gelaufen. Es war ihm so wichtig, gemocht zu werden, dass er viele Fakten übersehen hat. Um die gewünschte Zuwendung zu bekommen, ist er weit über die Grenzen seiner körperlichen Leistungsfähigkeit hinausgegangen. Die Furcht vor Ablehnung hat ihn daran gehindert, Konflikte mit seinen Ex-Kollegen zu riskieren und sich angemessen gegen die Anforderungen anderer Bereiche abzugrenzen. Er hat seine ganze Intelligenz und Kreativität in die Beziehungspflege investiert und letztlich darauf gehofft, dass die anderen einfach deshalb versuchen werden, die Probleme zu lösen, weil sie ihn mögen. Er verließ sich auf sein Umfeld und vertraute zu wenig auf die eigene Kompetenz, Widersprüche aufzudecken, ein sinnvolles Vorgehen mit allen Beteiligten zu verhandeln und Entscheidungen zu treffen. Als ihm gekündigt wurde, überfiel ihn einen Moment lang das Gefühl einer tiefen Enttäuschung. Er war kurz davor, wütend zu werden über die Ungerechtigkeit, die ihm da wiederfuhr, und darüber, wie wenig sein Engagement für die Firma gewürdigt wurde. Als der Chef ihn persönlich jedoch seiner Sympathie versicherte, fühlte er sich wieder in seinem Streben bestätigt. Leider!

Julius' Kollege Friedrich gilt als starke, machtbewusste Figur im Unternehmen. Er hat sich im Betrieb hochgearbeitet. Während einige seiner Kollegen Doktortitel tragen, hat er eine eher praxisorientierte Ausbildung genossen. Seine Führungsposition hat er sich erworben, indem er mit großer Vehemenz technische Lösungen verfocht, die absolut sicher sind. Als er eines Tages einen weiteren Bereich übernehmen soll, reagiert er mit zwiespältigen Gefühlen. Einerseits ist er der Meinung, dass das betreffende Team tatsächlich nur in seinem Verantwortungsbereich richtig aufgehoben wäre. Andererseits hält er, was ihm da angetragen wird, für eine Zumutung, da dieser Bereich seiner Meinung nach riskante konstruktive Lösungen gewählt hat. Für die wolle er nicht verantwortlich gemacht werden. Bei seinen direkten Mitarbeitern ist Friedrich geachtet und geschätzt. In anderen Bereichen des Unternehmens ist er auch gefürchtet. Friedrich gehört zum Charaktertyp 2. Sein Interesse an der Macht ist hauptsächlich dadurch begründet, dass er nicht angegriffen werden will.

Als sein Kollege Julius nun sein Chef werden soll, ist Friedrich das zunächst ganz recht. Er fürchtet Julius nicht. Julius kommt aus einem anderen Fachgebiet als er. Außerdem hält er ihn für konfliktscheu und wenig durchsetzungsstark. Für Friedrich bedeutet ein „schwacher" Chef weniger Gefahr als ein unkalkulierbarer neuer Chef, der womöglich von außerhalb der Firma käme. So weit so gut!

Als Chef verlangt Julius dann jedoch zum einen, dass sich Friedrich bei seinen Projekten mit den anderen Abteilungen abstimmt. Zum anderen nimmt er ihn nicht in Schutz, als er kritisiert wird. Und als Julius schließlich fachliche Leitlinien verkündet, die er für falsch hält, wird die Situation für Friedrich unerträglich: Ein Chef, den er nicht akzeptiert, und der ihm nicht den angemessenen Respekt und Freiraum bietet, erscheint ihm gefährlich. Er fürchtet, dass ihn das zu Handlungen zwingen wird, die ihn angreifbar machen. Um das abzuwehren, geht er selbst zum Angriff über. Er kritisiert Julius offen im Meeting, versucht ihn lächerlich zu machen und benutzt sein informelles Netzwerk, um seinen Ruf zu untergraben.

Als Julius dann tatsächlich gehen muss – was, wie wir gesehen haben, keineswegs nur aufgrund der Angriffe von Friedrich geschah – empfindet Friedrich eine kurzfristige Befriedigung, und direkt danach eine unangenehme Leere. Einerseits ist er in seinem Angriffsverhalten bestätigt worden. Es war ja scheinbar richtig, an Julius' Ablösung zu arbeiten. Auch andere hielten Julius für ungeeignet. Friedrichs Überlebensschlussfolgerungen sind also bestätigt worden. Die gleichen Überlebensschlussfolgerungen lassen ihn jedoch fürchten, die Probleme würden mit einem neuen Chef, den er noch nicht kennt, wieder von vorn beginnen. Er ist und bleibt in diesem Kreislauf gefangen.

Keine zwölf Monate später hat Friedrich selbst ein Kündigungsgespräch mit dem Personalchef. Er hatte einen neu entstehenden Bereich zusätzlich in seine Verantwortung übernommen. Damit hatte er verhin-

dert, dass ein zweiter Manager neben ihm in seinem Fachgebiet eingesetzt wurde. Außerdem hatte er auf Kritik an seiner Person ein weiteres
Mal mit Angriff reagiert. Da seine „Opfer" diesmal die Inhaber waren,
hatte das zu seiner Kündigung geführt. Seine größte, immer gehegte
Befürchtung – die Ablehnung durch die höchste Instanz im System
(hier die Firma, früher war es für ihn die Familie) – ist eingetreten.
Vielleicht hat das zur Verfestigung seines Charaktertyps geführt, vielleicht hatte diese Episode aber auch ihr Gutes: Das Erlebnis, diese „fi-
nale Katastrophe" überlebt zu haben, gibt ihm vielleicht die Chance,
sein Verhaltensmuster wenigstens teilweise aufzugeben.

Friedrich ist in eine typische Falle für Menschen vom Charaktertyp 2 geraten. Diese Menschen trauen letztlich nur sich selbst und sind
bereit, Verantwortung zu übernehmen, oft weit über die Grenzen ihrer
tatsächlichen Kompetenz hinaus. Da dies eine Abwehrstrategie ist, die
sie vor Angriffen schützen soll, hoffen sie, dadurch Stress und Druck
von außen zu reduzieren. Auf diese Weise erhöhen sie den Druck auf
sich selbst jedoch, da sie die neuen Verantwortlichkeiten nicht wirklich
beherrschen – für einen Menschen vom Charaktertyp 1 nicht wirklich
ein Problem, für jemanden vom Charaktertyp 2 eine existenzielle Bedrohung. Der Stress erzeugt schließlich Verhaltensweisen – hier die
Kampfreaktion gegen lediglich potenzielle Gegner – die ihn erst recht in
Schwierigkeiten bringen. Ein sich selbst verstärkendes Spiel beginnt,
aus dem der Ausstieg nur durch das Erwachsenen-Ich möglich wäre.
Wenn die Situation jedoch so eskaliert, wie in diesen Beispielen, dann
braucht auch unser Erwachsenen-Ich dafür Hilfe von außen.

Mit dem eigenen
Charaktertyp leben

Zwei Aussagen sind uns zum Abschluss wichtig: Beide Charaktertypen
sind weder gut noch schlecht – beide sind gleich wertvoll, und – einen
Charaktertyp zu entwickeln, ist ein Potenzial und kein Schicksal, das uns
auferlegt wäre. Wir können damit lustvoll und verantwortlich umgehen.

Verantwortlich und lustvoll den eigenen Charaktertyp zu leben bedeutet zunächst, ihn kennenzulernen. Vielleicht haben Sie ja bereits

eine These über sich: Neige ich mehr zum Charaktertyp 1 oder mehr zum Typ 2? Schreiben Sie sich ruhig ein paar Ihrer Argumente auf. Hilfreich und empfehlenswert – vor allem für Menschen des Charaktertyps 2, die eigentlich ihrer Umgebung nicht wirklich trauen – ist es, andere Menschen zu fragen, wie sie von ihnen erlebt werden. Vergessen Sie nicht danach zu fragen, was diese Menschen – Partner, Freunde, Geschwister, Kollegen – an Ihnen schätzen.

Menschen vom Charaktertyp 1 können wir versichern, dass ihnen diese Selbsterforschung guttun wird. Menschen vom Charaktertyp 2 können wir mitteilen, dass sie denen guttun wird, die ihnen Rückmeldung geben. Beiden wird es helfen, ein genaueres Bild von den Eigenschaften zu bekommen, die sie bewusst und unbewusst nach außen vermitteln. Das wird es ihnen erleichtern, eine tragfähige These über ihre Neigung zu dem einen oder anderen Typ zu erhalten. Wenn Sie sich Ihres Typs einigermaßen sicher sind, dann erlauben Sie es sich ruhig, sich typgemäß zu verhalten. Spielen Sie als Charaktertyp 1 damit, eine Entscheidung einmal nicht treffen zu wollen – z. B. was es heute Mittag zu essen geben soll. Erlauben Sie sich, Ihre Unsicherheit zu spüren und auch auszusprechen.

Spielen Sie als Charaktertyp 2 damit, dass Sie lieber die Führung übernehmen als sie anderen zu überlassen – auch wenn sie gerade nicht wissen, wohin es gehen soll. Sprechen Sie es an, dass Sie lieber führen würden. Es wird Ihnen dann leichter fallen, andere nach ihrer Meinung zu fragen und deren Expertise zu akzeptieren. Dann wird es Ihnen sogar leichter fallen, die Führung wieder abzugeben. Je besser Sie wahrnehmen, dass eine bestimmte Art zu handeln bzw. zu reagieren Ihrem Charaktertyp entspricht, desto eher wird Ihr Handeln Ihrem Erwachsenen-Ich zugänglich sein – und desto leichter wird es Ihnen fallen, sich auch einmal anders zu entscheiden.

Je mehr Sie sich akzeptieren, desto größer ist Ihre Chance, sich frei und offen zu entwickeln. Das ist ein nur scheinbares Paradox: Wenn ich akzeptiere, dass ich so bin wie ich bin, erhöhe ich meine Flexibilität im Umgang mit schwierigen Situationen. Der innere Druck schwindet und ich kann mit meinem erwachsenen Bewusstsein andere Handlungsweisen ins Spiel bringen.

DIE DYNAMIK DER KRISE –
UND AUSSTIEGSOPTIONEN

In der Zusammenschau wird deutlich, wie die verschiedenen Elemente und Erfahrungen einen Menschen, der bisher ein ganz normales Leben geführt hat, in Schwierigkeiten bringen können. Was als Alltagsgeschichte mit ein wenig befremdlichen Gefühlen beginnt, kann sich zu einer Dynamik entwickeln, die in persönlicher Verzweiflung endet – und sogar in einer Verzweiflungstat. Wir unterscheiden dabei sieben Phasen:

Phase 1

Ein Mensch verhält sich im Alltag normal, hat jedoch Probleme, mit bestimmten Gefühlen angemessen umzugehen. Wie wir im Kapitel über „Gefühle und Ersatzgefühle" gesehen haben, gibt es Gefühle, die uns unangenehm bzw. die für uns tabu sind und denen wir mit Ersatzverhalten auszuweichen versuchen. Für dieses Ersatzverhalten versuchen die Betroffenen nun, Zuwendung zu bekommen. Anstatt also traurig oder enttäuscht zu sein, wie es der Situation angemessen wäre, agieren sie hilfsbereit und fürsorglich, um die Rückmeldung zu erhalten, was für nette Menschen sie doch sind. Sie beginnen ausbeuterische Verhaltensmuster ersten Grades. Da sie nur kompensatorische Streicheleinheiten erhalten – also nicht solche, die dem ursprünglichen Anlass entsprechen, bleiben sie unbefriedigt.

Phase 2

Die Streicheleinheiten, die der Betroffene auf dem niedrigen Level des psychologischen Spiels erhält, verstärken seine Überlebensschlussfolgerungen. Sie verstärken seinen Glauben: „Ich bin nur in Ordnung, wenn ich ... nett bin!", wie in dem genannten Beispiel. Das kann auch eine negative Bestätigung sein – etwa in dem Sinne: „Ich werde auf dieser Welt nur bemerkt, wenn ich Ärger mache! Dann habe ich das Recht hier zu sein." Ob er positive oder negative Zuwendung erhält, spielt für die Dynamik keine Rolle – solange dadurch lediglich das Ersatzverhalten „belohnt" wird. Da die eigentlichen Bedürfnisse nur verdrängt werden, verschwinden sie nicht. Es entsteht ein innerer Konflikt, den die betreffende Person aber nicht benennen kann. Es fehlen ihr die Begriffe, um sich auszudrücken und sich selbst zu reflektieren. Um diesen inneren Konflikt, der als Stress empfunden wird, zu überspielen, wird das Ersatzverhalten verstärkt. Da es nicht wirklich erlöst, kommt das innere Gleichgewicht dieser Menschen ins Wanken. Um die Stabilität nach außen zu halten, greifen sie ihre persönlichen Energiereserven an. Die Reserven nehmen ab und der Betroffene hat immer mehr Schwierigkeiten, sich zu kontrollieren. Er kann gereizt wirken, ohne es sich und anderen einzugestehen.

Phase 3

Jetzt kann es geschehen, dass dieser Mensch von körperlichen Reaktionen überfallen wird, die ihn zu impulsivem Verhalten führen. (Im Nachhinein ist es möglich, dies tatsächlich als überraschenden „Anfall" von bestimmten Gefühlen wie Ärger, Lust, Trauer etc. zu erkennen.) Im Moment der ersten impulsiven Reaktion wächst in dem Betroffenen die Angst, von seinen tabuisierten Gefühlen überfallen zu werden. Der Stress wird also größer und seine Bereitschaft sowie die Fähigkeit, das eigentlich zugrunde liegende Bedürfnis wahrzunehmen und zu akzeptieren, werden immer geringer.

Phase 4

Um sich vor der daraus resultierenden Verwirrung zu schützen, verlässt sich die Person zunehmend auf ihre existenzielle Abwehrposition. Der Charaktertyp kommt deutlicher ins Spiel. Die Person lebt den eigenen Charaktertyp – untersicher/integrierend oder übersicher/dominierend – deutlicher. Sie versucht auf verschieden Weise Zuwendung von außen zu erhalten, die zum eigenen Charaktertyp passt.

Die innere Leere verändert sich dadurch nicht. Im Gegenteil! Es entsteht eine Sucht nach einer Zuwendung, die die Ersatzgefühle und den Charaktertyp bestätigt. Die Person ist auf der zweiten Ebene der Gefühlsausbeutung angelangt. Die – nicht eingestandene – Angst vor einer explosionsartigen Entladung der unterdrückten Gefühle verstärkt dieses Muster.

Phase 5

Die Person verlässt sich immer häufiger auf ihre existenzielle Abwehrposition. Der Charaktertyp wird rigider. Die Flexibilität, sich selbst und das Gegenüber mit allen Stärken und Schwächen zu akzeptieren, ist nahezu verloren gegangen.

In dieser Rigidität zeigt die Person immer mehr stereotype Verhaltensweisen, für die sie immer weniger Zuwendung von anderen erhält. Das Ersatzverhalten, dass durch die erhaltene Zuwendung bis zur Phase 4 noch für eine gewisse Stabilität gesorgt hatte, erweist sich jetzt als zunehmend wirkungslos. Die Person ist zu einem Gefühlsausbeuter dritten Grades geworden. Andere Menschen wenden sich von ihr ab, da sie sich emotional erpresst fühlen. Das System ist an seine Grenzen gekommen, da die Person ihre Energiereserven unverhältnismäßig stark in Anspruch genommen hat.

Phase 6

Das ständige Bemühen um Streicheleinheiten und die Frustration, nicht die gewünschte Zuwendung zu erhalten, überfordern letztlich die persönlichen Energiereserven. Das hormonelle System befindet sich in einem permanenten Alarmzustand wie bei einer großen Gefahr.

In der Tat fühlt sich der Gefühlsausbeuter ständig bedroht, weil er fürchtet, immer weniger Zuwendung zu erhalten oder diese gänzlich zu verlieren. Seine Angst ist bei gefühlausbeuterischem Verhalten auf der dritten Stufe berechtigt.

Manchmal findet der Gefühlausbeuter einen komplementären Partner, der auf einem ähnlichen Niveau spielt. Die Bedürfnisse der beiden werden nicht wirklich befriedigt, doch bleibt ein Austausch von Zuwendung erhalten. Das stabilisiert beide – auch wenn eine solche Beziehung mit großen Verlustängsten einhergeht.

Phase 7

Wenn die Quelle der Streicheleinheiten dann doch versiegt, wird der Gefühlsausbeuter von einer elementaren Verzweiflung überwältigt. Seine existenzielle Abwehrposition, die ihn bisher vor dieser Verzweiflung bewahrt hat, bricht unter der Flutwelle bisher verdrängter Gefühle zusammen. Er verliert den Halt und es kommt zu einer Abfolge von Kampf-, Flucht- und Erstarrungsreaktionen. Diese signalisieren, dass der Betreffende gefährlich wird.

Verdrängte Gefühle werden jetzt in unkontrolliertem Verhalten ausagiert. Was dann passiert, hängt vom jeweiligen Charaktertyp ab. Ein Mensch vom Charaktertyp 1 mit der Neigung zu untersicherem Verhalten kann plötzlich mit Arroganz und Wut gegen andere vorgehen. Ein Mensch vom Charaktertyp 2, der sich bisher dominierend und fast allmächtig gegeben hat, bricht zusammen und zeigt vielleicht vollständig hilfloses, trotziges oder verrückt-kreatives, also kindliches Verhalten. Die Präferenz des Charaktertyps verkehrt sich also ins Gegenteil – zumindest kurzfristig.

Schließlich kommt es zur Gewalttat. Dabei ist es wahrscheinlicher, dass ein Mensch vom Charaktertyp 1 zunächst einen Gewaltakt gegen andere ausführt und sich dann von anderen töten oder verhaften lässt – bzw. einen Suizid eher aus der Situation heraus als geplant begeht. Bei Menschen des Charaktertyps 2 steht der oft sorgfältig geplante Suizid im Vordergrund, quasi als letzter Beweis, das Schicksal doch in den eigenen Händen zu halten. Möglicherweise wird er dann – auf dem Weg zum eigenen Suizid – noch den Partner töten, der ihn enttäuscht hat.

Was also mit alltäglichen Verhaltensmustern angefangen hat – das Spiel mit Ersatzgefühlen auf einem niedrigen Niveau – kann sich zu einer lebensbedrohlichen Situation entwickeln. Lange Zeit, über viele Phasen ihres Lebens, wirken diese Menschen äußerlich stabil und gegenüber ihren bisherigen Verhaltensweisen nur wenig verändert. Insbesondere introvertierte Menschen sind schwierig einzuschätzen.

In der eben beschriebenen Dynamik gibt es viele Ausstiegsoptionen. Solange sich jemand in den Phasen 1 bis 4 bewegt – also Ersatzverhalten und Ersatzgefühle auf der ersten und zweiten Stufe zeigt – führt ein Weg über das Erkennen des Ersatzverhaltens, die Anerkennung der tatsächlichen Bedürfnisse und das Benennen und Äußern dieser Bedürfnisse zu einem Ausstieg aus der Dynamik. Diese Schritte sind keineswegs einfach. Sie sind immer eine persönliche Heldentat, die manchmal besser mit der Unterstützung von Freunden, Partnern oder auch professionellen Helfern geleistet werden kann.

Diese Heldentat bedeutet, sich einzugestehen, dass etwas, was ich sehr lange gemacht und für richtig erachtet habe, nur ein Ausweichen war. Es bedeutet, dass ich mich von denjenigen, die ich mit diesem Verhalten verbinde – also häufig meine Eltern – distanziere und ihnen teilweise die Loyalität aufkündige, denn schließlich bin ich bereit, ein von ihnen zumindest unterstütztes, vielleicht sogar persönlich aufgestelltes Tabu-Schild abzubauen. Mit dem Akzeptieren meiner tatsächlichen Bedürfnisse begebe ich mich dann in einen Bereich, den ich noch nicht wirklich kenne. Es ist unbekanntes Territorium für mich. Ich kann nicht damit rechnen, dass meine Bedürfnisse sofort erfüllt werden. Im Gegenteil: Ich muss davon ausgehen, dass meine bisherigen Freunde und Partner zunächst mit Befremden reagieren werden. Schließlich kennen sie so etwas nicht von mir. Verdammt viel Risiko! Wozu das alles?

Was ich gewinne, ist ein Teil von mir. Ich erobere mir einen neuen Bereich meines emotionalen Erlebens und gewinne dadurch an Autonomie. Ich kann mich freier bewegen, allein und mit anderen. Ich gewinne an Authentizität. Das immunisiert mich gegen Manipulation durch andere und es eröffnet mir die Chance zu intensiven Beziehungen. Alles zusammen ergibt das ein ziemlich gutes Gefühl – also eine angemessene Belohnung für meine persönliche Heldentat.

In den Phasen 5 bis 7 gibt es kaum noch Hoffnung, ohne Intervention von außen aus der Dynamik auszusteigen. Hier ist das Umfeld gefordert. Nicht zuletzt soll dieses Buch dazu dienen, diese nur schwer erkennbaren Prozesse transparenter zu machen. Die Dynamik, die den Prozessen zugrunde liegt, an deren Ende es zu Gewaltausbrüchen mit tragischen Auswirkungen als Ergebnis des Zusammenbruchs der existenziellen Abwehrposition kommt, werden wir in den folgenden Kapiteln anhand von Beispielen aus Shakespeares Dramen sowie anhand von Fällen aus der Gegenwart näher beleuchten und erläutern.

GESCHICHTEN, DIE SHAKESPEARE UND DAS LEBEN SCHRIEBEN

Nachdem wir im vorangegangenen Kapitel auf die psychologischen Konzepte eingegangen sind, wollen wir jetzt an Fallgeschichten zeigen, wie sich die beschriebene Dynamik in der Geschichte von Personen abbildet. Shakespeare hat in seinen Dramen ein außerordentliches Einfühlungsvermögen bewiesen. Deshalb verwenden wir zwei seiner Figuren – Hamlet und Othello – als Prototypen und untersuchen ihre Entwicklung in einer persönlichen Krise genauer.

Die Geschichten von George, Harold und Ursula zeigen, dass Hamlet und Othello nicht nur genial beschriebene literarische Charaktere sind, sondern Beispiele dafür, was Menschen passieren kann. Die Fallgeschichten stammen von Fanita English.

HAMLET

Hamlets Vater, König von Dänemark, ist von seinem Bruder Claudius vergiftet worden. Dieser Mord bleibt der Umgebung verborgen, und man glaubt an einen natürlichen Tod. Claudius besteigt den Thron und heiratet kurze Zeit danach die Witwe seines Bruders. Hamlet ist darüber entsetzt und macht sich Gedanken über mögliche Zusammenhange zwischen dem Tod seines Vaters und der Wiederheirat seiner Mutter.

Eines Nachts erscheint Hamlet der Geist seines Vaters, der ihm die wahren Umstände seines Todes enthüllt und ihn auffordert, den Mord an ihm zu rächen. Von diesem Moment an verhält sich Hamlet zunehmend merkwürdig, was Polonius, der Oberkämmerer, auf die unerfüllte Liebe zu seiner Tochter Ophelia zurückführt.

Als eine Schauspielertruppe am Hof gastiert, stellt Hamlet seinen Onkel und Stiefvater auf die Probe: Er lässt ein Theaterstück aufführen, in dem ein König im Schlaf durch Einträufeln von Gift ins Ohr ermordet wird – genau so, wie sein Vater getötet worden sein soll. König Claudius besteht die Probe nicht: Noch vor Ende des Stücks verlässt er verstört den Saal. Aufgrund der Theateraufführung und anderer Andeutungen Hamlets wird dem König deutlich, dass Hamlet seine Freveltat erkannt hat. In einem erregten Gespräch, in dem Hamlet seine Mutter zur Rede stellt, ersticht er Polonius, der hinter einem Vorhang verborgen lauscht. In ihrer Verzweiflung über den Tod ihres Vaters wird Ophelia wahnsinnig und bringt sich schließlich um. Ophelias Bruder Laertes fordert Hamlet zum Duell heraus und benutzt dabei einen Degen, dessen Spitze vergiftet ist. Auch Claudius plant, Hamlet zu vergiften, und bringt deshalb zu dem Duell einen Kelch vergifteten Weines mit. Im Laufe des Kampfes trinkt jedoch die Königin aus diesem Kelch und stirbt. Infolge einer Verwechslung wird Laertes von Hamlet mit seinem eigenen vergifteten Degen erstochen. Sterbend berichtet er Hamlet vom Komplott des Königs, worauf Hamlet den König ersticht und selbst von dem vergifteten Wein trinkt.

Die Dynamik des Hamlet

Hamlet trauert um seinen Vater, der vor kurzem gestorben ist. Seine Mutter hat wieder geheiratet, und zwar den Bruder seines Vaters. Hamlets Onkel ist jetzt König. Aber Hamlets Kummer und sein innerer Konflikt sind größer als seine Trauer; er ist untröstlich und beschreibt seine Gefühle seiner Mutter gegenüber so:

Nicht bloß mein düstrer Mantel, gute Mutter,
Noch die gewohnte Tracht von erstem Schmerz,
Noch stürmisches Geseufz beklemmten Odems,
Noch auch im Auge der ergieb'ge Strom,
Noch die gebeugte Haltung des Gesichts,
Samt aller Sitte, Art, Gestalt des Grames,
Ist das, was wahr mich kundgibt; dies scheint wirklich:
Es sind Gebärden, die man spielen könnte.
Was über allen Schein, trag ich in mir;
All dies ist nur des Kummers Kleid und Zier. (I/2)*

---

*Die Zitate aus *Hamlet* sind der folgenden Ausgabe entnommen: Shakespeare, William: Hamlet. Übersetzt von August Wilhelm von Schlegel, herausgegeben von Dietrich Klose. Stuttgart: Reclams Universal-Bibliothek Nr. 31, 1986.

In seinem Buch „Trauer und Melancholie" macht Freud deutlich, dass beide Gefühle eine ähnlich „tiefe und schmerzliche Verstimmung" hervorrufen.* Wir können nachvollziehen, dass Hamlet trauert; und wir haben zunächst auch keinen Grund, irgendetwas anderes anzunehmen.

Freud ergänzt, dass eine „Melancholie", für die wir heute durchaus die übliche Bezeichnung „Depression" setzen können, zusätzlich gekennzeichnet ist „durch eine Aufhebung des Interesses für die Außenwelt, durch den Verlust der Liebesfähigkeit, durch die Hemmung jeder Leistung und Herabsetzung des Selbstwertgefühls, die sich in Selbstvorwürfen und Selbstbeschimpfungen äußert und bis zur wahnhaften Erwartung von Strafe steigert."** Und dies trifft, wie wir sehen werden, auch auf Hamlet zu. „Denn es leidet keinen Zweifel, wer eine solche Selbsteinschätzung gefunden hat und sie vor anderen äußert – eine Schätzung, wie sie Prinz Hamlet für sich und andere bereit hat –, der ist krank, ob er nun die Wahrheit sagt oder sich mehr oder weniger Unrecht tut."***

Mit keinem geringeren als Freud, der diese Diagnose stellt, stimmen wir darin überein, dass Hamlet mehr innere Konflikte hat, als es der Situation angemessen ist – selbst wenn es anscheinend genügend Gründe dafür gibt, z. B. die Tatsache, dass die Heirat seiner Mutter so schnell nach dem Tode seines Vaters stattgefunden hat oder dass nur er allein um diesen trauert. Freud vertritt die Ansicht, dass „Melancholiker" immer gute Gründe dafür finden, ihre Gefühle abzukapseln. Freud sagt dazu: „Die Anlässe der Melancholie gehen meist über den klaren Fall des Verlusts durch den Tod hinaus und umfassen alle die Situationen von Kränkung, Zurücksetzung und Enttäuschung, durch welche ein Gegensatz von Lieben und Hassen in die Beziehung eingetragen oder eine vorhandene Ambivalenz verstärkt werden kann."****

In Bezug auf Hamlets Melancholie geht Freud davon aus, dass

---

*Freud, Sigmund: Trauer und Melancholie. (1917). In: Freud, Sigmund: Psychologie des Unbewussten, Studienausgabe Bd. III. Frankfurt/Main: Fischer 2002, S. 198.
**Ebda., S. 198.
***Ebda., S. 200.
****Ebda., S. 437.

Hamlet seinem Vater gegenüber ambivalente Gefühle der Liebe und des Hasses empfand, sodass sein Schmerz über den Tod des Vaters – über die ehrliche Trauer hinaus – zu einer Depression führt, weil er nicht in der Lage ist, die undifferenzierten Todeswünsche, die er in seiner Kindheit empfand, zu verarbeiten. Ich bin zwar der Ansicht, dass dies richtig ist, meine jedoch, dass wir auch andere Gesichtspunkte in Betracht ziehen müssen, wenn wir Hamlets konfliktbesetztes Verhalten im Verlauf des Stückes und insbesondere die Tatsache verstehen wollen, warum und wie es am Ende zu seinen irrationalen mörderischen Ausbrüchen Unschuldigen gegenüber kommt.

Nach allem, was wir über den Charaktertyp und über Ausbeutungstransaktionen wissen, handelt es sich bei Hamlet eindeutig um einen Menschen vom Typ 1 (untersicher). Außerdem gibt es überzeugende Gründe dafür, dass es sich – über seinen Schmerz hinaus – bei seiner Depression um ein Ersatzgefühl handelt. Mit seiner öffentlich zur Schau getragenen Schwermut und seinen Tränen („der fruchtbare Fluss im Auge"), die er allen zeigt, verlangt er offensichtlich nach tröstender Zuwendung für sein trauriges Kind-Ich. Seine Mutter und der neue König sind mit ihren eigenen Angelegenheiten beschäftigt, doch schließlich können sie nicht länger umhin, Hamlets Schwermut wahrzunehmen. Die Königin sagt:

Wirf, guter Hamlet, ab die nächt'ge Farbe,
und lass dein Aug' als Freund auf Dänmark sehn. (I/2)

Man beachte, dass die Betonung hierbei auf seinem äußeren Verhalten und nicht auf seinen Gefühlen liegt. Dennoch ist Hamlet allzu bereit, Zuwendung von ihr zu erbitten, d. h. transaktionsanalytisch ausgedrückt, mit ihr positive Eltern-Kind-Transaktionen einzugehen. Doch Claudius interveniert und erteilt an ihrer Stelle Hamlet einen Rat, wie man sich als Mann angemessen zu verhalten habe:

Wir bitten, werft zu Boden
Dieses unfruchtbare Leid, und denkt von uns
Als einem Vater; denn wissen soll die Welt,
Dass Ihr an unserm Thron der Nächste seid,

Und mit nicht minder Überschwang der Liebe,
Als seinen Sohn der liebste Vater widmet,
Bin ich Euch zugetan. (I/2)

Vielleicht aus dem Wunsch heraus, doch noch Zuwendung von seiner Mutter zu erhalten, sagt Hamlet, als sie ihn zu bleiben auffordert:

Ich will Euch gern gehorchen, gnäd'ge Frau. (I/2)

Doch darauf erhält er von der Königin keine Antwort; sein Onkel bestimmt wieder das Geschehen und alle verlassen den Raum. Da sie alle weiteren Transaktionen abbrechen, ist Hamlet frustriert.

Armer kleiner Hamlet! Er erhält nicht die gewünschte Zuwendung von der Mutter für seine große Traurigkeit. Er bleibt allein zurück und bekommt einen Wutanfall wie ein zweijähriges Kind. In Shakespeares poetischer Sprache klingt das so:

O schmölze doch dies allzu feste Fleisch,
Zerging' und löst' in einen Tau sich auf!
Oder hätte nicht der Ew'ge sein Gebot
Gerichtet gegen Selbstmord! – O Gott! O Gott!
Wie ekel, schal und flach und unersprießlich
Scheint mir das ganze Treiben dieser Welt! (I/5)

Hat Hamlet jetzt Selbstmordabsichten? Ja und nein. – Er erinnert an einen kleinen Jungen, der versucht, die Luft anzuhalten, damit sein Gesicht blau anläuft und er die Mutter erschrecken kann. Im Gegensatz zu einem kleinen Kind verfügt Hamlet durchaus über die Mittel, sich zu töten. Er will jedoch diese Tat in Wirklichkeit nicht ausführen, sondern nur mit ihr drohen. Dabei handelt er wie jemand, der einen Selbstmordversuch so anlegt, dass er mit großer Wahrscheinlichkeit noch rechtzeitig gefunden wird. Ein solches Verhalten kann nur als Versuch angesehen werden, um Streicheleinheiten zu erhalten und um denjenigen, die ihm die erwünschte Zuwendung verwehrt haben, wenigstens zu zeigen, wie sehr er unter dem Mangel gelitten hat. Allerdings kann es durchaus geschehen, dass jemand bei einem solchen, nicht ernst gemeinten Selbstmordversuch dennoch stirbt – etwa dann, wenn der Nachbar oder

der Briefträger zufällig nicht zu der gewohnten Zeit vorbeikommen. Bei Hamlet bedarf es nicht einmal eines solchen Nachbarn: Er kann sich auf das Verbot des „Ew'gen" berufen.

Hamlets Charakterisierung seines Vaters („*Welch ein trefflicher Monarch!*") lässt uns vermuten, dass ihn die Abhängigkeit von dessen Autorität oft veranlasste, sich immer wieder zusammenzunehmen, wenn er sich kindisch verhielt. Doch sein Vater ist nun nicht mehr da. Selbst wenn er von diesem nur Kritik als Zuwendung bekam, ging es Hamlet früher besser, denn auch seine Mutter widmet sich nun ganz ihrem neuen Ehemann. Hamlet erhält also jetzt noch weniger Zuwendung als zu Lebzeiten seines Vaters, zumindest bis zu dem Zeitpunkt, als dessen Geist ihm erscheint.

Hamlet fährt in seinem Monolog fort und beklagt sich darüber, dass seine Mutter nicht lange genug um seinen Vater getrauert habe. Dies liefert ihm den Grund dafür, seine Mutter zu beschimpfen und so seine Gefühle der Unzufriedenheit, die er ihr gegenüber empfindet, indirekt zu äußern: „*Schwachheit, dein Nam' ist Weib!*" (I/2)

Hamlet kann sich nicht eingestehen, dass er eifersüchtig ist. Es ist eher die Eifersucht eines Säuglings oder zweijährigen Kindes als die eines Fünfjährigen mit Ödipuskomplex, wie Hamlets Gefühl möglicherweise aus Freudscher Sicht interpretiert werden könnte. Vielleicht wurden die ursprüngliche Wut und Hoffnungslosigkeit des Säuglings durch die ambivalenten Gefühle des fünfjährigen Kindes noch verstärkt. Es ist aber ganz wesentlich, dass in Hamlets Kindheit weder Eifersucht noch Wut erlaubt waren. So konnten sie nicht erkannt, geäußert und ohne zusätzliche Daseinsangst erlebt werden. Es ist klar, dass es Hamlet nicht erlaubt war, solche Gefühle wahrzunehmen, denn im weiteren Verlauf des Stückes bemerken wir immer wieder, wie sich die Traurigkeit und Machtlosigkeit des Kindes zur Depression entwickeln und wie diese Depression zum Ersatzgefühl für Wut, Eifersucht und Neid wird.

Da Hamlet in extremer Weise den Charaktertyp 1 verkörpert, kann man sich vorstellen, dass er im Alter von zwei bis fünf Jahren von seinen Bezugspersonen stark unterdrückt wurde, allerdings nicht von seiner Mutter, die sich nicht dominant verhält. Wenn man von Hamlets sozialer Rolle als Prinz ausgeht, kann man einige Vermutungen über seine

Kindheit anstellen: Mit großer Wahrscheinlichkeit wurde Hamlet von denjenigen, die für seine Erziehung und damit auch für sein „gutes Benehmen" verantwortlich waren, ein hohes Maß an Gehorsam abverlangt. Die peniblen Kontrollen, denen sein Betragen und seine höfischen Verhaltensweisen unterzogen wurden, ließen vermutlich kaum Raum für seinen Schöpfungstrieb. Daher überrascht es nicht, dass Hamlet sich zu einem Menschen vom Typ 1 mit einer Portion heimlicher Auflehnung entwickelt hat. Da es Hamlets Bezugspersonen gestört haben muss, wenn er traurig wirkte, wird er wahrscheinlich schon früh in seinem Leben herausgefunden haben, dass man mit Traurigkeit und Niedergeschlagenheit Zuwendung bekommen kann – und sei dies auch nur in Form von Ermahnungen, doch fröhlicher dreinzuschauen. Hamlet wird bemerkt haben, dass sein untröstliches Aussehen ihm einen gewissen Spielraum für seine versteckte Auflehnung sowie Zuwendung verschaffte – positive wie negative. Dies war in jedem Fall besser für ihn, als nur ein wohlerzogenes Anhängsel bei Feierlichkeiten am Hofe zu sein.

Soweit können wir den Ursprung von Hamlets Depression zurückverfolgen. Sie war ein zweckmäßiges Ersatzgefühl, das er vermutlich bereits lange vor dem Tod seines Vaters entwickelte. Wie wir am Anfang gesehen haben, muss seine offensichtliche Traurigkeit bei seiner Mutter, seinen anderen Bezugspersonen und auch bei den anderen Menschen am Hof erfolgreich gewirkt haben. Jetzt können wir auch verstehen, weshalb seine Mutter nicht viel Energie darauf verwendet, den Sohn zu trösten: Sie war es einfach leid. Bei seinem Vater hat Hamlet mit diesem Verhalten vermutlich Erfolg gehabt, denn der wird den Sohn wahrscheinlich immer ermuntert oder ermahnt haben, wenn er sah, dass dieser in Melancholie versunken war. Jetzt ist Hamlet jedoch allein und bekommt keine ausreichende Zuwendung mehr. So ist es nicht erstaunlich, dass er in seiner Verlassenheit den Geist seines Vaters braucht. Das Auftreten des Geistes lässt sich dabei auf verschiedene Weise interpretieren: Wir können es entweder wörtlich auffassen als tatsächliche Erscheinung des Geistes von Hamlets Vater, der ihm Verhaltensmaßregeln geben möchte. Wir können in ihm aber auch die Projektion von Hamlets Eltern-Ich sehen, also die Verkörperung der Wahrnehmungen, die Hamlet von seinem Vater hatte und die seine misstrauischen und feindlichen Phantasien über seinen Onkel und seine Mutter untermauern. Jede dieser beiden Interpretationsmöglichkeiten vermittelt uns ein eigenes Bild: auf der einen Seite das des harten, fordernden Kriegervaters, von dem Hamlets Kind-Ich zunächst abhängig ist und gegen den er später passiv rebellierte, und auf der anderen Seite das Bild vom Vater, der Anweisungen für ein seiner Meinung nach angemessenes Verhalten gibt. Hier ein Beispiel für die Art und Weise, mit der die beiden miteinander umgehen:

> *Hamlet: Sprich! Mir ist's Pflicht zu hören.*
> *Geist: Horch, horch! horch! Wenn du je deinen teuren Vater liebtest –*
> *Hamlet: O Himmel!*
> *Geist: Räch seinen schnöden, unerhörten Mord.*

Schließlich verspricht Hamlet:

> *Eil, ihm zu melden: dass ich auf Schwingen rasch*
> *Wie Andacht und des Liebenden Gedanken,*
> *Zur Rache stürmen mag. (I/5)*

Im englischen Originaltext spricht Hamlet von „meiner Rache" und nicht von „deiner Rache" oder „Rache für deinen Mord". Ich denke, damit kommt in einer subtilen Form zum Ausdruck, dass Hamlet gern die Erlaubnis hätte, Rache zu nehmen, weil er leidet, aber dass ihm dennoch nicht in dem Maße daran gelegen ist, seinen Vater zu rächen, wie dieser es wünscht. Der Geist des Vaters scheint zu ahnen, dass Hamlet um seiner selbst willen auch gegen seine Mutter vorgehen will, denn er fährt fort:

> *Doch, wie du immer diese Tat betreibst,*
> *Befleck dein Herz nicht; dein Gemüt ersinne*
> *Nichts gegen deine Mutter; (I/5)*

Demnach darf Hamlet seine Mutter in keiner Weise verletzen, ein Thema, das später beiläufig wiederholt wird, als der Geist Hamlet im Zimmer der Mutter erscheint:

Doch schau! Entsetzen liegt auf deiner Mutter;
Tritt zwischen sie und ihre Seel' im Kampf. (III/4)

Doch eigentlich will Hamlets Kind-Ich die Mutter nicht verschonen. Seine Rachewünsche richten sich gegen sie, weil sie sich nicht um ihn gekümmert, sondern ihren beiden Ehegatten das gegeben hat, was er sich selbst wünscht, nämlich Zuwendung. Meiner Meinung nach hat Hamlets Problem nichts mit dem Inzest-Tabu zu tun. Das Tabu besteht vielmehr hinsichtlich der Anerkennung kindlicher Gefühle von Wut und Hass und später auch hinsichtlich des Neids auf das, was andere bekommen. Im Alter von zwei bis fünf Jahren wird Hamlet sicherlich seine Gefühle geäußert haben, wenn er frustriert war, aber wir können uns vorstellen, dass sie abgewertet oder als verboten dargestellt wurden. Hamlet hat höchstwahrscheinlich nie die Möglichkeit gehabt, unterscheiden zu lernen zwischen der Wahrnehmung von Wut, die nicht notwendigerweise zu einem gefährlichen Verhalten führt, und einem impulsiven Verhalten, das gefährlich sein kann. Hier liegt meiner Ansicht nach der Schlüssel dafür, dass Hamlet so viel – auch negative – Zuwendung für sein angepasstes und/oder verdrossenes, rebellisches Kind-Ich benötigt. Er darf seine verbotenen Gefühle nicht einmal sich selbst gegenüber eingestehen. Bei diesen verbotenen und unterdrückten Gefühlen, deren Wahrnehmung sich Hamlet nicht erlaubt, handelt es sich um die primitive und alles durchdringende Wut auf seine Mutter. Zu seinen Lebzeiten hat vermutlich auch der Vater Hamlet daran gehindert, seinen Ärger der Mutter gegenüber auszudrücken.*

Obwohl es entschuldbar wäre, wenn Hamlet seine Wut an seiner Mutter zumindest deswegen ausließe, weil sie der Ermordung seines Vaters Vorschub geleistet hat, trägt der Geist des Vaters ihm auf, sie unter allen Umständen zu schonen. Es ist beachtenswert, wie Hamlet seine Verwirrung über Liebe und Hass in Bezug auf die Rache, die er nehmen soll, äußert. Er sagt:

---

*Auch heutzutage drängen manche Väter ihre Söhne in eine Beschützerrolle, indem sie sie ernsthaft ermahnen: „Pass auf, dass deine Mutter sich nicht aufregt!", während sie selbst möglicherweise keineswegs liebevoll mit ihrer Frau umgehen.

> *Dass ich auf Schwingen, rasch wie*
> *Andacht und des Liebenden Gedanken,*
> *zur Rache stürmen mag. (I/5)*

In diesem Zusammenhang ist die negative Zuwendung interessant, mit der der Vater die Bereitschaft seines Sohnes, ihn zu rächen, kommentiert:

> *Du scheinst mir willig:*
> *Auch wärst du träger als das feiste Kraut,*
> *Das ruhig Wurzel treibt an Lethes Bord,*
> *Erwachest du nicht hier. Nun, Hamlet höre. (I/5)*

In diesen Worten des Geistes kommt der Wunsch des Vaters zum Ausdruck, Hamlet möge ihn rächen sowie die Besorgnis, er könne zu träge dafür sein. Passivität ist sicherlich nicht ungewöhnlich für einen jungen Menschen, bei dem die Spontaneität des Schöpfungstriebes in der Kindheit unterdrückt wurde. Vermutlich ist Passivität in Hamlets Jugend seine wesentliche Ausdrucksform für Hass gewesen. So wurden auch seine Minderwertigkeitsgefühle genährt, denn gleichgültig, ob er sich spontan oder passiv verhielt, beides war – vom Standpunkt seiner Bezugspersonen aus gesehen – nicht richtig. Es überrascht also nicht, dass mit Hamlets Depression auch der Verfall seiner Selbstachtung verbunden war, den Freud als wesentlich für die Diagnose von Melancholikern erachtet. Und es ist auch nicht verwunderlich, dass Hamlet zwar dem Geist des Vaters verspricht, unverzüglich all das zu tun, was dieser ihm aufgetragen hat, es dann aber doch immer wieder aufschiebt und sich dafür selbst schwer tadelt.*

Und noch einmal Hamlet, der sich in eine wahre Orgie der Selbstanklage hineinsteigert:

---

*Dies erinnert an die Klienten, die in der Therapie immer darüber reden, was sie „tun sollten", wie selbsterniedrigend es sei, dass sie es nicht tun, warum sie es nicht tun und so fort. Sie wiederholen ihre Vergangenheit, indem sie ihrem Kind-Ich von ihrem eigenen Eltern-Ich dieselbe Kritik zukommen lassen, die sie in ihrer Kindheit und Jugend von den Eltern erfahren haben. Indem sie sich mit Ersatzkonflikten beschäftigen, vermeiden sie es, ihre ursprünglichen Gefühle wahrzunehmen.

Und ich,
Ein blöder, schwachgemuter Schurke, schleiche
Wie Hans der Träumer, meiner Sache fremd.
Und kann nichts sagen, nicht für einen König
An dessen Eigentum und teurem Leben
Verdammter Raub geschah.
Ha, welch ein Esel bin ich! Trefflich brav,
Dass ich, der Sohn von einem teuren Vater,
mit Worten nur,
wie eine Hure, muss mein Herz entladen. (I/2)

An anderer Stelle bezeichnet sich Hamlet, der ja schließlich ein Prinz ist, als „bäuerlicher Sklave" und „Feigling" mit dem „Mut einer Taube". Ganz ohne Zweifel: Hamlet leidet. Doch er konzentriert sich einerseits auf die Forderungen seines Eltern-Ichs an sein Kind-Ich und andererseits auf sein Depressions-Ersatzgefühl. Da ihm ein lebendiger Partner fehlt, führt er einen inneren Dialog:

Die Zeit ist aus den Fugen: Schmach und Gram,
Dass ich zur Welt, sie einzurichten, kam. (I/5)

Die Wertvorstellungen, die er von seinem Vater in sein Eltern-Ich übernommen hat, hält Hamlet für die Ursache seines Unbehagens. Er weiß nicht, was ihn wirklich quält. Zur Abwechslung beklagt er dann sein Schicksal. Auch dies ist eine Ersatzhandlung, mit der er seinem jüngsten Ärger über den Vater Luft machen kann, der Forderungen an ihn gerichtet hat. Hamlet brauchte einen erfahrenen Therapeuten, der nicht in die Falle seiner Ausbeutungstransaktionen läuft, sondern ihm hilft, angemessen mit seinen „geheimen" Gefühlen umzugehen, anstatt in dem aussichtslosen inneren Dialog zu verharren.

Freud muss solche Patienten gehabt haben, als er seine Vorstellungen darüber entwickelte, wie das Unbewusste arbeitet. Während Hamlet die Anweisungen seines Eltern-Ichs für ein rechtschaffenes Verhalten nicht befolgt, sucht er über weite Strecken im Stück nach Zuwendung zum Ausgleich für seine Depression, die er als Ersatzgefühl beibehält. Das heißt, er sucht nach einem Menschen, von dessen Eltern-Ich sein

Kind-Ich Unterstützung erhalten kann. Das würde ihm helfen, seine existenzielle Abwehrposition noch eine Zeit lang aufrechtzuerhalten. Hamlet versucht, Ophelia dafür zu gewinnen, aber dies gelingt ihm nicht. Wir haben schon gesehen, dass Hamlet auch von seiner Mutter nicht die gewünschte Zuwendung erhält – nicht einmal in Form von negativen Streicheleinheiten. Die hatte er wenigstens von seinem Vater bekommen, als dieser noch am Leben war. Zwar bekommt Hamlet von seinem Freund Horatio eine gewisse Unterstützung, jedoch nicht in dem gewünschten Ausmaß. Dazu ist Horatio von geringerem Stand. Hamlet geht so weit, von falschen Freunden wie Rosenkrantz und Güldenstern die Zuwendung zu erhoffen, nach der er sich sehnt, obwohl seine Intuition ihm sagt, dass „meine Schulgesellen, die beiden, denen ich wie Nattern traue" (III/4), ihm schaden könnten.

Der folgende Dialog mit den beiden ist ein Beispiel für Hamlets Ausbeutungsversuche. Er stellt sich als unglücklicher junger Mann dar, der Rat und Unterstützung benötigt:

> *Rosenkrantz und Güldenstern: Wir sind zu Euren Diensten.*
> *Hamlet:*   *Nichts dergleichen, ich will euch*
> *nicht zu meinen übrigen Dienern rechnen,*
> *denn, um wie ein ehrlicher Mann mit euch*
> *zu reden: mein Gefolge ist abscheulich.*
> *Ich Bettler, der ich bin, sogar an Dank*
> *bin ich arm. (II/2)*

Obgleich Hamlet Polonius, Ophelias Vater, als „öden, alten Narren" bezeichnet, begegnet er auch ihm aus seinem Kind-Ich heraus. Er spricht mit ihm in geradezu unterwürfigem Ton:

> *Hamlet:*   *Ihr spieltet einmal auf der Universität,*
> *Herr? Sagtet Ihr nicht so?*
> *Polonius: Das tat ich, gnädiger Herr, und wurde*
> *für einen guten Schauspieler gehalten.*
> *Hamlet:*   *Und was stelltet Ihr vor? (III/2)*

Hamlets Beziehung zu Ophelia ist für beide tragisch. Hamlet hatte Ophelia ursprünglich aus seiner männlichen Rolle als Prinz heraus umworben, wofür sein Vater das Modell abgegeben hatte. (Hamlet beschreibt, wie sein Vater mit einer „Liebe, die von solcher Echtheit war", seine Frau, die „scheinbar tugendsame Königin", umgab.) Hamlet verhielt sich für kurze Zeit Ophelia gegenüber nach seinem Vorbild. Doch dies passte nicht zu ihm, denn es entsprach nicht seinem Grundbedürfnis. Hamlet will Zuwendung für sein Kind-Ich und nicht Dankbarkeit für sein Eltern-Ich oder Unterwerfung. Letzteres wäre die Art der Zuwendung gewesen, die sein Vater sich wahrscheinlich wünschte und die er von seiner „scheinbar tugendsamen Königin" wohl auch bekam, auch wenn diese ihn allem Anschein nach trotzdem betrog.

Ophelia, selbst eher eine abhängige Person vom Typ 1 und ihrem Bruder und Vater gegenüber gehorsam, kann Hamlets Abhängigkeitsbedürfnisse nicht befriedigen. Dies wird ihr erst recht unmöglich, als Hamlets Bedürfnisse nach dem Tode des Königs immer größer werden und er schließlich aufgrund der Forderungen, die der Geist seines Vaters an ihn richtet, den steigenden Druck seiner verdrängten Gefühle in sich verspürt. Ophelia berichtet:

Er hat seither Anträge mir getan von seiner Zuneigung. (I/3)

Aber wie schon Hamlets Mutter ihren Sohn abgewiesen hatte, so tut dies nun auch Ophelia. Sie hat andere Gründe, denn sie verfügt über keinerlei Eigeninitiative und gehorcht bedingungslos ihrem Vater. Nachdem Hamlet vom Geist seines Vaters den „Ruf zum Handeln" gehört hat, versucht er es noch einmal bei ihr. Wird sie Mitleid mit ihm haben und ihn wie ein kleines Kind bemuttern? Ophelia beschreibt sein Verhalten folgendermaßen:

Als ich in meinem Zimmer näht', auf einmal
Prinz Hamlet – mit ganz aufgerissenem Wams,
Kein Hut auf seinem Kopf, die Strümpfe schmutzig
Und losgebunden auf den Knöcheln hängend;
Bleich wie ein Hemde, schlotternd mit den Knien
Mit einem Blick, von Jammer erfüllt,

Als war er aus der Hölle losgelassen,
Um Greuel kundzutun – so tritt er vor mich.
Er griff mich bei der Hand und hielt mich fest,
Dann lehnt er sich zurück, so lang sein Arm;
Und mit der anderen Hand so überm Auge,
Betrachtet' er so prüfend mein Gesicht,
Als wollt' er's zeichnen. Lange stand er so;
und dreimal hin und her den Kopf so wägend,
Holt' er solch einen bangen tiefen Seufzer,
Als sollt' er seinen ganzen Bau zertrümmern
Und endigen sein Dasein. (II/1)

Wie „jammervoll" und „verwirrt" Hamlets Zustand auch gewesen sein
mag, Ophelia wird darauf vermutlich nur mit Angst reagiert haben und
ganz sicher nicht mit Unterstützung, zu der sie ohnehin nicht fähig war.
Doch Hamlet gibt die Hoffnung noch nicht auf und schreibt ihr einen
Brief im kindlichen Stil eines kleinen Jungen, der seine Mutter anspricht:

An die himmlische und den Abgott meiner Seele
die liebreizende Ophelia...
An ihre trefflichen zarten Busen diese Zeilen...
O liebe Ophelia, es gelingt mir schlecht mit dem
Silbenmaße; ich besitze die Kunst nicht, meine
Seufzer zu messen, aber dass ich dich bestens liebe
O Allerliebste, das glaube mir. Leb wohl.
Der Deinige auf ewig, teuerstes Fräulein,
solange diese Maschine ihm zugehört, Hamlet... (II/2)

Hier kommt das Verlangen nach der Mutterbrust zum Ausdruck, die
Suche nach Zuwendung dafür, dass er „die Kunst" – d. h. die Fähigkeit,
ein Gedicht in der Art und Weise zu schreiben, wie Höflinge es tun – als
kleines, schwaches Kind eben nicht besitzt. Auch sein „Leb wohl" ist
ein Appell an Ophelias Mütterlichkeit. So versuchen auch Kinder ihre
Eltern manchmal zu erpressen, indem sie drohen, sich umzubringen.
Dahinter steht jedoch auch eine reale Todesangst, denn der Ruhetrieb
kann in seiner negativen Ausprägung den Tod herbeiführen, wenn der

Überlebenstrieb mangels ausreichender Zuwendung seine Energie verloren hat. Doch Ophelia reagiert auch auf diese verzweifelte Drohung nicht so, wie Hamlet es sich erhofft hat; und dies führt zu Hamlets erster Krise. Hamlets Verhalten wird sprunghaft. Er ist zwar noch nicht gewalttätig, aber er ist auch nicht mehr der traurige, launische und depressive junge Mann, den man nicht zu fürchten braucht. Der König und die Königin sind besorgt und sprechen darüber mit Polonius, dem Vater Ophelias, der Ratgeber am Hofe ist. Polonius hat nicht ganz unrecht, wenn er in seiner selbstgefälligen Art auf die Verbindung hinweist, die zwischen Hamlets „Verwandlung" und der Tatsache besteht, dass Hamlet sich keinerlei Hoffnungen mehr auf Ophelias Liebe machen kann. Polonius:

Darauf macht sie sich meinen Rat zunutz,
Und er, verstoßen (um es kurz zu machen),
Fiel in 'ne Traurigkeit; dann in ein Fasten,
Drauf in ein Wachen; dann in eine Schwäche,
Dann in Zerstreuung, und durch solche Stufe,
In die Verrücktheit, die ihn jetzt verwirrt. (II/2)

Hätte Ophelia die Mutterrolle angenommen und Hamlets jammerndem Kind-Ich immer wieder Zuwendung gegeben, dann wäre er vielleicht noch lange in diesem heiklen, unschlüssigen Kind-Ich-Zustand geblieben. Doch wehe, sie wäre ihrer Rolle überdrüssig geworden, hätte ihre Zuwendung verringert oder die sich steigernden komplementären Transaktionen abgebrochen! Dies hätte bei Hamlet zu einer aggressiven Reaktion geführt, möglicherweise sogar zu unmittelbar gewalttätigem Verhalten ihr gegenüber als Stellvertreterin der Mutter, oder – wenn Ophelia nicht mehr da gewesen wäre – zu Ausbrüchen von Gewalt gegen andere, wie es im späteren Verlauf des Stücks dann ja auch geschieht. In der Tat kommt es zu einer solchen Wutreaktion Ophelia gegenüber, wenn auch nur zu einer unbedeutenden, da mit ihr noch keine physische Gewalt verbunden ist. Bei einem späteren Treffen mit Ophelia versucht Hamlet dann aufgrund seiner Projektionen, ihr die Rolle der Jungfrau Maria zuzuweisen und mit ihr auf dieser Basis ins Gespräch zu kommen.

Die reizende Ophelia. – Nymphe, schließ
In dein Gebet alle meine Sünden ein... (III/1)

Als sie antwortet:

Mein Prinz, wie geht es Euch seit so vielen Tagen?

erwidert sein Kind-Ich hoffungsvoll:

Ich dank Euch untertänig; Wohl... (III/1)

Aber anstatt dann weiter auf Hamlets Kind-Ich einzugehen, wie er es offensichtlich hofft, kreuzt Ophelia die Transaktion und sagt einfach, dass sie ihm seine Briefe zurückgeben will. Wie entmutigend! Sie ist böse – genauso böse wie seine Mutter, empfindet Hamlet. Hier kommt es zu einer Krise, in der Hamlets Charaktertyp der Einwirkung eines solchen Stressors auf seine existenzielle Abwehrposition nicht länger standhalten kann. Wir können beobachten, wie Hamlet nun in den Ich-Zustand wechselt, der dem entgegengesetzt ist, aus dem er seine Gefühlsausbeutung betrieben hat: Er nimmt jetzt die Persönlichkeit seines Vaters an. So kann er wenigstens einen Teil seiner Wut äußern. Er wird immer ärgerlicher und selbstgerechter und schimpft:

Ich liebte Euch einst... Ihr hättet mir nicht glauben sollen...
Ich liebte Euch nicht... Geh' in ein Kloster... (III/1)

Hamlet spricht über sich nicht mehr wie früher in der selbstbezichtigenden und depressiven Haltung des Kind-Ichs. Jetzt schreibt er sich Eigenschaften zu, die eher der Persönlichkeit seines Vaters bzw. seinem eigenen Eltern-Ich entsprechen.

Ich bin sehr stolz, rachsüchtig, ehrgeizig;
mir stehn mehr Vergehungen zu Dienst, als ich
Gedanken habe, sie zu hegen... (III/1)

Danach greift Hamlet Ophelia, stellvertretend für alle Frauen, mit den Worten an:

Denn gescheite Männer wissen allzu gut,
was Ihr Ungeheuer aus ihnen macht. (III/1)

Endlich ist es heraus: Es ist alles die Schuld der Frauen. Und die Frauen haben darüber hinaus noch die magische Kraft, Männer ins Unglück zu stürzen! Sie verändern sogar Gottes Schöpfung:

Gott hat euch ein Gesicht gegeben, und ihr macht
euch ein anderes; ihr schlendert, ihr trippelt und
ihr lispelt, und gebt Gottes Kreaturen verhunzte
Namen, und stellt euch aus Leichtfertigkeit unwissend
und gebt eure Lüsternheit als Unwissenheit aus.
Geht mir! Nichts weiter davon! Es hat mich toll
gemacht. (III/1)

Einerseits billigt er Frauen große Macht zu, andererseits aber greift er sie wegen ihrer Unwissenheit an. Was ist es aber, was sowohl Hamlets Mutter als auch Ophelia nicht wissen? Dass sich der kleine Hamlet so sehr wünschte, grenzenlose Zuwendung zu erhalten. Schließlich sagt Hamlet verächtlich:

Wer schon verheiratet ist, alle außer einer, soll'
das Leben behalten; die übrigen sollen bleiben,
wie sie sind. (III/1)

„Außer einer" – damit meint Hamlet seine Mutter. Bislang hat sich Hamlets Wut auf sie beschränkt, und Ophelia ist verschont geblieben. Wie lange noch wird sich Hamlet von Gewalttaten zurückhalten können? Alle Einzelheiten dieser Szene deuten darauf hin, dass Hamlet gefährlich werden wird – und zwar nicht mehr in erster Linie für sich selbst, denn seine Depression ist jetzt vorüber. Nach einigen weiteren Versuchen von immer kürzerer Dauer, Zuwendung für sein Kind-Ich zur Unterstützung seiner existenziellen Abwehrposition zu erhalten, reagiert Hamlet mit Kampf-Flucht-Verhalten. Er wechselt nun immer häufiger in sein rachsüchtiges Eltern-Ich und greift jeden an, der sich zufällig in seiner Nähe aufhält. Nur so kann er vorläufig seiner Wut Ausdruck verleihen. Hamlet wird auch seinen Onkel angreifen, aber erst ganz am

Ende des Stückes, nachdem dieser versucht haben wird, ihn zu töten. Der Kampf-Flucht-Reaktion geht eine Verstärkung seines gewöhnlichen Verhaltensmusters voraus (wie in dem oben erwähnten Appell an Ophelia), dem jedes Mal ein Wechsel des Ich-Zustands aufgrund der versteckten Gefühle und Wünsche folgt. Im täglichen Leben wird dies oft als „Stimmungsschwankung" interpretiert und manchmal sogar begrüßt. Oft erkennt man es jedoch nicht rechtzeitig als ernstes Symptom, wenn jemand – wie Hamlet – in immer kürzeren Zeitabständen von gewohnten Verhaltensweisen zu neuen wechselt, und dies in immer schnellerem Tempo bis zu dem Zeitpunkt, an dem er gewalttätig wird.

Hamlets Stimmungswechsel sind sicherere Anzeichen für eine drohende Gefahr als es seine früheren Klagelieder waren, in denen er von Selbstmord sprach. Dies gilt auch für andere Menschen vom Charaktertyp l. Für den Fall, dass keine differenzierte therapeutische Intervention möglich ist, die dem Betroffenen helfen würde, seiner Verzweiflung nach dem Zusammenbruch seiner existenziellen Abwehrposition in einem geschützten Rahmen zu begegnen, wird sein Verhalten nun von unbewussten Empfindungen gesteuert. Dies führt zu einer Kampf-Flucht-Reaktion, in deren Verlauf die bislang unterdrückte Wut in gewalttätigen Handlungen gegenüber der Umgebung zum Ausdruck kommt.

Zuvor drückt sich manchmal die ungezügelte Kreativität der Betroffenen, die nach dem Zusammenbruch der Abwehrposition mehr Macht bekommt, in negativer Weise aus, z. B. in gesteigerter Impulsivität. Kleinere Ausbrüche dieser Art können sogar witzig sein, selbst wenn sie neben Galgenhumor und Sarkasmus auch Bitterkeit enthalten. Das sehen wir bei Hamlet, als er das „Spiel im Spiel" inszeniert und damit seiner Kreativität für kurze Zeit Raum gibt. Bevor es zum endgültigen Gewaltausbruch kommt, versucht Hamlet sich noch mit den doppeldeutigen Weisungen seines Vaters auszusöhnen und diese mit den wütenden Wünschen seines Kind-Ichs in Einklang zu bringen. Dabei wird seine Ambivalenz deutlich:

Nun tränk' ich wohl heiß Blut
Und tat Dinge, die der bittre Tag

Mit Schaudern sah. Still! Jetzt zu meiner Mutter.
O Herz, vergiss nicht die Natur! Nie dränge
Sich Neros Seel' in diesen festen Busen!
Grausam, nicht unnatürlich lass mich sein;
Nur reden will ich, Dolche keine brauchen… (III/3)

Hierauf folgt der letzte, verzweifelte Versuch, die Liebe seiner Mutter zu erlangen. Er wendet sich flehentlich mit dem pathetischen Ausruf des Kindes an sie: „Mutter, Mutter, Mutter". Aber anstatt ihn aus ihrem Eltern-Ich heraus zu besänftigen, wendet sie sich an ihn aus ihrem Kind-Ich:

Hamlet…
Habt Ihr mich ganz vergessen?…
Was willst du tun? Du willst mich nicht ermorden? (III/4)

Das Verbot, seine Mutter anzugreifen, ist für Hamlet nach wie vor gültig, aber er kann nicht mehr an sich halten. Weil er annimmt, die Person hinter dem Vorhang sei sein Onkel, sticht er mit seinem Schwert auf sie ein, tötet jedoch Polonius, der in Wirklichkeit dahinter steht. Auch danach bleibt Hamlet in seinem Eltern-Ich. Er hält eine arrogante Rede auf den toten Polonius und findet schließlich einen Weg, um seine Mutter so anzugreifen, wie sein Vater sich dies gewünscht hatte: nicht körperlich, sondern indem er sie beschimpft. Seine Erregung hat große Energien in ihm freigesetzt.

Plötzlich ist er so mächtig, dass er seine Mutter zwingen kann, das Bild seines Vaters mit dem ihres gegenwärtigen Gatten zu vergleichen. Sie fleht ihn an: „Sprich nicht weiter." Doch Hamlet fährt fort. Noch einmal muss er das Bild seines Vaters beschwören, und der Geist des Vaters erscheint wieder für kurze Zeit und gibt dieselben Anweisungen. Da wirft sich Hamlet erneut den Umhang seines Vaters über und übernimmt gleichzeitig vollständig dessen Wertvorstellungen, so wie sie sich für ihn früher im kriegerischen Verhalten seines Vaters dargestellt haben mögen:

Wahrhaft groß sein, heißt,
Nicht ohne großen Gegenstand zu regen;

Doch einen Strohhalm selber groß verfechten,
Wenn Ehre auf dem Spiel...
O von Stund' an trachtet
Nach Blut, Gedanken, oder seid verachtet! (IV/4)

Hamlet ist nun bereit, weiter zu töten bzw. anzugreifen. Dadurch wird er zu einer massiven Bedrohung. Anders als in der Phase seiner Depression kann man ihn nun als „verrückt" bezeichnen. Sein Verhalten ist in der Tat gefährlich und zwar – im Gegensatz zu früher – eher für andere als für ihn selbst. Er ermordet Rosenkrantz und Güldenstern und tut dies anschließend damit ab, dass die beiden seinem Gewissen nichts bedeutet hätten; und er fordert Laertes an Ophelias Grab durch sein gemeines Verhalten heraus. Hamlets Charakter hat sich erkennbar verändert; er ist nicht mehr der empfindsame, zögerliche, deprimierte und sich selbst abwertende junge Mann. Von nun an steigert sich Hamlet immer mehr in Gewalttätigkeiten hinein, auch wenn es noch Augenblicke gibt, in denen sein früheres, leidenschaftliches Kind-Ich wieder auftaucht. Im Wesentlichen aber sucht Hamlet nur noch erbarmungslos nach Gelegenheiten, in denen er kämpfen kann, bis er schließlich selbst getötet wird.

Hamlet hat seine Depression und die vermeintlichen Selbstmordgedanken abgelegt, allerdings ohne Einsicht in das, was sich dahinter verbarg. Seine Verzweiflung nimmt nun – als Ergebnis der Kampf-Flucht-Reaktion – ganz andere Formen an. Er, der früher scheinbar seinen Tod so sehr herbeisehnte, wehrt nun alle Gelegenheiten ab, bei denen er sterben könnte. Wenn er am Ende dennoch stirbt, dann geschieht dies im Verlauf eines Gefechts und weil der König in seiner Hinterhältigkeit die Schwertspitze von Hamlets Gegner vergiftet hatte. Im Gegensatz zu seinen Äußerungen zu Beginn des Theaterstückes lässt Hamlet sich nicht freiwillig töten. Während er stirbt, hält er zunächst noch für kurze Zeit den Eltern-Ich-Zustand aufrecht, indem er den König zwingt, den vergifteten Trank zu trinken. Ganz zum Schluss aber kehrt Hamlet dann doch wieder zu seinem ursprünglichen Typ zurück: Er geht Horatio gegenüber ins Kind-Ich und benutzt die letzte Gelegenheit zur Gefühlsausbeutung, indem er fleht:

Horatio, ich bin hin;
Du lebst: erkläre mich und meine Sache
den Unbefriedigten.
Wenn du mich je in deinem Herzen trugst
Verbanne noch dich von der Seligkeit
Und atm' in dieser herben Welt mit Müh',
Um mein Geschick zu melden. (V/2)

Mit anderen, prosaischen Worten: „Horatio, dir geht es gut, mir aber nicht. Du lebst, und ich werde sterben. Deshalb schuldet dein Eltern-Ich meinem Kind-Ich etwas: Verteidige mich der Welt gegenüber, so wie es gute Eltern tun würden. Hab Mitleid mit meinem Leiden, und lass dich in eine symbiotische Beziehung mit meinem sterbenden Kind ein, wie ich sie mir mein ganzes Leben lang gewünscht habe. Bitte zeige mir, dass du mich liebst, indem du meine Depression übernimmst."

Dann wird Hamlet von seinem Ruhewunsch übermannt – zum ewigen Schlaf. *„Der Rest ist Schweigen."*

HAROLD

Harold war der einzige Sohn von Geraldine und Otto Davis. Die Familie verdankte ihren Reichtum einem Warenhaus, das Otto geerbt hatte. Otto war der Geschäftsführer, und auch sein jüngerer Bruder Alfred arbeitete dort. Geraldine Davis war eine oberflächliche und ziemlich leichtfertige Frau, die aktiv am gesellschaftlichen Leben teilnahm und sich im Wesentlichen für Mode und Partys interessierte. Harold wurde daher hauptsächlich von wechselnden Haushälterinnen erzogen. Dennoch erwarteten die Eltern von ihm, dass er sich gut benahm, ordentlich anzog und ihnen auch sonst Ehre machte – und zwar ganz besonders dann, wenn sie wieder einmal Gäste eingeladen hatten.

Harold war ein intelligenter, aber schüchterner Junge, der schon früh eine künstlerische Begabung zeigte. Seine zurückhaltende Art war ein ständiges Ärgernis für den robusten und energischen Vater, der sich erst für Harold zu interessieren begann, als dieser dreizehn oder vierzehn Jahre alt war. Er nahm ihn von da an häufig zu Sportveranstaltungen und auch ins Geschäft mit, wo er zu sagen pflegte: „Dies wird dir eines Tages alles gehören, und je eher du weißt, worauf es ankommt, desto besser ist es für dich." Harold war seinem Vater viel zu verträumt. Der Vater ermahnte ihn häufig, sich mehr „zusammenzunehmen". Harold verehrte ihn wie einen Helden, und er litt darunter, dass er dessen Erwartungen enttäuschte. Doch Harold fiel es schwer, seine Zurückhaltung zu überwinden, und so waren die Ausflüge mit seinem Vater für ihn eine Mischung aus Freude und Qual. Harold sehnte sich nach größerer Zuwendung von seiner Mutter, die häufig ausging und sich offensichtlich so wenig für ihn interessierte, dass sie ihn noch nicht einmal tadelte, wie es sein Vater tat. Es war klar: Das Einzige, was sie von Harold erwartete, war, dass er ihr möglichst wenig unter die Augen kam. Wenn er gelegentlich einmal krank war – und Harold war ein eher kränkliches Kind –, dann kümmerte sie sich nur widerwillig und nur so lange um ihn, bis sie sich von einer Haushälterin ablösen lassen konnte.

Mit siebzehn Jahren zog Harold schließlich von zu Hause aus und ging ins College. Dort war er von Anfang an sehr erfolgreich, besonders in den Fächern Kunst und Theater. Obwohl er sehr schüchtern und ruhig war, kam er mit Henry, seinem energischen Zimmergenossen, gut aus. Ihm erzählte Harold, dass er gern Architektur studieren würde und wie sehr es ihn belaste, dass sein Vater damit nicht einverstanden sei. Harold träumte davon, eines Tages ein berühmter Architekt zu sein, der das Warenhaus seines Vaters zu einem schönen Gebäude umgestalten würde. Damit hoffte er doch noch zu erreichen, dass sein Vater auf ihn stolz wäre.

Als Harold an einem Donnerstagvormittag sein erstes Zeugnis erhalten hatte, das hervorragend ausgefallen war, beschloss er, einige Seminare zu schwänzen und vorzeitig zum Wochenende nach Hause zu fahren. Er wollte seinen Eltern so schnell wie möglich die guten Ergebnisse zu zeigen. Als er an jenem Nachmittag unerwartet ins Haus stürmte, fand er zu seinem Entsetzen seine Mutter im Bett mit seinem Onkel Alfred. Sie flehte ihn an, seinem Vater nichts davon zu erzählen. Harold nickte nur kurz zur Bestätigung, verließ fluchtartig das Haus und fuhr ins College zurück. Er weigerte sich, in den Frühjahrsferien nach Hause zu fahren. In einem Ferngespräch erzählte er seinem Vater, dass er zu viel zu tun hätte, und er schluckte seinen Schmerz herunter, als er die Enttäuschung wahrnahm, die in der Stimme seines Vaters mitschwang. Es stimmte tatsächlich, dass Harold viel zu tun hatte, doch das war nicht das Problem. Von dem verhängnisvollen Tage an, an dem Harold seine Mutter mit seinem Onkel im Bett überrascht hatte, war er von sexuellen Phantasien besessen, die er einfach nicht unter Kontrolle bekam. Aufgrund seiner streng religiösen Erziehung hatte Harold seine sexuellen Wünsche stets unterdrückt. Während seiner Schulzeit hatte Harold zwar schon mit Sheila Peterson, der Tochter eines Abteilungsleiters im Geschäft seines Vaters, erste sexuelle Erfahrungen gemacht, und beide hatten ihr Liebesverhältnis auch auf dem College fortgesetzt, das sie gemeinsam besuchten. Doch diese sexuellen Erfahrungen waren sowohl für Sheila als auch für Harold eher angstbesetzt als lustvoll gewesen, da beide empfängnisverhütenden Mitteln ablehnend gegenüberstanden. Sie fürchteten, dass Sheila schwanger werden könne und sie deshalb vorzeitig heiraten müssten.

Nachdem Harold nun aber Zeuge des Vorfalls mit seiner Mutter und seinem Onkel geworden war, wurde er von sexuellen Vorstellungen verfolgt. Sein Verhalten Sheila gegenüber wurde unberechenbar. Er verabredete sich mit ihr, war aber oft schnell beleidigt und zog sich dann zurück, sodass Sheila bald das Interesse an ihm verlor. Nachts hatte Harold Albträume, in denen er mit Sheila in obszöner Weise Geschlechtsverkehr hatte, während sein Vater ihnen zuschaute. Dabei war er selbst in seinen Träumen einmal seinem Onkel, ein anderes Mal einem Tier oder seinem Vater ähnlich. Mit diesen Träumen waren außerdem Vorstellungen von blutigen Messerstechereien verbunden. Harold vertraute diese Albträume seinem Zimmergenossen Henry an. Er vermied es aber, ihm etwas über die Affäre seiner Mutter mit seinem Onkel zu erzählen, da er sich durch die flehentliche Bitte seiner Mutter gebunden fühlte. Henry machte sich wegen Harold große Sorgen, doch er führte dessen gelegentliche Albträume und andere merkwürdige Verhaltensweisen darauf zurück, dass Harold begonnen hatte, Drogen zu nehmen. Dies war bei vielen Studenten nichts Ungewöhnliches, und Harolds Leistungen lagen nicht unter denen mancher Kommilitonen seines Semesters. Im Laufe der Zeit normalisierte sich Harolds Verhalten wieder etwas, was auch darauf zurückzuführen war, dass sein Interesse am Theater wieder gewachsen war und er in einigen Produktionen mitwirkte.

Doch dann geschah etwas Schreckliches: Otto Davis starb plötzlich an einem Herzinfarkt. Zur Beerdigung fuhr Harold nach Hause. Während der gesamten Beisetzungsfeier schien er von Trauer überwältigt zu sein. Gleichzeitig jedoch beobachtete er seine Mutter und seinen Onkel genau, und alle seine Gedanken kreisten um sie. Harold stellte sich vor, wie sie in der kommenden Nacht miteinander schlafen und sich über den Tod seines Vaters freuen würden. Er nahm sehr genau wahr, wie sein Onkel den Arm seiner Mutter festhielt, um sie zu stützen. Obwohl diese Besorgnis einer trauernden Witwe gegenüber nichts Ungewöhnliches war, stellte sich Harold die sexuelle Erregung vor, die die beiden dabei empfinden mussten. Hatte sein Vater etwa die Liebesbeziehung zwischen den beiden entdeckt, und war das der Grund für seinen Herzinfarkt gewesen? Oder, noch schlimmer, hatten sie seinen Vater vielleicht vergiftet, um ihn loszuwerden? In dem Augenblick, als der Sarg in das Grab hinabgelassen werden sollte, taumelte Harold nach vorn und forderte, die Beerdigung abzubrechen, damit eine Autopsie durchgeführt werden könne. Alle anderen Trauergäste waren über diese Forderung empört. Harold wurde festgehalten, gegen seinen erbitterten Widerstand in ein Auto gezerrt und nach Hause gebracht. Trotz seiner Proteste erhielt er eine Beruhigungsspritze. Später beschuldigte er den Hausarzt, mit seiner Mutter und seinem Onkel unter einer Decke zu stecken und eine falsche Todesursache auf dem Totenschein angegeben zu haben.

Bei der Verlesung von Otto Davis' Testament kam es zu einem weiteren Zwischenfall. Otto hatte es einige Jahre vor seinem Tod aufgesetzt. Mit Ausnahme des Hauses und der frei verfügbaren Geldmittel, die seine Frau erhalten sollte, steckte der größte Teil seines Vermögens im Warenhaus. Dies hatte Otto zu gleichen Teilen seiner Frau, seinem Bruder und seinem Sohn vermacht. Damit war die Auflage verbunden, sein Bruder Alfred solle das Geschäft weiterführen, dem Sohn des Verstorbenen gegenüber die Rolle des Vaters einnehmen und ihn ermutigen, später in das Geschäft einzutreten. Was diese letztwillige Verfügung so merkwürdig erscheinen ließ, war eine handschriftliche Ergänzung, die Otto wenige Monate vor seinem Tod hinzugefügt hatte und die besagte, Harold solle am Tage seiner Volljährigkeit 55 % der Geschäftsanteile erhalten und seine Mutter die restlichen 45 %. Dieser Zusatz war auf einem gesonderten Blatt vermerkt, und er wirkte eher wie eine persönliche Notiz als eine formale Ergänzung des Testaments, sodass die juristische Gültigkeit zweifelhaft war. Als der Notar das Testament verlesen hatte, erklärte er, Otto habe mit ihm einen Termin vereinbart, um sein Testament zu ändern, aber er sei vorher gestorben. Da Harold aber noch nicht volljährig sei, würden die Verfügungen in dem juristisch einwandfreien Teil des Testaments zunächst ausreichen. Bis zu diesem Zeitpunkt hatte Harold abwesend dagesessen und den Eindruck gemacht, ihn würde das Ganze nicht sonderlich interessieren. Als er aber die letzte Bemerkung des Notars gehört hatte, sprang er plötzlich auf und schrie, er sei nun der Erbe seines Vaters, er würde das Geschäft weiterführen, und sein Onkel sei entlassen. Seine Mutter versuchte, ihn zu beruhigen. Einige Minuten lang schien ihr das auch zu gelingen, und Harold schluchzte unkontrolliert in ihren Armen. Aber in dem Augenblick, in dem sie ihre Umarmung lockerte, ergriff Harold sie bei den Schultern und schüttelte sie so gewaltsam hin und her, dass sein Onkel eingriff.

Schließlich ging Harold ruhig schlafen, und einige Tage lang sah es so aus, als ob er keinen Ärger mehr machen würde. Er blieb zu Hause, begrüßte die Leute freundlich, die kamen, um ihr Beileid zu bezeugen. Er unterhielt sich sogar mit einigen von ihnen ausführlich und schien ihre trostreichen Worte und Ratschläge dankbar entgegenzunehmen. Mr. Petersen, Sheilas Vater, war es ein besonderes Anliegen, ein längeres Gespräch mit Harold zu führen, was dieser zu schätzen schien, auch wenn sie sich nicht über Sheila unterhielten, die im College geblieben war. Als Harold einige Tage später ins College zurückkehrte, wirkte er bedrückt, niedergeschlagen und abwesend, was für jemanden, der um seinen Vater trauert, völlig angemessen erschien. Nur Henry machte sich Sorgen. Er ging zum psychologischen Beratungsdienst des Colleges, denn wegen einiger merkwürdiger Äußerungen Harolds befürchtete Henry, Harold plane seinen Selbstmord. Nachts murmelte Harold häufig vor sich hin, stand oft auf und gestikulierte wild, als ob er sich mit seinem toten Vater unterhielte. Henry glaubte, Harold würde sich insbesondere deshalb Vorwürfe machen, weil er in den Frühjahrsferien, als sein Vater noch lebte, nicht nach Hause gefahren war. Henry und allen, die es hören wollten, erzählte Harold, dass er nichts tauge, weil er seinen Vater im Stich gelassen habe.

Auf Henrys ausdrückliches Drängen hin suchte Harold einen psychologischen Berater auf und erzählte ihm ausführlich, wie unzulänglich er sich verhalten habe, was für ein schlechter Sohn er sei usw. Der Berater war einfühlsam und bemühte sich hauptsächlich, Harold zu beruhigen. Nach einigen Sitzungen kam er jedoch zu der Auffassung, dass er nichts mehr tun könne, als Harold zu ermutigen, die Vorlesungen und Seminare wieder zu besuchen. Er war der Ansicht, es handle sich um einen ganz normalen Trauerprozess, den Harold durchmachen müsse. Auch Sheila versuchte, sich Harold gegenüber freundlich zu verhalten. Dieser begann sie daraufhin auf dem Campus zu verfolgen. Als es Sheila zu viel wurde, bat sie ihn so freundlich, wie sie nur konnte, damit aufzuhören. Völlig unerwartet stieg Harold einige Nächte später durch ein Fenster in das Studentinnenheim ein, schlich in Sheilas Zimmer und legte sich ohne ein Wort zu sagen zu ihr ins Bett. Sheila wachte auf und stieß einen lauten Schrei aus, der einige Studentinnen alarmierte, die Harold dann aus dem Zimmer drängten. Während Harold sich gegen die Frauen zur Wehr setzte, beschimpfte er sie in obszöner Weise und stieß ihnen gegenüber so wüste Drohungen aus, dass sie die Polizei zu Hilfe holten. Als Harold am nächsten Tag zum Dekan bestellt wurde, schien er wegen seines Verhaltens in der Nacht sehr zerknirscht zu sein. Er versprach, so etwas nie wieder zu tun, und gab sich so selbstkritisch, dass der Dekan ihn wieder gehen ließ. Er nahm an, Harold wäre noch immer verstört und verwirrt, weil er den Tod seines Vaters noch nicht verkraftet hätte.

Nach diesem Vorfall erweckte Harold den Anschein, nun wieder ganz der Alte zu sein: Er beteiligte sich wieder an der Theater-AG und übernahm eine Rolle in einem japanischen Stück, das zum Abschluss des akademischen Jahres aufgeführt werden sollte.

Am 10. Mai wurde Harold 18 Jahre alt und damit volljährig. Schon am frühen Morgen dieses Tages setzte er sich ins Auto und fuhr drei Stunden lang geradewegs zum Warenhaus der Familie. Er stürmte in Ottos ehemaliges Büro und verkündete der erstaunten Sekretärin, dass er vom heutigen Tage an der Geschäftsführer sei und sein Onkel Alfred mit sofortiger Wirkung entlassen wäre. Alfred war zu diesem Zeitpunkt nicht im Geschäft. Harold fing an, Schreibtischschubladen auszuleeren, Unterlagen zu zerreißen und alles, was ihm in die Hände kam, zusammenzuraffen. Danach ging er in das benachbarte Büro, riss alle Akten aus den Schränken und verstreute sie auf dem Fußboden. Die entsetzte Sekretärin lief hinaus und rief Mr. Petersen zu Hilfe. Als er in das Zimmer stürzte, versetzte ihm Harold einen Kinnhaken und beschuldigte ihn, seine Heirat mit Sheila nur begünstigt zu haben, um befördert zu werden. Es gelang der Sekretärin, einen Wachmann herbeizuholen, der Harold überwältigte, während dieser wild um sich schlug und die Sekretärin bedrohte. In diesem Augenblick kam Alfred herein und veranlasste, dass Harold in ein psychiatrisches Krankenhaus eingeliefert wurde. Dort beruhigte dieser sich und erklärte sich einverstanden, bis zum folgenden Tag zu bleiben. Der junge Psychiater, der sich am nächsten Tag mit Harold unterhielt, berichtete später, Harold sei „sehr einsichtig" gewesen. Harold hatte ihm von dem Testament seines Vaters erzählt und auch davon, wie sehr er sich seinem Vater gegenüber verpflichtet fühlte, die Leitung des Geschäfts zu übernehmen und seinen Onkel hinauszuwerfen. Dabei hatte Harold aber weder von dem geheimen Verhältnis seiner Mutter mit seinem Onkel gesprochen noch seinen Verdacht geäußert. Der Psychiater fand Harolds Vorschlag sehr vernünftig, sich von einem Anwalt beraten zu lassen, und entließ ihn mit einem Rezept für ein Beruhigungsmittel. Harold ging tatsächlich zu einem Rechtsanwalt, der ihm die Auskunft gab, dass er möglicherweise Recht habe, dass es aber lange Zeit dauern könne, bevor ein Gericht ihm die Leitung des Warenhauses zusprechen würde.

Nachdem Harold wieder ins College zurückgekehrt war, hatte er ein weiteres Gespräch mit dem psychologischen Berater, in dem es um seine „Explosion" an seinem 18. Geburtstag ging. Deswegen hatten sich schon seine Mutter und sein Onkel besorgt an das College gewandt. Aber auch diesmal war der Berater überzeugt davon, es hätte sich nur um einen weiteren kleineren Ausbruch der Gefühle von Trauer und Verwirrung gehandelt, die Harold im Zusammenhang mit dem Testament verspürt hatte. Der Berater bemühte sich, Harold klarzumachen, dass er noch drei Jahre studieren müsse und es deshalb ratsam sei, seinen Onkel das Geschäft zunächst weiterführen zu lassen. Dies würde umso mehr gelten, als seine Mutter damit einverstanden und Harold ja finanziell gut versorgt sei. Harold widersprach nicht und erweckte dadurch den Eindruck, er würde dem zustimmen. Nun waren in seiner Umgebung alle – einschließlich sein Zimmergenosse Henry – der Ansicht, Harold sei wieder so wie früher. Er nahm keine harten Drogen mehr, sondern nur noch die verordneten Beruhigungsmittel. Zwar wirkte er immer noch verschlossen, doch er lächelte hin und wieder und gab sich im Umgang mit anderen freundlich.

Sheila schrieb ihm einen Brief, in dem sie ihm alles Gute wünschte, obwohl ihre Beziehung ja nun zu Ende sei. Harold zeigte Henry diesen Brief, und abgesehen davon, dass er einige sarkastische Bemerkungen über Mädchen und Frauen machte, schien er davon nicht besonders irritiert zu sein.

Je näher das Ende des Semesters heranrückte, desto häufiger unterhielten sich die Studenten über ihre Ferienpläne. Harold antwortete immer nur sehr ausweichend, wenn er nach seinen Absichten gefragt wurde. Alle freuten sich auf die Theateraufführung zum Semesterschluss, in der Harold eine kleine Rolle im dritten Akt übernommen hatte. Kurz nach Beginn der Aufführung ging Harold in die Garderobe und legte das Samurai-Gewand mit dem Schwert an, das Leon, der die Hauptrolle spielte, im dritten Akt tragen sollte. Zu diesem Zeitpunkt befand sich Leon gerade auf der Bühne. In diesem Samurai-Kostüm stürzte Harold nun auf die Bühne, stach mit einem Springmesser auf Leon ein und verletzte ihn an der Halsschlagader. Danach drehte er sich herum, doch bevor er noch weitere Schauspieler angreifen konnte, wurde er von einem Dozenten überwältigt, der dabei ebenfalls durch Messerstiche verwundet wurde. Nachdem Harold in Handschellen von der Polizei abgeführt worden war, verhielt er sich ruhig, ohne allerdings eine Erklärung für sein Verhalten abzugeben.

Tragischerweise starb Leon einige Tage später im Krankenhaus. Der Dozent erholte sich von seinen Verletzungen. Harold wurde wegen Totschlags verurteilt und in eine psychiatrische Anstalt eingewiesen. Er zeigte Reue über Leons Tod und beteuerte, er hätte ihm gegenüber nie Feindschaft empfunden und könne sich nicht erklären, „was über ihn gekommen sei", als er sich auf ihn gestürzt habe. Leon war Sheilas Bruder. Er war ein beliebter Sportler im College gewesen und hatte sich ein- oder zweimal Harold gegenüber leicht arrogant verhalten, als dieser Sheila zu einer Verabredung abholen wollte. Doch Harold behauptete, er sei sich ganz sicher, dass dies nicht der Grund für seinen Angriff gewesen war.

Anmerkungen
zu Harold

Harolds Geschichte ist mir von Henry, Harolds Zimmergenossen, berichtet worden. Er hatte mich nach der Tragödie aufgesucht, weil ihm der Gedanke, er hätte sie verhindern können, Schuldgefühle bereitete. Als mir dann zwei weitere Studenten, die noch unter dem Schock der „Samurai"-Episode standen, davon erzählten, fiel mir die Ähnlichkeit zu Hamlet auf. Dies war für mich der Anlass, Hamlet zu analysieren und ihn mit Harold zu vergleichen. So wie Horatio im Theaterstück „Hamlet" war Henry ein Zuschauer, der sich über Harolds Verhalten Sorgen machte, die entscheidenden Informationen jedoch erst später bekam: Erst als Henry Harold nach Leons Tod in der Klinik besuchte, erzählte dieser ihm, dass er seine Mutter mit seinem Onkel im Bett überrascht hatte und glaubte, die beiden hätten seinen Vater vergiftet.

Wie Hamlet litt auch Harold unter der Gefühlskälte seiner Mutter und musste sein Verlangen nach Wärme unterdrücken. Auch Harold fand Rückhalt und Unterstützung nur beim Vater – zum Teil in Form von negativen Streicheleinheiten. Solange der Vater noch lebte, reichte dies aus, um Harolds Abwehrposition aufrechtzuerhalten, sodass er sich einigermaßen der Umwelt anpassen und bis zu einem gewissen Grad sogar den Druck seiner Wut auf die Mutter ertragen konnte. Wie Hamlet wird auch Harold auf seinen Vater eifersüchtig gewesen sein, doch diese Eifersucht wurde durch die Zuwendung, die er von ihm erhielt, kompensiert. Der Tod des Vaters beschleunigte bei beiden die Krise, die anfangs noch ohne Gewalt verlief.

Ich vermute, es war einfach Harolds Unglück, dass er seine Mutter und seinen Onkel im Bett überraschte und dass sein Vater so bald danach starb. Vielleicht wäre es sonst gar nicht zu dem gewalttätigen Ende gekommen. Harold hatte in der bildenden Kunst und in der Schauspielerei positive Betätigungsfelder für seine Kreativität gefunden und für seinen Wunsch sich auszudrücken. Er hätte durchaus durchs Leben gehen können, ohne jemals gewalttätig zu werden. Vermutlich wäre er ein Gefühlsausbeuter mit gelegentlichen „Depressionen" geworden. Mit etwas Glück hätte er genügend komplementäre Partner gefunden, die ihm die erforderliche Zuwendung gegeben hätten, um seine Sexualität positiv zu erleben und seine Wut und Eifersucht nicht gewalttätig ausdrücken zu müssen. Als Harold jedoch nach dem Tod seines Vaters noch zusätzlich unter einem Mangel an Zuwendung litt, brach seine Abwehrposition zusammen. In jeder der nun folgenden Krisen wurde deutlich, dass Harolds Abwehr in einer belastenden Situation – wie z. B. bei der Testamentseröffnung – nicht angemessen funktionierte und es ihm daher nicht mehr möglich war, sein Erwachsenen-Ich anstelle seines unterdrückten Kind-Ichs zu benutzen.

Eine alte Überlebensschlussfolgerung Harolds besagte, er müsse immer ein „guter Junge" sein. Daher fühlte er sich verpflichtet, noch lange nach dem Tod seines Vaters das Geheimnis seiner Mutter zu wahren. Eine weitere Überlebensschlussfolgerung, die es ihm verbot, seiner Mutter gegenüber negative Gefühle zu äußern, beachtete Harold auch dann noch, als er sehr ärgerlich auf sie war, weil sie vor dem Tod seines Vaters eine Liebesbeziehung mit seinem Onkel eingegangen war. Hier gibt es eine weitere Parallele zu Hamlet, wo der Geist – Hamlets Eltern-Ich – ihn eindringlich ermahnt, seiner Mutter nicht wehzutun, und ihm gleichzeitig erzählt, dass sie ihn betrogen hat. In beiden Fällen weiß der Sohn also, dass seine Mutter gegen sittliche Normen verstoßen hat, doch aufgrund eines inneren Anspruchs hält er sich an das Tabu und sagt ihr nicht, was er darüber denkt und fühlt.

Henry hatte alles getan, um Harold im College zu helfen. Er hatte ihn sogar dazu bewogen, den psychologischen Beratungsdienst aufzusuchen. Die Tragödie hätte vielleicht vermieden werden können, wenn der Berater Harolds abrupten Stimmungsumschwüngen und Verhaltenswechseln mehr Bedeutung beigemessen hätte, denn dies sind Vorboten, die ankündigen, dass in absehbarer Zeit Schlimmeres zu erwarten ist. Stattdessen wandte der Berater viel Zeit dafür auf, Harold (und sich selbst) zu versichern, dass nun wieder alles in Ordnung sei. In der Tat sind die Beratungsstellen für Studenten oft überlastet. So kann es passieren, dass jemand, der so sanftmütig und ruhig wirkt wie Harold, allzu schnell wieder allein gelassen wird, weil er ja „nur etwas Aufmerksamkeit brauchte", ohne dass genügend darüber nachgedacht wird, was hinter seinem Gefühlsausbruch gesteckt haben könnte. Der Berater hätte hellhörig werden müssen, als Harold sich entschuldigte und versprach, sich „nie wieder daneben zu benehmen". So etwas sagt ein Gefühlsausbeuter vom Charaktertyp 1 nur allzu gern, um im Austausch dafür die Streicheleinheiten für sein „braves" Kind-Ich zu erhalten, die dann seine Ersatzgefühle zum Teil wieder verstärken.

Der Berater war über Harolds Forderung nach einer Autopsie während der Beerdigung und dessen Verhalten bei der Testamentseröffnung informiert. Es wäre wichtig gewesen, mit Harold über die Gedanken und Vorstellungen zu sprechen, die er vor seinen Ausbrüchen hatte, die zwar „seltsam", aber noch nicht gefährlich waren. Wahrscheinlich hätte Harold dann genügend Vertrauen zu dem Berater entwickelt, um ihm das Geheimnis der Liebesaffäre zwischen seiner Mutter und seinem Onkel anzuvertrauen. Dann hätte der Berater mit Harold weiterarbeiten können. Stattdessen wurde Harolds Ersatzverhalten als „braver Junge" zusätzlich verstärkt und dadurch seine tatsächlichen Bedürfnisse noch stärker unterdrückt. Sogar nach den vergleichsweise gefährlichen Vorfällen, bei denen er in das Studentinnenheim eingestiegen war und Mr. Peterson angegriffen hatte, wäre Harold noch zu helfen gewesen. Er hatte sich dann stets im Ich-Zustand des verzweifelten Kindes befunden.

Gegenüber Mr. Peterson drückte Harold seine Wut auf eine Vaterfigur aus, auf die er seine Enttäuschung projiziert hatte. Diese Enttäuschung war vermutlich auf alten Ärger über das Verhalten seines Vaters in seiner Kindheit zurückzuführen sowie auch auf Ärger jüngeren Datums darüber, dass sein Vater ihn einfach „verlassen" hatte, indem er gestorben war. Als Harold zu Sheila ins Bett stieg, befand er sich im Kind-Ich-Zustand eines Babys, das mit seiner Mutter schmusen will. Als er dann aus dem Zimmer hinausgeworfen wurde, erlebte er noch einmal die Wut des Kindes, das aus dem Paradies vertrieben wird. Anschließend wechselte Harold in einen gewalttätigen Eltern-Ich-Zustand über, um seiner Wut Luft zu machen und seinem Bedürfnis, aus der Haut zu fahren.

Auch der junge Psychiater im Krankenhaus, dem Harold nach dem Vorfall im Warenhaus vorgestellt wurde, erkannte nicht die diagnostische Relevanz der wiederholten Stimmungsumschwünge, die schon zu relativ gewalttätigem Verhalten geführt hatten, und das bei einem jungen Mann, der in der Regel ruhig war und sich gut benahm. Er gab Harold ein paar Streicheleinheiten und ein Beruhigungsmittel, das Harold als „braver Junge" auch einnahm. Dadurch wurde jedoch das Muster, die innere Wahrnehmung unerlaubter Gefühle zu unterdrücken, wiederum verstärkt. Die Voraussetzungen für einen vulkanartigen Ausbruch lebensbedrohender Gewalttätigkeit waren damit geschaffen. So kam es schließlich zu dem fluchtartigen Wechsel in das zornige, rachsüchtige Eltern-Ich, das sich berechtigt fühlte, alle zu bestrafen, die es im Stich gelassen hatten. (Erinnern Sie sich daran, wie auch Hamlet sich plötzlich mit den Eigenschaften seines Vaters charakterisierte und nicht mehr mit seinen eigenen.)

Als Harold sich das Kostüm eines starken Samurai-Kriegers anzog, schlüpfte er gleichzeitig in sein selbstgerechtes Eltern-Ich, um Leon zu töten. Leon war eine Bruderfigur wie Alfred, den er beneidet hatte. Gleichzeitig war Leon die Verkörperung all jener Männer und Frauen, die Harolds lebenslange Sehnsucht nicht erfüllt hatten, die Sehnsucht, akzeptiert zu werden, ohne dafür die Wahrnehmung seiner Gefühle opfern zu müssen. In Verbindung mit seinem Wunsch, Leon zu vernichten, war Harold bereit, jeden, der sich ihm in den Weg stellte, umzubringen. Als er jedoch von der Autorität, der Polizei, überwältigt worden war, kehrte er zu seinem typgemäßen Zustand des mitleiderregenden Kindes zurück, den er seit seiner Kindheit immer wieder automatisch und allzu lange eingenommen hatte.

OTHELLO

Der Mohr Othello, ein erfolgreicher und angesehener Feldherr, steht im Dienst des Herzogs von Venedig. Als er den jungen Cassio anstelle seines Fähnrichs Jago zum Leutnant befördert, rächt sich dieser und verrät dem Senator Brabantio, dass Othello sich heimlich mit dessen Tochter Desdemona vermählt hat. Brabantio ist so entsetzt darüber, dass er Othello verklagt und mit Desdemona bricht. (Er hält Othello wegen seiner Herkunft und seiner Hautfarbe für unwürdig, sein Schwiegersohn zu sein. Stolz verweist Othello auf seine Taten, und als Desdemona sich vor dem Senat zu ihm bekennt, bricht Brabantio mit ihr. Er prophezeit, sie werde Othello eines Tages untreu werden, wie sie heute ihrem Vater Brabantio untreu geworden ist.)

Kurz darauf zieht Othello in die Schlacht, um Zypern gegen die Türken zu verteidigen. Desdemona reist mit ihm. Auf Zypern setzt Jago seine Intrigen fort. Von Jago betrunken gemacht, beginnt der vielbeneidete Cassio eine Schlägerei und wird daraufhin von Othello entlassen. Jago empfiehlt dem unglücklichen Cassio, Desdemona zu bitten, er möge sich bei Othello für ihn einsetzen. Jago richtet es so ein, dass er und Othello Cassios Unterredung mit Desdemona belauschen können und Othello den Eindruck gewinnt, die beiden hätten ein Verhältnis miteinander. Geschickt erreicht es Jago, Othello in seinem Verdacht zu bestätigen. Rasend vor Eifersucht setzt Othello schließlich seinen Racheplan in die Tat um und erwürgt Desdemona in ihrem Bett. Als Emilia, Jagos Frau, kurz darauf den wahren Sachverhalt aufdeckt und Othello klar wird, dass sein Verdacht ungerechtfertigt war, ersticht er sich aus Verzweiflung über seine Tat.

Die Dynamik
des Othello

Was geht in Othello vor, dass es zu dieser Tragödie kommt? Im Gegensatz zu Hamlet gibt es bei Othello keinen inneren Konflikt zwischen seinem Charaktertyp 2 (übersicher) und seiner Rolle als erfolgreichem General, der gerade zum Stadthalter von Zypern ernannt wurde. Er begibt sich dorthin als Sieger und als Ehemann der begehrenswerten und willfährigen Desdemona. Bestimmt hat sich Othello als Mohr in Venedig oft unwohl gefühlt. Es ist jedoch typisch für ihn, dass er dies zu vertuschen sucht, indem er sich seiner adligen Herkunft rühmt:

> *... ich entspross*
> *Aus königlichem Stamm, und mein Gestirn*
> *Darf ohne Scheu so stolzes Glück ansprechen*
> *Als dies, das ich erreicht. (I/2)**

Othello ist stolz auf sich und das, was er vollbracht hat. Er erkennt nicht, dass ein Teil seines übersicheren Verhaltens auch durch Ersatzgefühle geprägt ist – wie z. B. seine Illusion der Unverwundbarkeit, seine Arroganz und sein Mut. Diese Eigenschaften sind für ihn nützlich, da er ein Mensch vom Typ 2 ist und wegen seiner Erfolge bewundert wird. Othello kann es sich leisten, arrogant zu sein, denn er besitzt neben allem anderen auch Desdemonas Liebe, und beide sollten eigentlich glücklich und zufrieden zusammenleben. Selbstzweifel, wie sie Hamlet hat, lässt Othello nicht zu; und was andere über ihn denken, ist ihm gleichgültig. Über einen seiner Gefolgsleute sagt Othello:

> *Er mag sein Ärgstes tun;*
> *Der Dienst, den ich geleistet dem Senat,*
> *Schreit seine Klage nieder. (I/2)*

Othello geht davon aus, dass seine Gefolgsleute ihm treu ergeben sind. Warum sollte er sich also Gedanken darüber machen, ob jemand wie Jago es ihm verübelt, dass er Cassio an seiner Stelle befördert, oder wenn gemunkelt wird, er habe mit Jagos Frau geschlafen.

> *Jago: Den Mohren hass ich;*
> *Die Rede geht, er hab' in meinem Bett*
> *Mein Amt verwaltet – möglich, dass es falsch*
> *Doch ich, auf bloßen Argwohn in dem Fall,*
> *Will tun, als war's gewiss. (I/3)*

---

*Alle Zitate aus *Othello* sind der folgenden Ausgabe entnommen: Shakespeare, William: Othello. Übersetzt von Wolf Heinrich Graf Baudessin, herausgegeben von Dietrich Klose. Stuttgart: Reclams Universal-Bibliothek Nr. 21, 1986.

Jago ist sich seiner Gefühle von Hass, Neid und Eifersucht voll bewusst. Ihm ist ebenfalls klar, dass Othello solche Gefühle stets verdrängen musste, damit sie ihn nicht schon in der Kindheit oder während seines Aufstiegs überwältigten. Othellos Gemütsruhe sowie seine Haltung der Unangreifbarkeit sind Ersatzgefühle, welche die darunter liegenden, verwirrenden Gefühle überlagern und so verhindern, dass diese wahrgenommen werden. Mit Sicherheit hat Shakespeare geahnt, dass unter Ersatzgefühlen verdrängte Gefühle verborgen sind. Im Stück finden wir viele Hinweise darauf, z. B. wenn der Autor zeigt, wie Othello seine Eifersucht verleugnet. Shakespeare verleiht Jago die intuitive Ahnung, dass Othellos Eifersucht in Bezug auf Desdemona der Ansatzpunkt ist, um diesen aus der Fassung zu bringen. Zwar bestreitet Othello, eifersüchtig zu sein. Um diese verleugnete Eifersucht anzustacheln und Othello mit ihrer Hilfe zu vernichten, wendet sich Jago geschickt an dessen Eltern-Ich. Er schmeichelt ihm, indem er seine eigene Neigung zur Eifersucht eingesteht:

Wie's, ich bekenn es, stets mein Leben quält,
Fehltritten nachgehn; auch mein Argwohn oft
Aus nichts die Sünde schafft, dass Eure Weisheit
Auf einen, der so unvollkommen wahrnimmt,
Nicht hören mag; noch Unruh' Euch erbaun
Aus seiner ungewiss zerstreuten Meinung... (III/3)

Dabei entwickelt Jago eine Vorstellung davon, was Othello empfinden könnte, wenn er sich jemals die Erlaubnis gäbe, dieses Gefühl wahrzunehmen. Er sagt:

... Eifersucht,
dem grüngeaugten Scheusal, das besudelt
die Speise, die es nährt.
Für den, der immer fürchtet, er verarme -
Oh Himmel, schütz all meiner Freunde Herz
Vor Eifersucht! (III/3)

Othello tappt tatsächlich in die Falle. Er verstärkt seine Abwehr gegen dieses Gefühl, um zu verhindern, dass sie in sein Bewusstsein gelangen. Doch genau das wird zu seiner Achillesferse: In dem Moment, in dem solch ein Gefühl dann doch ausbricht, wird er nicht mehr in der Lage sein, angemessen damit umzugehen. Zunächst aber kann Othello noch auf Jagos angeblich unsicheres Kind-Ich einreden und die vorgebliche Sicherheit seiner eigenen Abwehrhaltung demonstrieren. Aus seinem übersteigerten Eltern-Ich behauptet er Jago gegenüber:

...das Wirken meiner Seele richte
Auf solch verblasnes, nichtiges Phantom...
Mein Leben soll aus Eifersucht bestehn?
Und wechseln, wie der Mond, in ew'gem Schwanken,
Mit neuer Furcht? Nein, einmal Zweifeln macht
Mich eins entschlossen.
Nicht weckt mir's Eifersucht,
Sagt man, mein Weib ist schön... (III/3)

Sogar Desdemona behauptet aufgrund ihrer früheren Erfahrung mit Othello, dass ihr *„edler Mohr... großgesinnt und frei vom niederen Stoffe der Eifersucht ... "* sei. Emilia fragt sie: *„Weiß er nichts von Eifersucht? "*, und Desdemona antwortet: *„Sog alle solche Dunst' ihm aus. " (III/4)*

Als Othello später annehmen muss, dass Desdemona ihm untreu ist, geht er damit so um, wie es seinem Charaktertyp 2 und seiner Rolle als mächtigem Macho-Mann entspricht: Er kündigt Taten an:

Find ich dich verwildert, Falk,
Und sei dein Fußriem' mir ums Herz geschlungen
Los geb ich dich, fleuch hin in alle Lüfte,
Auf gutes Glück! (III/3)

Geraten Personen vom Typ 2 unter eine so große Belastung, dass ihre existenzielle Abwehrposition bedroht ist, werden sie die Rigidität ihres kritischen, potenziell gewalttätigen Eltern-Ichs zunächst noch verstärken. Wenn aber die darunter liegenden Gefühle nicht mehr verdrängt werden können, wird eine Kampf-Flucht-Erstarrungs-Reaktion einsetzen, die zum Zusammenbruch oder zum Rückzug führt. Und so ist es auch bei Othello. Er verkündet zunächst, dass er auch ohne Desdemona auskommen kann. Wenn sie jemanden vorzieht, der jünger ist als er, nun gut. Er aber ist „groß", und er bestätigt sich selbst:

Lieber Kröte sein
Und von den Dünsten eines Kerkers leben,
Als dass ein Winkel im geliebten Wesen
Für andre sei. (III/3)

Doch bei Desdemonas Anblick ist er bewegt:

Ist diese falsch, so spottet sein der Himmel! -
Ich will's nicht glauben! (III/3)

Er reagiert mit körperlichen Symptomen, bekommt Kopfschmerzen, und Desdemona bemerkt, dass er mit matter Stimme spricht. Nun hat der Konflikt begonnen: Die verdrängten Gefühle der Eifersucht machen sich bemerkbar – zunächst körperlich, dann geistig. Gleichzeitig kommen ihm Zweifel:

Ich denke, mein Weib ist treu, und ist es nicht;
Ich denke, du bist brav, und bist es nicht;
Ich will Beweis.
Eh' ich zweifle, will ich sehn; zweifl ich,
Beweis:
Und hab ich den, so bleibt nichts anders übrig
Als fort auf eins mit Lieb' und Eifersucht ... (III/3)

Othello weist Jago an:

Schaff mir den sichtlichen Beweis ...
Sehn will ich oder mindestens Beweis,
An dem kein Häkchen sei, den kleinsten Zweifel
Zu hängen dran, sonst wehe deiner Seele! (III/3)

Liefert man ihm den Beweis, dann wird er mit dem selbstgerechten Eltern-Ich eines Menschen vom Charaktertyp 2 handeln und ohne weiteres Rache nehmen. Othello ruft aus:

> *Auf, schwarze Rach'! aus deiner tiefen Hölle!*
> *Gib, Liebe, deine Kron' und Herzensmacht*
> *Tyrann'schem Hass!*
> *Oh Blut, Blut, Blut...!*
> *So soll mein blut'ger Sinn in wüt'gem Gang*
> *Nie umschaun noch zur sanften Liebe ebben.*
> *Bis eine vollgenügend weite Rache*
> *Ihn ganz verschlang. (III/3)*

Doch was wird aus diesen Absichtserklärungen, als Jago den schlüssigen – von ihm selbst fingierten – „Beweis" für Desdemonas Untreue liefert? Geht es dann los mit Blitz und Donner, wie Othello es selbstgefällig angekündigt hatte, als er noch auf den endgültigen Beweis wartete und behauptete, seine Gedanken würden nie „zur sanften Liebe ebben"?

Anstatt in bewährter Macho-Manier zu reagieren, wird der große, starke Othello von den Gefühlen seines Kind-Ichs überwältigt und eine Fluchtreaktion setzt ein. Aufgewühlt von dem Schmerz über den Verlust und die Eifersucht, die er sich selbst nie eingestehen würde, bricht er voller Verzweiflung zusammen. Er ist verwirrt und versucht, sich dagegen zu wehren:

> *Nicht Wahnbilder, die mich so erschüttern!*
> *Hu! Nasen, Ohren und Lippen: ist es möglich?*
> *Eingestehn – Tuch – o Teufel! (IV/1)*

Danach fällt Othello in Ohnmacht. Dass es sich dabei um einen Krampfanfall mit vorübergehender Bewusstlosigkeit handelt (im englischen Original „epilepsy"), wird auch aus der folgenden Beschreibung Jagos deutlich:

> *Der Feldherr stürzte jetzt in Krämpfen hin;*
> *Dies ist seit gestern schon sein zweiter Anfall. (IV/1)*

Mit dieser heftigen Reaktion wechselt Othello aus dem übersicheren Eltern-Ich in das regredierte, hoffnungslose Kind-Ich. Die Gefühle, die er seit seiner Kindheit unterdrückt hat und die aus frühen, verdrängten Verlusterfahrungen jener Zeit stammen, verbinden sich mit seiner aktuellen Furcht, Desdemonas Liebe verloren zu haben. Da Othello seine alten, nicht anerkannten Verlustgefühle zeitlebens aus seinem Bewusstsein ferngehalten hat, brechen sie nun aus wie ein Vulkan. Othello verhält sich jetzt wie ein Kind von zwei Jahren oder jünger. Man beachte, wie meisterhaft Shakespeare die Regression darstellt: Beim Erwachen aus der Ohnmacht spricht Othello abgehackt und verwendet Wörter, die dem Vokabular eines Kindes entsprechen. Hier wird wieder einmal Shakespeares geniale Beobachtungsgabe deutlich, denn offensichtlich wusste er intuitiv, dass jemand wie Othello so extrem aus seinem „Kind-Ich" heraus auf ein Ereignis reagieren muss, das sich ihm als unwiederbringlicher Verlust darstellt.

Bei vielen Menschen vom Typ 2 führt eine solche Reaktionsweise zunächst zu einem totalen Rückzug und dann zum Selbstmord, der ohne Vorankündigung plötzlich und geschickt begangen wird. Hierzu trägt nicht zuletzt auch ein getrübtes Eltern-Ich bei. Für diese Art Menschen gibt es kein Zurück mehr und Außenstehende wundern sich oft: „Wer hätte das gedacht; er war doch so stark und hatte die Fähigkeit, Verluste zu überwinden, usw." Wenn der künstlich aufrechterhaltene Stolz solcher Personen schwer erschüttert wird, fällt die scheinbar so starke Persönlichkeitsstruktur in sich zusammen wie ein Ballon, dem die Luft ausgeht. Außerdem kommt es zu intensiven, verdeckten Schamreaktionen darüber, „versagt" zu haben, selbst dann, wenn dies objektiv gesehen gar nicht der Fall ist. Desdemonas vermeintliche Untreue ist ein schwerer Schlag für Othellos Selbstwertgefühl, und so erlebt er sie als eigenes Versagen. Beachten Sie, wie offen im Gegensatz dazu eine Person vom Typ 1 – wie Hamlet – ihr geringes Selbstwertgefühl zur Schau stellt. Hamlet möchte öffentlich weinen und macht sich sogar noch Vorwürfe, dass er dies nicht so gut kann wie die Schauspieler des „Spiels im Spiel" über den Tod der Hekuba. Für einen Menschen vom Typ 2 hingegen wäre eine solche „Schwäche" eine unverzeihliche Schande. Er fühlt sich ausgeliefert.

Shakespeare ging offensichtlich sehr bewusst vor. Er schreibt Jago eine feinsinnige, psychologische Kenntnis zu, damit dieser erfolgreich seine schädlichen Interventionen fortsetzen kann, die bei Othello ein gefährliches Verhalten bewirken. Als Othello aus seiner Ohnmacht erwacht, schämt er sich offensichtlich, denn er fragt Jago: *„Sprichst du mir Hohn?"* Jago protestiert heuchlerisch und fügt hinzu: *„Ich wollt, Ihr trügt Euer Schicksal wie ein Mann!"* *(IV/1)*

Diese Bemerkung zielt darauf ab, Othellos Gefühle der Scham zu verstärken. Während Othello noch versucht, seine Fassung wiederzugewinnen, erzählt ihm Jago, dass auch Cassio ihn in dieser erniedrigenden Situation gesehen habe:

Indes Ihr ganz von Eurem Gram vernichtet'
ein Ausbruch wenig ziemend solchem Mann... (IV/1)

Diese Äußerung trägt dazu bei, dass Othello sich noch mehr schämt. Natürlich kommt dies Jagos Absicht entgegen. Denn dadurch wird Othellos Eltern-Ich erneut aktiviert, das ihn aufstachelt, seine Ehre wiederherzustellen, indem er Desdemona tötet, bevor er sich selbst umbringt.

Im Gegensatz zu Hamlet, der Menschen tötet, die ihm in Wirklichkeit nichts bedeuten, will Othello den einzigen wichtigen Menschen in seinem Leben vernichten, bei dem er schließlich die wahre Liebe gefunden hat. Es ist ihm nicht bewusst, dass er damit Desdemona für alle Versagungen, die er in seiner Kindheit erfahren hat, bestrafen will. Sie war der Quell seines Lebens geworden, und der Mord, den er an ihr begeht, ist typisch für eine Tötung aus Leidenschaft, die aufgrund von Projektionen nicht wahrgenommener Selbstzweifel geschicht. In dem geliebten Menschen wird der Teil der eigenen Persönlichkeit getötet, von dem man geglaubt hatte, dass der andere ihn verkörpere. Mit anderen Worten: Desdemona war zu dem Teil Othellos geworden, den er nicht anerkennen konnte. Sie verkörperte seine Ängste, seine Schwäche und seine Liebesfähigkeit. In seiner poetischen Sprache lässt Shakespeare Othello dies so sagen:

Doch da, wo ich mein Herz als Schatz verwahrt –
Wo muss ich leben oder gar nicht leben:
Der Quell, aus dem mein Leben strömen muss,
Sonst ganz versiegen – da vertrieben zu sein ... (IV/2)

Vertrieben zu sein – das bedeutet für ein Kind den sicheren Tod. Othello musste während seiner gesamten Entwicklung die gefährliche Angst verleugnen, die daraus erwuchs, dass er tatsächlich als Kind vertrieben worden war. Wir können seinen früheren Schilderungen jedoch entnehmen, welche fürchterlichen Erfahrungen er dabei gemacht haben muss:

So sprach ich denn von manchem harten Fall,
Von schrecklicher Gefahr zu See zu Land;
Wie ich ums Haar dem drohn'den Tod entrann;
Wie mich der stolze Feind gefangen nahm
Und mich als Sklav' verkauft ... (I/3)

Sein Schutzmechanismus ist auch der Grund dafür, dass Othello sich keine Schwäche erlauben kann. Jago setzt nun seine negative Unterstützung fort und drängt Othello: „Mein Feldherr, seid ein Mann!", und stachelt ihn nach weiteren Anspielungen auf:

Sonst denk' ich, Ihr seid ganz und gar nur Wut
Und nichts von einem Manne ... (IV/1)

Worauf Othello antwortet:

Ich will höchst schlau jetzt den Geduld'gen spielen,
Doch, hörst Du's? dann den Blut'gen ... (IV/1)

Von Jago gedrängt, kehrt Othello zu seiner existenziellen Abwehrposition zurück. Wie wir jedoch deutlich erkennen können, ist der Panzer seiner rigiden Charakterstruktur durchlöchert worden. Es kommt zu Stimmungsumschwüngen, die denen von Hamlet entgegengesetzt sind: Hamlet wechselt vom gefühlvollen Kind-Ich ins rächende, zornige, erbarmungslose Eltern-Ich. Othello hingegen klammert sich zwar an das Selbstbild seines zornigen und rachsüchtigen Eltern-Ichs, doch die darunter liegenden Gefühle seines Kind-Ichs werden immer deutlicher erkennbar, während er zwischen beiden Ich-Zuständen hin und her wechselt:

> *... sie soll nicht leben.*
> *Nein, mein Herz ist zu Stein geworden;*
> *Ich schlage daran, und die Hand schmerzt mich.*
> *Oh, die Welt besitzt kein süßeres Geschöpf,*
> *sie hätte an eines Kaisers Seite ruhen und ihm*
> *Sklavendienste gebieten können. (IV/1)*

Jago aber setzt seine Intrige fort, indem er Othellos pseudo-starkes Eltern-Ich herausfordert und sagt: „Nein, daran müsst Ihr nicht denken!" Mit anderen Worten: Dein Kind-Ich soll niemals von Desdemona abhängig sein. Nach dem Satz „Sie sei verdammt!" kehrt Othello dennoch wieder zu seinem klagenden Kind-Ich zurück:

> *Ich sage nur, was sie ist: – So geschickt mit*
> *ihrer Nadel! – Eine wunderschöne Tonkünstlerin! –*
> *Oh! Sie würde die Wildheit eines Bären zahmsingen!*
> *Von so feinem, herrlichem Witz, so geistreich!*

Und weiter:

> *Aber, wie schade dennoch, Jago! – Oh, Jago!*
> *Wie schade, Jago! (IV/1)*

Natürlich geht Jago nicht auf diese pathetischen Worte ein, sondern er wird sarkastisch und stiftet Othello zu dem Plan an, Desdemona doch zu töten:

> *Diese Nacht, Jago...*

Hier können wir deutlich erkennen, wie Othellos zarte Gefühle im Gegensatz zu seiner bisherigen übersicheren Einstellung seine rigide Charakterstruktur auflösen.

In der Szene zu Beginn des Stückes, in der Othello dem Herzog erklärt, warum er Desdemona heiraten möchte, wird deutlich, dass Desdemona von Othellos Abenteuern beeindruckt ist und dass Othello sie deshalb liebt – ein wahrhaft arroganter Grund! Und auch später, als Othello den Herzog bittet zu erlauben, dass Desdemona ihn nach Zypern begleitet, tut er dies angeblich, um sie zu retten:

> *Der Himmel zeuge mir's, dies bitt' ich nicht,*
> *Den Gaum' zu reizen meiner Sinneslust,*
> *Noch heißem Blut zuliebe. (Jungen Trieben*
> *selbstsüchtiger Lüste, die jetzt schweigen müssen.)*
> *Nur ihrem Wunsch, willfährig hold zu sein. (I/3)*

Hier tut Othello so, als habe er keine eigenen Bedürfnisse und als wäre es für ihn selbst nicht wichtig, dass Desdemona mit ihm fährt. Schon hier hätten wir Tapferkeit, Härte und Mut als Ersatzgefühle erkennen können, doch wir hätten noch keinen Hinweis gehabt, welche Gefühle darunter liegen. Nun aber, da Othellos Verzweiflung durchbricht, können wir sehen, dass es sich – wie Jago richtig vermutete – um Eifersucht handelt und um die Fähigkeit zu Sanftheit und zu tiefer Liebe, die er sich vorher nicht erlaubt hatte. Othello hatte bei Desdemona angefangen, Liebe und Vertrauen zu entwickeln. Unglücklicherweise führt dies auch dazu, dass er Jago vertraut. Othellos Kind-Ich verfügt nicht über die Fähigkeit zu erkennen, wem er trauen kann und wem nicht, weil er es sich als Kind so selten gestattet hat, diese Fähigkeit zu üben.

So glaubt er Jagos falschen Beweisen mit der Naivität eines Unwissenden. Im Gegensatz dazu verfügt Hamlet über eine gute Intuition. Er kann zwischen falschen Freunden wie Rosenkrantz und Güldenstern und einem loyalen Freund wie Horatio unterscheiden. Nachdem der starke Panzer der Unverwundbarkeit durchbrochen ist, wird Othello klar, dass er nicht länger der sein kann, der er bis dahin zu sein glaubte.

> *Und ich erfuhr es nicht. Oh nun, auf immer,*
> *Fahr wohl, du wallnder Helmbusch, stolzer Krieg,*
> *Der Ehrgeiz macht zur Tugend. Oh, fahr wohl! (III/3)*

Obwohl sich Othello jetzt sehr bemüht, seine frühere Haltung beizubehalten und kalt und ruhig zu sein, wie er es Jago gegenüber angekündigt hat, nehmen seine Stimmungsumschwünge dennoch zu. Ohne äußerlich erkennbaren Grund gerät er in Wut. Unbeherrscht schlägt er Desdemona in Gegenwart der erstaunten Würdenträger aus Venedig, die ihn bisher nur als jemanden kannten, den die Leidenschaft nicht überwältigen kann.

Shakespeare zeigt, dass es bei Othello viele Warnsignale in Form von Wutausbrüchen gibt, sodass man ihm hätte helfen können, wenn man dies gewollt hätte. Auch Desdemona, das zukünftige Opfer, ist gewarnt, nicht nur durch die Schläge, sondern auch durch die Art und Weise, wie Othello mit ihr redet. Sie sagt:

> *Dein Wort versteh' ich nicht! Doch aus dem Wort*
> *Tönt wilde Furie. (IV/2)*

Desdemona bemerkt den ungewöhnlichen Stimmungsumschwung bei Othello, der sich aus seinem verzweifelten Kind-Ich heraus weinend an sie wendet:

> *Oh, Desdemona! Hinweg, hinweg, hinweg! (IV/2)*

Doch Desdemona versteht die Signale nicht. Sie verfügt zwar über eine schärfere Wahrnehmungsfähigkeit, eine größere Intuition und auch über mehr Klugheit als Ophelia. Aber ihre Persönlichkeit vom Typ 1 ist unentwirrbar verwoben mit ihrer kulturellen Rolle der ergebenen Ehefrau. Dazu kommt, dass sie auf Zypern niemand anderen als Othello hat, der ihr nahesteht und von dem sie Schutz erhalten kann. In Desdemonas Dialogen mit ihrer Zofe Emilia kommt dies klar zum Ausdruck. Emilia besitzt als Zofe jedoch nicht die Autorität, Desdemona dazu zu bewegen, etwas gegen die drohende Gefahr zu tun, die sie beide verspüren. Sie protestiert zwar, als Desdemona sie vor dem Zubettgehen entlässt, aber als Dedemona sagt: *„Er gab mir den Befehl"*, antwortet sie nur: *„Hättet Ihr ihn doch nur nie gesehen!" (IV/3)*

Desdemona äußert Emilia gegenüber ihre Ahnung, sie könne ermordet werden:

's alles eins. – Ach! was wir töricht sind!
Sterb' ich vor dir, so bitt' dich, hülle mich
In eins von diesen Tüchern. (IV/3)

Emilia hat dafür nur die abwertende Antwort übrig: „Kommt, Ihr schwatzt!" Sie begreift die verborgene Botschaft auch dann nicht, als Desdemona ihr die Geschichte von Bärbel erzählt:

Sie war verliebt,
Besessen war ihr Schatz ... (IV/3)

Wir ahnen nun, dass es nicht nur deshalb zu dem Mord kommen wird, weil Othello krank ist, sondern auch, weil Desdemona bereit ist, sein Opfer zu werden. Die Intuition ihres Kind-Ichs und ihr Erwachsenen-Ich können in dieser Situation nicht miteinander kommunizieren – möglicherweise, weil es in ihrem Kind-Ich ein falsches, archaisches Gefühl gibt, dass sie eine Strafe verdient. Vermutlich hat Desdemona Schuldgefühle, weil sie sich ihrem Vater widersetzt und ihn verlassen hat, um Othello zu heiraten. Hat Desdemona den unbewussten Wunsch, dafür bestraft zu werden? Oder fühlt sie sich unbewusst schuldig am Tod ihrer Mutter, weil ihr eigenes Verhältnis zu ihrem Vater so eng war? Wir wissen nichts über ihre Mutter, außer, dass sie bereits tot ist; doch es scheint bedeutsam, dass Desdemona sich mit deren Dienerin identifiziert, die in Vorahnung ihres Todes das Lied von der Weide singt. Später wird auch klar, dass Desdemonas Vater aus Gram über ihre Ehe mit Othello gestorben ist. Gratiano (ein Verwandter):

Gut, dass dein Vater starb;
Dein Bündnis ward ihm tödlich; Gram allein
Zerschnitt den alten Faden... (V/2)

Wir können Desdemona gut mit Hamlet vergleichen, denn beide sind als Personen vom Charaktertyp 1 abhängig und rebellisch zugleich und ziehen entsprechend ihrer existenziellen Abwehrposition die Rolle des Opfers vor. Trotz ihrer Intuition und Intelligenz erhoffen beide eher Hilfe von anderen, als dass sie ihr eigenes Erwachsenen-Ich benutzen, um sich von tyrannischen Ansprüchen zu befreien. Außerdem ist Des-

demona in ihrer passiven Rolle als Ehefrau gefangen, auf Zypern iso-
liert und von ihren früheren Verbindungen abgeschnitten, was sie zusätzlich hilflos macht.

So ist denn Desdemona bereit, zum Opfer zu werden, anstatt ihr Erwachsenen-Ich zu benutzen, um den Mord zu verhindern. So hätte sie
z. B. Emilia bitten können, in Rufweite zu bleiben, um so bei Bedarf
Hilfe holen zu können.

Statt nach einem Ausweg zu suchen, lässt Desdemona sich auf
lange Transaktionen mit Othello ein. Dabei ist sie sich der Gefahr, die
von Othellos ungewöhnlichem Verhalten ausgeht, voll bewusst:

Ach, warum nagst du so die Unterlippe?
Dein ganzer Bau erbebt in blut'ger Wut.
Das sind Vorzeichen; doch ich hoff', ich hoffe,
Sie deuten nicht auf mich. (V/2)

Nun zurück zu Othello, der sich anschickt, Desdemona zu töten. Bei
ihm kommt deutlich zum Ausdruck, wie er zwischen seinen Gefühlen
von Liebe und Hass hin- und hergerissen wird, weil er der Eroberte und
nicht der Eroberer ist. Dann erwürgt Othello Desdemona im Hochzeits-
bett.

Shakespeare beweist auch hier wieder einmal seine Größe, indem er
Othello nach dem Mord nicht triumphieren lässt: Statt dessen verfällt
der Held in grenzenlose Verzweiflung über seinen Verlust. Und genau
dies ist der Umschwung, zu dem es bei Menschen seines Charaktertyps
in einer solchen Situation kommt. Er fällt in die unendliche Einsamkeit
seines hoffnungslosen „Kind-Ichs", das versucht hat, über seine Fähigkeiten hinaus stark und allmächtig zu sein. Othello klagt:

Mein Weib! Mein Weib! –
Welch' Weib? Ich hab' kein Weib! (V/2)

Als Emilia und die anderen wieder eintreten, kehrt Othello in sein ge-
wohntes Eltern-Ich zurück. Er befiehlt Emilia: „Am besten wohl, du
schweigst!" Aber bald überfällt ihn wieder die Verzweiflung, und es
kommt zu einem schnellen Wechsel der Ich-Zustände. Er wirft sich auf

das Bett und heult „Oh! Oh! Oh!" wie ein Kind, das sich nicht anders ausdrücken kann. Dann kehrt er ins Eltern-Ich zurück und schreit: „Sie war schlecht!", um sich danach in einer Weise selbst zu verdammen, wie er es vorher niemals getan hätte:

> *Peitscht mich, ihr Teufel,*
> *Weg von dem Anblick dieser Himmelsschönheit!*
> *Stürmt mich in Wirbeln! Röstet mich in Schwefel,*
> *Oh Desdemona, Desdemona, tot?*

Und später:

> *Oh Tor! Oh, blöder Tor! (V/2)*

Doch unmittelbar bevor Othello stirbt, kehrt er zu seinem Charaktertyp zurück: Da man ihm sein Schwert entrissen hat, tötet er sich mit einem Messer, das er versteckt bei sich trägt. Die Gewalttätigkeit des erfolgreichen Kriegers richtet sich nun gegen ihn selbst. Dabei verleugnet er wiederum seine weichen Gefühle und erkennt die „verbotene" Eifersucht nicht an:

> *Sprecht von mir ...*
> *Von einem, der nicht klug, doch zu sehr liebte;*
> *Nicht leicht argwöhnte, doch einmal erregt,*
> *Unendlich raste ... (V/2)*

Er rationalisiert die Tatsache, dass er geweint hat, und weist die anderen darauf hin, dass dies eigentlich nicht seine Art sei:

> *... des Überwund'nen Auge*
> *Sonst nicht gewöhnt zu schmelzen, sich ergeußt*
> *In Tränen ... (V/2)*

Bevor er sich ersticht, erinnert er die Umstehenden schließlich noch an seine Loyalität gegenüber Venedig:

> *... dass in Aleppo, wo*
> *Ein gift'ger Türk in hohem Turban einst*

'nen Venetianer schlug und schalt den Staat –
Ich den beschnittenen Hund am Hals ergriff
Und traf ihn – so! (V/2)

Dies sagt der Mohr, dessen Kind-Ich sich doch zu gewissen Zeiten eher mit dem „Türk im hohem Turban" identifiziert haben muss als mit den sanften, höfischen Venetianern, zu denen Desdemona gehörte.

Selbst Othellos Tod wohnt noch eine doppelte Bedeutung inne: Er bringt sich auf eine noble Weise um und sagt gleichzeitig, dass dies die Art sei, auf die er „den beschnitt'nen Hund" getötet habe.

So stirbt Othello, ohne die Selbsterkenntnis erreicht zu haben, die ihm im Leben hätte helfen können. Doch die Verleugnung menschlicher Gefühle wie Liebe und Eifersucht war für ihn in der Kindheit die einzige Möglichkeit gewesen zu überleben.

GEORGE

George Goldberg kam im Jahre 1924 in die Vereinigten Staaten. Er war zu dieser Zeit sechzehn Jahre alt und gehörte zu einer Gruppe von sechzig gleichaltrigen, jüdischen Jungen, die damals alljährlich Rumänien verlassen durften. Dieses Auswanderungsprogramm war von Bernard Gottesmann, dem Präsidenten der jüdischen Gemeinde in Galatz, entwickelt worden. Es sah vor, dass 60 Farmerfamilien im Mittleren Westen der USA jeweils die Kosten für die Überfahrt eines Jungen bezahlten, ihn zwei Jahre lang bei sich aufnahmen, ihm Verpflegung und Unterkunft gewährten sowie ein kleines Entgelt für seine Arbeit auf der Farm zahlten. Die Plätze dieses Auswanderungsprogramms waren sehr begehrt, denn mit achtzehn Jahren wurden die Jungen für drei bis fünf Jahre in die rumänische Armee eingezogen. Dort wurden Juden misshandelt und gequält. Viele von ihnen wurden mit unheilbaren Lungen- und Nierenschäden entlassen, die auf Schläge, Tritte und andere Misshandlungen zurückzuführen waren.

Obwohl George der älteste Sohn und eine Art Schlichter in seiner streitsüchtigen Familie war, waren alle froh, als er unter Hunderten von Bewerbern ausgesucht wurde. George kam zu einer Familie Rasmussen in Nebraska. Er arbeitete dort hart, wurde aber gut behandelt, und als sein zweijähriger Vertrag auslief, hätte ihn die Familie Rasmussen gern weiterbeschäftigt. Doch George träumte vom Erfolg in einer großen Stadt, und zwar in Chicago, das ihn auf der Durchreise nach Nebraska stark beeindruckt hatte. Der einzige Job, den er dort finden konnte, war der eines Laufburschen für ein Lebensmittelgeschäft. Dies war der Beginn einer jener typischen Erfolgsstorys, die immer wieder von Einwanderern aus dieser Zeit erzählt werden. Innerhalb weniger Jahre war George Besitzer eines kleinen, florierenden Lebensmittelladens geworden. Trotz der Depression, die damals in den Vereinigten Staaten herrschte, gelang es George, der Tag und Nacht hart arbeitete, eine Kette von Lebensmittelgeschäften aufzubauen. Im Jahre 1940 war George 32 Jahre alt und schon ein reicher Mann. In der Zwischenzeit hatte er seine Eltern und Geschwister aus Rumänien herübergeholt. Die Familie hatte sich in New York niedergelassen und George wohnte nach wie vor in Chicago.

George war sehr großzügig: Er schickte seine Brüder und Schwestern aufs College und kaufte sogar neue Landmaschinen für Farmer Rasmussen, mit dessen Familie er all die Jahre in Kontakt geblieben war. Ansonsten kümmerte sich George fast ausschließlich um sein ständig expandierendes Geschäft, das für ihn sein Leben ausmachte. Dennoch meldete er sich im Dezember 1941, nach dem Angriff auf Pearl Harbor, freiwillig zur Armee. Er war älter als die anderen Rekruten, doch er wollte seine „Dankesschuld" zurückzahlen und leistete ungefähr zwei Jahre lang Wehrdienst. Sein Unternehmen stagnierte während seiner Abwesenheit, doch es war so viel Substanz vorhanden, dass George es nach seiner Entlassung weiter ausbauen konnte. Er gründete weitere Supermärkte und wurde schließlich Millionär.

Während seines Wehrdienstes hatte George geheiratet. Seine Frau Dorothy und er hatten zwei Kinder, und auch wenn George sich weiterhin viel um seine expandierenden Geschäfte kümmerte, war er ein begeisterter Familienvater. Alles war in bester Ordnung, bis sich eines Tages ein schrecklicher Unfall ereignete: Dorothy hatte die Kinder von der Schule abgeholt, als ihr auf der Landstraße ein Lastwagen entgegenkam und in ihren Wagen hineinraste. Alle drei waren sofort tot.

George war von Trauer und Schmerz überwältigt. Dennoch stürzte er sich noch mehr in die Arbeit. Sie wurde zu seiner Leidenschaft. Er war nun nicht mehr damit zufrieden, die Kette seiner Supermärkte zu erweitern, sondern betrieb auch noch die Herstellung und Weiterverarbeitung von Lebensmitteln. Darüber hinaus baute er ein Netz von Läden auf, in denen kalorienarme Fertiggerichte verkauft wurden. Als Leiter für diesen Geschäftsbereich stellte George einen jungen Mann namens Elliot Amsley ein, der einen starken Eindruck auf ihn machte, weil er ein gepflegtes Erscheinungsbild mit Ehrgeiz und dem Willen verband, fast so hart zu arbeiten wie er selbst. Obwohl George ein Selfmademan mit geringer Schulbildung war und Elliot die Harvard-Universität besucht hatte, kamen die beiden gut miteinander aus. George stellte sich vor, dass sein Sohn so wie Elliot geworden wäre, und er machte diesen schließlich zum Teilhaber seines gesamten Imperiums. Stolz stellte er Elliot in Aussicht, dass ihm eines Tages alles gehören würde, denn Georges Angehörige verdienten in anderen Berufszweigen gut und waren an seinen Geschäften nicht interessiert. George wollte keine Beziehung mehr eingehen und konnte sich daher nicht vorstellen, einen anderen Erben zu haben.

Doch dann geschah es, dass sich George im Alter von 50 Jahren Hals über Kopf in Susan verliebte. Susan war damals 25 Jahre alt. Sie war nach Chicago gezogen, um der erdrückenden Enge ihrer blaublütigen und angesehenen Familie zu entkommen und ihr eigenes Leben zu führen. Sie hatte sich für den Posten der Geschäftsführerin eines der Diät-Center in Georges Konzern beworben. Zufällig war der Personalleiter krank, sodass George selbst das Einstellungsgespräch führte. George war von Susans Schönheit und Gelassenheit überwältigt und bevor er wusste, was er tat, hatte er sie schon zum Essen eingeladen. Was dann folgte, ist klar: Drei Monate später heirateten sie. Susan war für George die strahlende Prinzessin, von der er sein Leben lang geträumt hatte. Seine Gefühle für Susan waren viel lebendiger als die, welche er seiner verstorbenen Frau gegenüber verspürt hatte. George machte sich einige Gedanken darüber, dass er doppelt so alt war wie Susan, doch er fühlte sich verjüngt und sicher, dass sie ihn ebenfalls liebte. Und so war es auch: Susan war fasziniert von der Aura des Erfolgs und des Selbstvertrauens, die George umgab, von seinen Leistungen beim Aufbau des Geschäftsimperiums und von den Innovationen, mit denen er es ständig verbesserte.

Susan selbst engagierte sich stark in der Weiterentwicklung der Diät-Zentren. Doch schon bald bedrückte es sie, dass George außer für seine Geschäfte nur noch für sie Interesse zeigte – und dies in einer Art und Weise, die sie als sehr besitzergreifend empfand. Susan versuchte ihren Mann auch für andere Dinge zu interessieren und bezog Elliot in dieses Bestreben ein. In Chicago war kurz zuvor eine Operngesellschaft gegründet worden, die sich von Anfang an in chronischer Geldnot befand. Susan drängte George, im Vorstand dieser Gesellschaft mitzuarbeiten, und er stiftete als Mäzen große Summen. Doch leider entwickelte George weder eine Vorliebe für die Oper noch fürs Theater, und es passierte oft, dass er während einer Aufführung einschlief. Es dauerte nicht lange, da begleitete Elliot Susan zu Opernaufführungen und anderen Anlässen, während George in seinem Büro arbeitete und sich erst anschließend mit beiden zum Essen traf. George kam niemals auf die Idee, auf die wachsende Freundschaft zwischen Susan und Elliot eifersüchtig zu sein. George betrachtete die beiden eher mit den gütigen Augen eines Vaters: Er sah sie als Bruder und Schwester und machte lediglich manchmal Witze über ihre „Verschwörung", ihm Bildung vermitteln zu wollen.

Das tragische Ende kann man sich leicht vorstellen: George war oft geschäftlich auf Reisen und Susan begleitete ihn gewöhnlich, wenn er in Europa zu tun hatte. Kurz vor einer dieser Reisen wurde Susan dann plötzlich krank, sodass sie nicht mitfahren konnte. Nach erfolgreichen Verhandlungen mit einigen Käseexporteuren in Amsterdam sagte George seine Termine in Zürich und Paris ab, weil er sich um Susan Sorgen machte. Er flog direkt nach Chicago zurück, wo er mittags landete. Vom Flughafen fuhr er sofort nach Hause. Dort traf er Susan und Elliot bei einem Brunch im Bett an und die Tatsache, dass beide nackt waren, bewies eindeutig, dass sie die Nacht zusammen verbracht hatten. Ohne ein Wort zu sagen, verließ George das Haus und fuhr ins Büro. Sein Koffer blieb dort stehen, wo er ihn abgestellt hatte. Als Elliot später im Büro versuchte, ein vertrauliches Gespräch mit ihm zu führen, verhinderte George dies, indem er seine Sekretärin hereinrief. George sagte nur kurz und knapp, dass sich für ihn nichts in ihrer geschäftlichen Zusammenarbeit ändern würde, dass sich ihr Kontakt in Zukunft aber auf diesen Bereich beschränken sollte. Als Susan schluchzend anrief, antwortete George ihr nur kalt, er wolle mit ihr weder jetzt noch später über diese Angelegenheit sprechen. Er würde weiterhin zu Hause wohnen, aber auswärts essen und im Gästezimmer schlafen.

Im Verlauf der folgenden drei Wochen versuchten sowohl Elliot im Büro als auch Susan zu Hause mit George den Vorfall zu besprechen, aber George gab sich jedes Mal rigide und unnahbar höflich. Einmal kam Susan zu ihm ins Gästezimmer, doch George drängte sie hinaus und schloss von da an jedes Mal die Tür hinter sich ab. Im Büro war es ähnlich: George verbrachte die meiste Zeit an seinem Schreibtisch, anstatt – wie früher – die verschiedenen Niederlassungen zu besuchen. Nach außen beschränkte er die Kommunikation auf Telefongespräche und Notizen, die seine Sekretärin verschickte. Am dritten Freitag nach dem Vorfall fand Susan eine kurze Notiz von George neben der Kaffeekanne, in der er ihr mitteilte, dass er das Wochenende in ihrem Landhaus in Wisconsin verbringen würde und dass er sich jede Störung verbitte, da er meditieren wolle. Susan wertete dies als positives Zeichen und hoffte, dass George nach seiner Rückkehr den Kontakt zu ihr wieder aufnehmen würde.

Als George am Montag nicht im Büro erschien, rief Elliot Susan an und fuhr dann zum Landsitz hinaus. Dort fand er George in der verschlossenen Garage tot auf. George hatte sich mit den Abgasen seines Autos vergiftet. Es gab keinen Abschiedsbrief. Auf dem Esstisch im Wohnzimmer fand Elliot jedoch vier säuberlich geführte Aktenordner. Ein Ordner enthielt eine Aufstellung des gesamten Privatvermögens, das George zusammen mit Susan gehörte. In diesem Ordner fanden sich auch Belege über Darlehen, die George sich in den letzten drei Wochen hatte auszahlen lassen. Diese Darlehen entsprachen zum einen der Höhe des gemeinsamen Privatvermögens und zum anderen dem Wert des Hauses, das nun mit einer riesigen Hypothek belastet war. Aus einem zweiten Ordner wurde ersichtlich, dass diese Darlehen für anonyme Geldspenden an verschiedene gemeinnützige Organisationen,

Universitäten sowie an die Oper verwendet worden waren. Georges gesamtes Vermögen war somit in deren Besitz sowie in den der Gläubigerbanken übergegangen, und Susans Erbteil war gleich null. Der dritte Ordner enthielt die aktualisierte Bilanz aller Unternehmen, die George gehörten und an denen auch Elliot beteiligt war. Außerdem fand Elliot in diesem Ordner Unterlagen über komplizierte Transaktionen, die George ebenfalls in den vergangenen drei Wochen durchgeführt hatte. Daraus ging hervor, dass George den größten Teil seines Imperiums an einen Wettbewerber verkauft und auch darauf so hohe Darlehen aufgenommen hatte, dass das Unternehmen über keinerlei Vermögenswerte mehr verfügte und somit kurz vor dem Bankrott stand. Damit war auch Elliots Teilhaberschaft wertlos geworden. Aus dem vierten Ordner war schließlich zu ersehen, dass die Erlöse aus dem Verkauf des Unternehmens sowie die aufgenommenen Gelder ebenfalls an gemeinnützige Organisationen gespendet worden waren.

Aus der gesamten Dokumentation ging hervor, dass weder die Verkäufe noch die Spenden juristisch angefochten oder rückgängig gemacht werden konnten. In den zurückliegenden drei Wochen hatte George seine ganze Klugheit als Geschäftsmann in negativer Weise genutzt. Er wusste, dass ein Testament, in dem er Susan enterbt hätte, genauso anfechtbar gewesen wäre wie die Aufkündigung von Elliots Teilhaberschaft. Deshalb hatte er dafür gesorgt, dass von seinem privaten und geschäftlichen Vermögen nichts mehr übrig blieb. Wie Samson in der Bibel sah George die einzige und letzte Möglichkeit, doch noch zu „gewinnen", darin, wenigstens im Tode „erfolgreich" zu sein – was er in Bezug auf sein Leben nicht mehr empfinden konnte. Das erreichte er, indem er seine Kenntnisse nutzte, um alles, was er aufgebaut hatte, gleichsam als Begleitmusik zu seinem Tod zum Einsturz zu bringen.

Anmerkungen
zu George

Bernard Gottesmann ist der wirkliche Name des Mannes, der George die Auswanderung aus Rumänien ermöglichte. Alle anderen Namen habe ich durch Pseudonyme ersetzt und auch einige Details verändert, um die Vertraulichkeit zu wahren. Mein Mann und ich lernten George und Susan (wie auch Elliot) kurz vor ihrer Hochzeit kennen und hatten dann in Chicago gelegentlich Kontakt mit ihnen. Gemeinsame Bekannte, die wussten, dass Bernard Gottesmann mein Großvater gewesen war, hatten die Verbindung zwischen uns hergestellt.

Für gewöhnlich war George ein sehr zurückhaltender Mensch gewesen, der selten mit anderen über persönliche Dinge sprach. Wegen der außergewöhnlichen Umstände aber erzählte mir George viele Einzelheiten aus seinem Leben, und er sprach auch offen darüber, wie glücklich er in seiner Ehe mit Susan wäre. Nach seinem Tod im Jahre 1963 war es dann Susan, die mir erzählte, wie George sie drei Wochen vor seinem Selbstmord mit Elliot zusammen überrascht hatte. Natürlich waren die Zeitungen voll von Spekulationen über die Gründe für Georges Tod und über die Einzelheiten des Verkaufs seiner Unternehmensgruppe. Die gängige Erklärung für seinen Freitod war die, dass George den Wert seines Unternehmens bzw. die Auswirkungen des Verkaufs falsch eingeschätzt und sich umgebracht habe, als er erkannte, dass er Konkurs anmelden müsse. Es wurde angenommen, dass die Darlehen, die George aufgenommen hatte, ursprünglich zur Finanzierung von Expansionsplänen bestimmt gewesen seien. Da George die Spenden anonym getätigt hatte, wurden sie nicht mit seinem Tod in Verbindung gebracht. Nur Susan und Elliot waren genau im Bilde.

Die Vermutungen, die die Zeitungen aufgestellt hatten, waren nicht unberechtigt, denn in vielen Fällen lassen sich ausgesprochen erfolgreiche Menschen vom Charaktertyp 2 (übersicher) von ihrem Schöpfungstrieb zu immer größeren Risiken hinreißen und brechen am Ende zusammen, wenn sie ihr Vermögen verlieren. Selbst in den Fällen, in denen sie noch über genügend finanzielle Mittel verfügen, um in relativem Wohlstand leben zu können, begehen sie häufig Selbstmord, weil sie das Gefühl, versagt zu haben, einfach nicht ertragen können. Während der Weltwirtschaftskrise war es häufig zu solchen Selbsttötungen gekommen. Nach dem Zusammenbruch der Börse in der Wall Street im Jahre 1929 hatten sich zahlreiche Millionäre aus den Fenstern ihrer Büros gestürzt. In der jüngsten Vergangenheit, im Oktober 1987, gab es vergleichbare Suizide bei einem viel weniger schlimmen Börsenkrach.

Die Zeitungen berichteten damals von einem Vorfall, bei dem ein Mann in den Geschäftsräumen der Firma Merril Lynch zuerst seinen Finanzmakler und dann sich selbst erschoss.

Doch bei George – genau wie bei Othello – war der Fall weitaus komplexer, wenn er auch dem klassischen Muster entspricht. Als Personen vom Charaktertyp 2 hatten beide in ihrem Leben viele Erschütterungen mutig durchgestanden und sich erfolgreich gegen manche Unbill durchgesetzt. So überlebte George den grausamen Schicksalsschlag, bei dem er seine Frau und seine beiden Kinder verlor. Als es dann aber nicht mehr nur um das reine Überleben ging und George den Bedürfnissen seines Kind-Ichs zunehmend nachgab, lernte er eine völlig neue Dimension des Lebens kennen. Gleichzeitig ging er damit auch ein ungewohntes Risiko ein, denn er hatte sich zuvor noch nie den Luxus gegönnt, die ganze Vielfalt seiner Gefühle wahrzunehmen – sexuelle Gefühle inbegriffen. Sein Schöpfungstrieb hatte sich nur in seinen beruflichen Aktivitäten ausgedrückt. George konnte sich auch kein Bild von den ambivalenten Gefühlen anderer machen. Er bemerkte nicht, dass seine besitzergreifende Art Susan – und in gewisser Weise auch Elliot – zu ersticken drohte und Widerstand hervorrief. George nahm an, er könne durch seine Großzügigkeit in beiden eine stetig wachsende Dankbarkeit und Liebe zu ihm wecken. Doch genau das Gegenteil trat ein. Es gab keinen Jago, der George manipuliert hätte, aber in gewisser Hinsicht war er sein eigener Jago.

Nachdem er betrogen worden war, sann George – genau wie Othello – auf Rache, und er führte sie ebenfalls seinem Charaktertyp entsprechend aus, auch wenn es dabei nicht so blutig zuging wie bei Shakespeare.

Obgleich Susan und Elliot eine Affäre miteinander hatten, verspürten beide echte Zuneigung und Bewunderung für George. Sein Tod war für beide niederschmetternd – und zwar nicht nur des Geldes wegen. Für George ging es um „Alles oder Nichts". Die Frau zu verlieren, der seine Seele gehörte, bedeutete für ihn – genau wie für Othello – das Ende. Nur indem er sich rächte und Selbstmord beging, konnte er sich von dem Gefühl befreien, versagt zu haben.

URSULA

Bei einem meiner Workshops in Deutschland lernte ich Ursula kennen. Mit ihren fünfzig Jahren war sie älter als die meisten anderen Teilnehmerinnen und Teilnehmer. Sie hielt sich aufrecht und sah außergewöhnlich gut aus, mit strahlenden Augen und pechschwarzen, langen Haaren. Sie trug Jeans, einen schwarzen Stehkragenpullover und einen exotisch aussehenden Anhänger um den Hals. In der Einführungsrunde stellte sie sich als Betriebsrätin eines großen Unternehmens vor. Sie erzählte, dass sie früher gewerkschaftliche Aktivitäten organisiert und sich von einer einfachen Arbeiterin zur Vorgesetzten hochgearbeitet hätte. Diese Angaben passten irgendwie nicht zu ihrer außergewöhnlich vornehmen Ausdrucksweise.

Während des Workshops war Ursula sehr aufmerksam, aber auch streitlustig: Aus den Äußerungen der anderen hörte sie die unterschiedlichsten politischen Implikationen heraus, und wenn sich Gelegenheit dazu bot, dozierte sie von einem ziemlich linken Standpunkt aus. Dennoch waren die meisten Gruppenmitglieder genauso beeindruckt von Ursulas Persönlichkeit und der Intensität ihrer Mitarbeit wie ich auch, und wir konnten sie trotz ihrer dominanten Art gut akzeptieren. Ich hatte den Eindruck, dass sich Ursula in mehreren Organisationen für die verschiedensten sozialen Belange einsetzte. Sie erzählte u.a., dass sie für die Angestellten einer Firma, in der sie früher einmal gearbeitet hatte, auf eigene Kosten ein umfangreiches soziales Projekt ins Leben gerufen hatte, das sie noch immer betreute.

Später lernte ich auch Andrea, Ursulas jüngere Schwester, kennen. In ihrer Jugend war Andrea an Kinderlähmung erkrankt, sodass ihre Beine seitdem gelähmt waren und sie sich nur im Rollstuhl fortbewegen konnte. Im Vergleich zu Ursula war Andrea ruhig und heiter. Die beiden Schwestern wohnten zusammen; sie waren beide nicht verheiratet, und Ursula sorgte gewissenhaft für Andreas körperliches Wohlergehen. Es kam allerdings häufig vor, dass Ursula Andreas Ansichten abwertete, selbst wenn diese durchaus vernünftig waren. Ursula opferte zweifellos einen wesentlichen Teil ihres Lebens für ihre Schwester, doch dafür musste Andrea ihre Dominanz ertragen. Im Laufe der Jahre

kamen Ursula und Andrea in einige meiner Workshops; aber hauptsächlich hatten wir durch unsere gemeinsame Arbeit für Amnesty International Kontakt miteinander. Ich bewunderte die enorme Energie, die
Ursula für soziale Belange aufwandte, wie z. B. für die Gleichstellung
der Frau, den Schutz missbrauchter Kinder und eben auch für die Anliegen von Amnesty International.

Der familiäre Hintergrund der beiden Schwestern interessierte mich
immer mehr und je besser ich die beiden kennenlernte, desto mehr er-
fuhr ich über ihre Vergangenheit. Ursula war das zweite und Andrea
das jüngste von vier Kindern. Im Gegensatz zu dem Eindruck, den Ursula bei meinem ersten Seminar zu erwecken versucht hatte, stammten
sie nicht aus einer Arbeiterfamilie, sondern aus einer reichen, adeligen
Familie von Großgrundbesitzern. Ihr Vater war Offizier in der Wehr-
macht gewesen. Ursula bezeichnete ihre Mutter als distanziert und de-
pressiv. Dagegen hatte sie eine große Nähe zu ihrem Vater und ihren
Brüdern empfunden. Schon sehr früh hatte Ursula gegenüber ihren jüngeren Geschwistern die Rolle einer „bemutternden", älteren Schwester
übernommen. Nach dem Abitur besuchte Ursula eine Musikhochschule
in Österreich, wo sie Gesang studierte. Sie wollte Opernsängerin werden, denn sie war sowohl musikalisch als auch schauspielerisch be-
gabt. Als der Krieg begann, änderte sich dadurch der Lebensstil der Familie nur unwesentlich. Ursulas Vater kämpfte in Frankreich, und
Gerd, ihr älterer Bruder, befand sich in der Offiziersausbildung in der
Nähe ihres Wohnortes. Ursula war froh, so weit von zu Hause weg zu
sein, denn in jener Zeit empfand sie eine ziemliche Verachtung für ihre
Mutter, die sie für „oberflächlich" hielt. Der Professor an der Musikhochschule, den Ursula am meisten schätzte, war Jude. Ursula wusste
davon nicht. Das Kollegium hatte versucht, diese Tatsache geheim zu
halten. Im Frühling ihres zweiten Studienjahres an der Akademie kam es
zu einem traumatischem Vorfall: Während des Unterrichts drang ein
Sturmtrupp der Nazis in das Gebäude ein und trieb die Studenten und die
meisten Professoren auf ein angrenzendes Feld, das durch einen Weide-
zaun geteilt war. Die Studenten und die Professoren mussten sich auf
der einen Seite des Zaunes aufstellen; auf der anderen Seite standen der
jüdische Professor und zwei weitere Hochschullehrer. Die Soldaten be-

schimpften sie wüst und schlugen mit den Gewehrkolben auf sie ein. Ursula versuchte hinüberzulaufen, wurde aber von zwei Lehrern festgehalten. Sie musste mit ansehen, wie die drei Männer erschossen und weggeschafft wurden. „So machen wir die Schweine fertig!", rief einer der Soldaten den entsetzten Studenten zu, bevor er mit den anderen wieder abzog. Am folgenden Tag wurden alle Studenten nach Hause geschickt.

Ursulas Mutter holte ihre Tochter mit düsterer Miene und zusammengebissenen Lippen am Bahnhof ab. Man hatte sie informiert, dass es an der Akademie zu einem „Vorfall" gekommen sei; und sie wies Ursula an, mit niemandem darüber zu sprechen. Auch sie selbst wollte nicht darüber reden. Außerdem untersagte sie Ursula, den Kontakt zu ihren Studienfreunden und Professoren aufrechtzuerhalten, da dies die Familie gefährden könne. Ursula erklärte sich bereit, über den Vorfall Stillschweigen zu bewahren. Gleichzeitig kündigte sie an, sie wolle Theologie studieren, um zu sühnen. Aber bevor sie mit dem Studium beginnen konnte, wurde sie wegen ihrer Mitwirkung an anderen Aktivitäten festgenommen und in das Konzentrationslager Theresienstadt eingeliefert. Einer ihrer Onkel, der ein prominenter Nationalsozialist war, setzte sich für Ursula ein. Ihre Entlassung aus dem Lager wurde aber mehrfach wegen ihres Verhaltens verschoben. Mindestens zweimal hatte sich Ursula im Konzentrationslager einer Gruppe von jüdischen Mitgefangenen angeschlossen, die nach Auschwitz abtransportiert werden sollten; und erst im letzten Augenblick wurde sie von einem Wächter, der sie kannte, zurückgehalten.

Verbittert und zornig kam Ursula aus dem Lager nach Hause zurück. Dort hatte sich vieles verändert: Ihr Vater war im Krieg schwer verwundet worden und als Krüppel heimgekehrt. Seine Behinderungen waren so schwer, dass er nur mit Mühe im Rollstuhl sitzen konnte und ständiger Pflege bedurfte. Daher blieb Ursula zu Hause, um für ihn, Andrea und auch für ihre Mutter zu sorgen, die an Tuberkulose erkrankt und nur noch ein Schatten ihrer selbst war. Weitere schlimme Nachrichten folgten: Gerd, Ursulas älterer Bruder, den sie so sehr liebte, war an der russischen Front gefallen; und nach der Kapitulation Deutschlands wurde ihr Onkel inhaftiert, weil er ein Nazi gewesen war.

Dies war zu viel für Ursulas Mutter. Sie bekam eine Lungenentzündung und starb. Auf dem Totenbett bat sie Ursula eindringlich, für ihren Vater und ihre Schwester zu sorgen. Für die folgenden zehn Jahre wurde dies dann zu Ursulas wichtigster Aufgabe. Der Lebenswille ihres Vaters war gebrochen und auch das Vermögen der Familie aufgezehrt. Irgendwie schaffte es Ursula jedoch, so viel Geld zu verdienen, dass sie alle davon leben konnten. Sie vermietete einige Zimmer in ihrem Haus, machte bei anderen Leuten sauber und nahm später einen Job in einer Fabrik an. Daneben schaffte sie es noch, die beiden Behinderten zu Hause zu pflegen.

Nachdem ihr Vater im Jahre 1955 gestorben war, zogen Ursula und Andrea in eine kleinere Wohnung um. Nun hatte Ursula endlich Zeit, sich politischen Aufgaben zu widmen. Mit voller Absicht ließ sie sich in einer Automobilfabrik anstellen, die während des Krieges Zwangsarbeiter beschäftigt hatte. Sie tat dies einerseits aus ökonomischen Gründen, andererseits auch deshalb, weil sie am eigenen Leib erfahren wollte, wie es ist, wenn man als „Sklave" am Fließband steht. Sie arbeitete aktiv in der Gewerkschaft mit und übernahm dort immer verantwortungsvollere Aufgaben. Im Werk wurde sie in den Betriebsrat gewählt, denn ihre Kolleginnen und Kollegen schätzten ihren Kampfgeist und ihr Engagement und fühlten sich von ihr so gut vertreten wie nie zuvor. Dies war sicherlich auch darauf zurückzuführen, dass Ursula dieser Aufgabe enorm viel Zeit und Energie widmete.

Jahre nachdem ich Ursula kennengelernt hatte, kam ich nach Stuttgart, wo Ursula und Andrea inzwischen wohnten. Ich hatte lange Zeit keinen Kontakt mehr zu den beiden gehabt. Nun rief Andrea mich an und bat mich, sie unbedingt zu besuchen. Andreas Stimme klang sehr eindringlich am Telefon: „Ursula hat in letzter Zeit ziemliche Schwierigkeiten. Wenn sie doch nur etwas taktvoller wäre! Sobald sie etwas angefangen hat, lässt sie sich auf keine Kompromisse mehr ein. Entweder man stimmt ihr zu, oder man wird als Feind betrachtet. Sogar mich beschuldigt sie! Ich hoffe, dass du uns helfen kannst." Als ich Ursula dann wiedersah, sah sie völlig verändert aus: Ihre einstmals so aufrechte Haltung war verschwunden; sie ging gebeugt; ihre Frisur war ungepflegt und unter den Augen hatte sie dunkle Ringe. Das Schlimmste aber: Ursula war fahrig geworden. Sie lief ein paarmal ungezielt zwischen Wohnzimmer und Küche hin und her, ehe sie es schaffte, uns eine Tasse Kaffee einzuschenken. Schließlich lenkte Andrea das Gespräch auf Ursulas Schwierigkeiten. Ursula wollte jedoch nicht darüber sprechen, und so musste ich mir mein Bild aus vielen Einzelheiten zusammensetzen. Ursula war seit Jahren nicht mehr bei ihrer früheren Firma beschäftigt, bei der sie zuletzt Betriebsratsvorsitzende gewesen war. Nachdem sie dieses Amt viele Jahre ausgeübt hatte, war sie nicht wiedergewählt worden und hatte daraufhin selbst ihren Arbeitsplatz dort gekündigt. Dies alles war das Ergebnis vieler Konflikte gewesen, die sich zum Schluss hochgeschaukelt hatten. Ihre ständigen Auseinandersetzungen mit dem Vorstand hatten schließlich nicht mehr die Zustimmung der anderen Betriebsratsmitglieder gefunden, und auch mit der Gewerkschaftsführung hatte sie sich aufgrund tarifpolitischer Meinungsverschiedenheiten überworfen. Um das Unglück voll zu machen, war sie von der Gewerkschaft außerdem wegen angeblicher Veruntreuung von Mitgliedsbeiträgen verklagt worden. Natürlich konnte keine Rede davon sein, dass Ursula sich persönlich bereichert hätte; allerdings hatte sie jahrelang – ohne dies in ihrer Buchführung auszuweisen – Not leidende Familien finanziell unterstützt, die nach den Gewerkschaftsstatuten dafür eigentlich nicht in Frage kamen.

De facto hatte sich Ursula ungesetzlich verhalten; doch was sie am meisten schmerzte, war die Tatsache, dass die Gewerkschaftsführer, von denen sie eigentlich Unterstützung erwartet hatte, sich von ihr abgewandt hatten. Ursula sah sich plötzlich mit einer Fülle von Anschuldigungen konfrontiert, wo sie in jedem Einzelfall aus ihrer Sicht sagen konnte, sie habe dies alles nur zum Wohl der Betroffenen getan. Als ich die Schilderungen von Ursulas vielfältigen Konflikten mit ihrem Arbeitgeber, der Gewerkschaft und ihren ehemaligen Kolleginnen und Kollegen hörte, war ich nicht in der Lage, zwischen Tatsachen, Meinungen und Gefühlen zu unterscheiden. Dennoch war ich sehr betroffen von der Notlage, in der sich Ursula jetzt aufgrund ihres missionarischen Eifers befand. Würde sie den Prozess verlieren, wären alle ihre Ersparnisse verloren und sie könnte sich vor Schulden kaum mehr retten. Dabei ging es nicht in erster Linie um Ursulas finanzielle Situation. Andrea hatte sich nämlich inzwischen ein lukratives Unternehmen aufgebaut, das sie von zu Hause aus leitete, sodass sie den Lebensunterhalt für beide hätte sicherstellen können. Sie hatte sich ihre künstlerische Begabung zunutze gemacht und entwarf Stoffe, die sie an verschiedene Boutiquen in der Stadt verkaufte. Das Geschäft ging so gut, dass sie sogar zwei Angestellte beschäftigte. Was mich besorgt machte, war das Fluchtverhalten, das ich bei Ursula beobachten konnte. Nicht nur, dass sie überhaupt nichts unternahm, um eine neue Arbeit zu finden, sie hatte auch jegliche Zukunftsperspektive aufgegeben. Ursula hatte ursprünglich nicht über dieses Thema reden wollen, aber die Tatsache, dass Andrea das Gespräch auf ihre Schwierigkeiten mit der Gewerkschaft gelenkt hatte, veranlasste sie schließlich doch, ihre Zurückhaltung aufzugeben.

Doch statt über ihre gegenwärtige Situation zu sprechen, fing Ursula an zu erzählen, was sie alles für die Gewerkschaft geleistet hatte. Ich merkte, dass sie sich mit ihrer eigenen Situation nicht auseinandersetzen wollte – und auch nicht mit der Tatsache, dass Andrea ihre finanzielle Unabhängigkeit sehr genoss und erwartete, dass auch Ursula sich darüber freute. Ursula mied diese aktuellen Themen. Statt dessen erhoffte sie von mir Bewunderung für all das, was sie in der Vergangenheit geleistet hatte. Ich aber wollte mich auf eine solche Gefühlsausbeutung nicht einlassen. So sagte ich nicht, was sie offensichtlich von mir hören wollte, und wiederholte auch nicht, wie sehr ich sie für ihre früheren Leistungen bewunderte. Dies hätte wie ein Aufputschmittel auf sie gewirkt. Überdies hätten solche Äußerungen dazu geführt, dass ich mich vermutlich nicht weiter mit ihren aktuellen Problemen hätte beschäftigen müssen. Auf diese Weise geht man ja häufiger mit Gefühlsausbeutern um, die man nicht gut kennt: Man gibt ihnen ein paar der erwünschten Streicheleinheiten, und sie lassen einen in Ruhe. Dann zieht man sich zurück und hofft, sie nie wiederzusehen. Ich aber schätzte Ursula und meine eigene Ehrlichkeit viel zu sehr, um so etwas zu tun. Als es Ursula nicht gelang, die Bewunderung von uns zu erhalten, die sie sich erhofft hatte, wandte sie plötzlich ihren Kopf zur Seite, seufzte und sprach davon, „verraten" worden zu sein. Sie sagte, alles sei sinnlos, denn die Leute würden das Ganze ohnehin nicht verstehen.

Ich konnte aus ihren Worten deutlich ihre Flucht-Reaktion erkennen. Dann wechselte Ursula aus ihrem Eltern-Ich in einen verzweifelten Kind-Ich-Zustand und beklagte sich darüber, dass Menschen, denen sie vertraut habe, ihr Knüppel zwischen die Beine geworfen hätten. Niemals zuvor hatte ich Ursula weinen sehen. Denn dies war genau das, was sie dem kleinen Mädchen in sich bisher nie gestattet hatte und was jetzt zum Ausdruck kommen musste.

Ursula hatte ihre starke Abwehrposition und ihren Charaktertyp 2 in ihrer frühen Kindheit entwickelt. Ihre Mutter war eine gefühlskalte und unnahbare Frau gewesen. Und so hatte Ursula die Mutterrolle in der Familie übernommen. All das hatte ihr geholfen, Theresienstadt und alle folgenden Schwierigkeiten zu überleben. Da sie häufig als Retterin fungierte, übte sie großen Einfluss auf andere aus. Dadurch war sie aber auch sehr rigide geworden. Ursula passte haargenau in das Bild einer Gefühlsausbeuterin dritten Grades. Viel zu lange war sie von der Anerkennung und der Zuwendung anderer abhängig gewesen, dafür, dass sie fähig schien, alle Probleme dieser Welt zu lösen – einschließlich das Überleben in einem Konzentrationslager.

Paradoxerweise bedeutete die Tatsache, dass Andrea nicht mehr finanziell von ihr abhängig war, für Ursula keine Erleichterung. Ganz im Gegenteil, es verunsicherte sie und machte so ihre Situation nur noch schlimmer. Sie fühlte sich nun überflüssig und nutzlos und sah in ihrem Leben keinen Sinn mehr. Als ich Ursula weinen sah, war auch ich zwischen vielen Gefühlen hin- und hergerissen. Mir war klar, ein Grund für ihren Ausbruch von Traurigkeit in dieser Situation lag auch darin, dass ich mich emotional nicht von ihr hatte ausbeuten lassen. Ich hatte sie weder darin bestärkt, dass sie recht hatte, noch hatte ich Bewunderung für ihre vielen Aktivitäten geäußert. Und ich hatte sie weder ermahnt, tapfer zu sein (wie Jago es Othello gegenüber getan und ihm damit geschadet hatte), noch sie daran erinnert, dass sie schon viel schlimmere Situationen gemeistert hatte. Ich befand mich in einer schwierigen Lage: Mir war bewusst, dass ich hier zwar als Freundin und nicht als Therapeutin saß – aber eben doch auf Andreas Bitte hin, die intuitiv wusste, dass Ursula sich am Rande einer Krise befand. Ich hatte jedoch den Vorteil, dass ich den Sachverhalt diagnostisch und prognostisch vielleicht etwas klarer sehen konnte als irgendjemand anderer. Ich hatte gerade beobachtet, wie die rigide Abwehrposition eines Menschen vom Charaktertyp 2 zusammenbrach, ein Ereignis, das die Gefahr eines Selbstmords in sich birgt. Dass Ursula sich umbringen würde, war zwar nicht unmittelbar zu befürchten, denn es gab immer noch Dinge, die ihr wichtig waren und für die sie sich kämpferisch einsetzte: Zum einen wollte sie durch das Gerichtsverfahren rehabilitiert werden, zum anderen fühlte sie, dass Andrea sie in gewisser Hinsicht doch noch brauchte. Aber wie lange noch? Außerdem bestand Grund zu der Befürchtung, Ursulas Gesundheit könne sie im Stich lassen, denn sie tat nichts dafür und gönnte sich nicht einmal ausreichenden Schlaf. Bei Menschen wie Ursula stellt dies häufig eine indirekte Form des Selbstmords dar.

So tat ich das, was in einer solchen Situation wohl am wichtigsten ist und was auch jede Freundin oder jeder Freund tun kann: Ich wandte mich an das dreijährige kleine Mädchen, das ich vor mir sitzen sah, und sagte ihr, dass ich sie lieb hätte und dass sie okay wäre, und zwar nicht, weil sie so viel leistete oder zu so Vielem fähig war, sondern einfach, weil es sie gab. Ich wusste, dass Ursula Schmerzen litt, und sie tat mir leid. Dennoch machte ich ihr keine Vorschriften, gab ihr keine Ratschläge und sprach ihr schon gar nicht Mut zu, sondern betonte nur, dass ich sie sehr gern hätte. Als sie sich wieder beruhigt hatte – was ziemlich schnell ging, denn Menschen vom Charaktertyp 2 halten sich nicht lange im Kind-Ich auf – fügte ich hinzu, dass ich mir um sie Sorgen mache und dass es sowohl Andrea als auch mich beruhigen würde, wenn sie professionelle Hilfe in Anspruch nähme. Glücklicherweise kannte ich eine Therapeutin in Stuttgart, die einerseits hart genug war, um ihre Klienten nicht mit billigem Trost abzuspeisen, andererseits aber auch warmherzig und sensibel genug, um den Druck und den Stress wahrzunehmen, unter dem Ursulas Kind-Ich stand. Als Ursula ihre Fassung wiedergewonnen hatte, sagte sie als Erstes (typisch für Menschen wie sie!), wie peinlich es ihr wäre, sich so gehen gelassen und mir den Nachmittag verdorben zu haben. Da ich in einem früheren Seminar einmal therapeutisch mit ihr gearbeitet hatte, fragte ich sie frei heraus, ob sie mit dem Gedanken an einen Selbstmord spiele. Nach längerem Zögern gab sie zu, dass dies der Fall sei. Sie hatte sogar schon einer Mitarbeiterin von Andrea den Vorschlag gemacht, zu ihnen zu ziehen, denn „dann braucht mich Andrea nicht mehr".

Es war sehr schwierig, Ursula zu dem Versprechen zu bewegen, sich zumindest bis zu unserem Wiedersehen in einem Jahr nicht umzubringen und in der Zwischenzeit in Therapie zu gehen. (Eine solche Zusage geben Menschen vom Charaktertyp 2 nur sehr widerwillig, da sie die Kontrolle behalten möchten.) Schließlich erklärte sich Ursula dazu bereit und versprach auch, aus ihrer Therapie das Beste zu machen. Ich muss gestehen, dass ich noch etwas tat, was ich allerdings nur für eine Therapiesitzung empfehlen würde: Ich brachte Ursula dazu, etwas mehr über ihre Gefühle gegenüber Andrea zu sprechen. Ich hatte den Eindruck, Ursulas übertriebene Besorgtheit um Andrea müsse zumindest teilweise ein Ersatzgefühl sein – aber wofür? Ohne es zu wissen, gab Ursula mir die Antwort: „Andrea hat gut reden! Zu Hause war sie das verwöhnte kleine Baby, und auch jetzt entwickelt sich alles so für sie, wie es besser nicht sein könnte!" Oh weh – plötzlich war es klar: Für Ursula – wie auch für Othello – waren Eifersucht und Neid verbotene Gefühle. Ursula bereute es sogleich, dies gesagt zu haben: „Oh Gott, was ist bloß los mit mir, dass ich so etwas sage! Arme Andrea; sie ist gelähmt und ihr ganzes Leben an diesen Rollstuhl gefesselt! Natürlich freue ich mich, dass sie nun eine gewisse Unabhängigkeit entwickelt hat!" Es war mir wichtig, Ursula klarzumachen, dass – so merkwürdig es auch klingen mochte – ihr Neidgefühl sowie ihre besitzergreifende Art Andrea gegenüber völlig verständlich und mit ihrer gegenseitigen Liebe durchaus vereinbar waren.

Ich empfehle nicht, in einem Gespräch unter Freunden so tief zu den Gefühlen vorzudringen, die unter den Ersatzgefühlen liegen, und schon gar nicht, wenn man am folgenden Tag abreisen muss! Insofern war ich das Risiko eingegangen, dass sich Ursula am nächsten Tag noch schlechter fühlen würde, weil sie sich mir offenbart hatte. Doch vor dem Hintergrund unserer früheren therapeutischen Beziehung war es in dieser konkreten Situation durchaus vertretbar gewesen, ein solches Risiko einzugehen, zumal Ursula und ich auch offen darüber sprechen konnten, ob wir möglicherweise zu weit gegangen waren. Ich erwähne dies deshalb, weil es vorkommen kann, dass ein Gefühlsausbeuter in einer Krise spontan seine verbotenen Gefühle anspricht. Dann ist es sehr wichtig, ihm zu versichern, dass man ihn versteht und seine Offenheit schätzt.

Im Kontext ihrer Beziehung zu Andrea konnte ich Ursula noch einmal in ihrer Absicht unterstützen, sich in therapeutische Behandlung zu begeben. In der geschützten Therapiesituation würde Ursula erkennen müssen, dass es um mehr ging als um Eifersucht auf die jüngere Schwester: Andrea war für sie auch zur Stellvertreterin ihrer Mutter und aller Menschen geworden, um die sie sich unter dem starken Einfluss ihres Überlebenstriebes gekümmert hatte, obgleich sie selbst damals von ihrer Mutter im Stich gelassen worden war. Außerdem würde Ursula erkennen müssen, dass sich in all den Jahren in ihr viel Wut auf Andrea angesammelt hatte wegen deren Abhängigkeit von ihr. Dieses Gefühl war mit dem Ersatzgefühl der Sorge um Andrea zugedeckt worden. Nun aber, da Andrea ihren Lebensunterhalt selbst verdienen konnte, bestand für Ursula eigentlich kein Anlass mehr, für Andrea zu sorgen. Ursula würde daher auch noch lernen müssen, mit ihrer unbewussten Angst umzugehen, ihre Wut gegen die Schwester könne ausbrechen, was ihre Sorge um sie bisher verhindert hatte. Solche Ängste können einen Menschen vom Charaktertyp 2 zum Selbstmord veranlassen, der die Funktion hat, einer unberechenbaren und beschämenden Gefühlsexplosion vorzubeugen.

Heute, mehrere Jahre nach diesem Gespräch, kann ich sagen, dass Ursulas Therapie erfolgreich war und ein Selbstmord für sie nicht mehr in Frage kommt. Ursula hat eine neue Tätigkeit gefunden und setzt sich nach wie vor sehr engagiert für soziale Belange ein. Doch dies ist nicht mehr das einzige Betätigungsfeld für ihren Schöpfungstrieb. Sie hat gelernt, besser für sich zu sorgen, und Andrea berichtete mir, das Zusammenleben mit ihrer Schwester sei zwar immer noch schwierig; aber vor kurzem hätten sie zusammen in Griechenland Urlaub gemacht und sich beide dabei sehr wohlgefühlt.

Anmerkungen
zu Ursula

Die Geschichte von Ursula hat sich so ereignet, wie ich sie geschildert habe. Zwar habe ich ihren Namen und den der Stadt verändert, nicht aber die Dynamik ihrer Entwicklung. Im Gegensatz zu den anderen Fallbeispielen, die wir in diesem Buch geschildert haben, hat dieser Fall ein Happy End. Da Ursula und Andrea glücklicherweise noch leben, kann ich natürlich nicht beweisen, dass Ursula ohne ihre erfolgreiche Therapie tatsächlich Selbstmord und zuvor noch eine Gewalttat an Andrea begangen hätte. Ich habe diesen Fall hier geschildert, da er viel Ähnlichkeit mit der Geschichte von Sophokles' Antigone hat, obgleich es sich um zwei Frauen unterschiedlichen Alters und aus verschiedenen historischen Epochen handelt.

Zum besseren Verständnis hier kurz die Geschichte der Antigone: Nach dem Tod ihres Vaters Ödipus kehrt Antigone nach Theben zurück, wo Kreon inzwischen als neuer König regiert. Trotz seines ausdrücklichen Verbots will sie ihren Bruder Polyneikes bestatten, der im Bruderkampf mit Eteokles um den Thron Thebens gefallen ist. Vergeblich versucht Ismene, Antigones Schwester, sie von ihrem Vorhaben abzubringen. Ein Wächter verrät Antigone, und Kreons Urteil fällt grausam aus: Er verurteilt seine Nichte, Braut seines einzigen Sohnes Hämon, zum Tode. Antigone wird lebendig eingemauert. Als sich der König schließlich besinnt und sich aufmacht, um Antigone zu befreien, findet er sie an ihrem Schleier erhängt und wird Zeuge, wie sich sein Sohn aus Kummer darüber das Leben nimmt.

An Antigone und Ursula können wir beobachten, wie Frauen vom Charaktertyp 2 aufgrund ihrer Retterrolle bereit sind, ihr Leben anderen zu widmen, und dass sie dies geduldig und effektiv viele Jahre lang tun. Andere, die die Welt nicht mit ihren Augen sehen, erleben diese Frauen jedoch häufig als rigide und arrogant. Antigone folgt ihrem Vater ins Exil; Ursula bleibt zu Hause, um ihren Vater zu pflegen, und dies wird zu einem Exil für ihren eigenen Schöpfungstrieb. Nachdem Antigone ihre Jugend geopfert hat, um ihrem Vater zu dienen, sucht sie nach seinem Tod neue Möglichkeiten, um weiterhin als Retterin zu wirken. Sie kehrt nach Theben zurück, um ihre beiden Brüder vor dem tödlichen Zweikampf zu bewahren. Da ihr dies nicht gelingt, muss sie sich um jeden Preis um die Bestattung von Polyneikes' Leichnam bemühen. In ganz ähnlicher Weise beschließt Ursula zunächst, sich um ihre behinderte kleine Schwester zu kümmern. Danach fühlt sie sich verantwortlich für die Probleme dieser Welt: für den Tod ihrer Professoren, für die Opfer in Theresienstadt sowie – nach ihrer Entlassung – für ihren Vater und die anderen Familienmitglieder. Später sind es die Familien der Gewerkschaftsmitglieder, die nicht über genügend Geld verfügen. Was Andrea anbelangt, so kann man sie mit Antigones Schwester Ismene vergleichen oder mit Haemon, die beide Antigone lieben, jedoch nicht in der Lage sind, sie von ihrer rigiden Einstellung abzubringen. Ähnlich auch Ursulas wesentliche Überlebensstrategie: Sie verhält sich so, als hätte sie nur das Recht zu leben, wenn sie anderen hilft. Deshalb braucht sie so dringend Andreas „Hilflosigkeit". Dass sich Andrea immer besser selbst zu helfen weiß, ist für Ursula eine Quelle von Ärger und nicht erkanntem Neid: Die anderen haben die Freiheit zur Selbstentfaltung, die anderen können sich von dem Zwang befreien, immer nur geben zu müssen, nur Ursula nicht…!

Sowohl Antigone als auch Ursula betrachten ihre Handlungsweise als Erfüllung eines moralischen Gesetzes. Jede von ihnen ist bereit, sich selbst zu opfern und sogar aus Sorge für die anderen Gesetze zu übertreten. Für beide sind Personen, die sich ihnen entgegenstellen (Kreon bzw. Betriebsleitung und Gewerkschaftsführung) Feinde, die man weder verstehen noch akzeptieren darf. Im Gegenteil: Antigone wie Ursula erwarten von ihren Feinden, dass sie ihre Sichtweise übernehmen. Beide wenden sich einzig und allein an andere (Antigone an den Chor und Ursula an verschiedene Menschen in ihrer Umgebung, mich inbegriffen), um deren Zustimmung zu erhalten. Ratschläge sind unerwünscht. Und schließlich haben sowohl Antigone als auch Ursula ein ambivalentes Verhältnis zu ihrer jüngeren Schwester: Sie wird je nach Situation bekämpft, ignoriert oder beschützt.

Wir können das Leben von Antigone und Ursula auch unter dem Gesichtspunkt des Schicksals betrachten, wie der griechische Chor dies nennen würde, oder – in unserer Terminologie – unter dem Aspekt der unterschiedlichen Überlebensschlussfolgerungen. Das Leben beider wird von zahlreichen äußeren Einflüssen geleitet, die nicht ihrer Kontrolle unterliegen: Bei Antigone werden die Entscheidungen von Jokaste, Ödipus und Kreon sowie von Polyneikes getroffen. Daraus ergeben sich Konsequenzen für die Stadt Theben, für ihre Bürger und auch für Antigone selbst. Bei Ursula sind es die politischen und sozialen Verhältnisse, die Nazis, der Krieg, der Tod des geliebten älteren Bruders, die Invalidität ihres Vaters, die Persönlichkeit und der Tod ihrer Mutter und das wirtschaftliche Chaos nach dem Krieg. Aus einem solchen Netzwerk miteinander verflochtener Einflussfaktoren geht das Schicksal dieser beiden Frauen hervor. Der Einfluss ihres Charaktertyps ist dabei wie ein roter Faden deutlich zu erkennen. Wir können uns leicht vorstellen, wie Antigone und Ursula ihren Charaktertyp 2 (übersicher) in der Kindheit ausgeprägt haben, denn sowohl Jokaste, Antigones Mutter, als auch Ursulas Mutter waren introvertiert und passiv. Vermutlich entwickelten sowohl Antigone als auch Ursula eine starke Bindung an ihren Vater, der ihnen damals mächtig erschien, den sie später aber „bemutterten", als er dessen bedurfte. Beide nahmen – und dies ist typisch für Personen vom Typ 2 – eine „dienende" Rolle ein, allerdings in einer Form, die ihnen eine gewisse Autorität verlieh. Und schließlich war für beide die Loyalität gegenüber der Familie eine unbedingte Verpflichtung.

Wenn sich alle die schrecklichen Begebenheiten, die wir beschrieben haben, nicht ereignet hätten, wäre Ursula vielleicht Opernsängerin geworden. Dies war einmal ihr Lebensziel gewesen. Damit wäre auch verbunden gewesen, dass Ursula sich von der Mutterrolle distanziert und mit anderen Menschen ihrer Wahl und nach ihren eigenen Vorstellungen zusammengearbeitet hätte. Sie wäre dann nicht so sehr auf die Anerkennung anderer angewiesen gewesen, sondern hätte – wie es ihrem Typ entspricht – ihre wesentliche Selbstbestätigung aus ihrem eigenen Erfolg ableiten können. Natürlich hätten in einem solchen Kontext auch noch ihr Talent und die sozialen Umstände einen Einfluss gehabt – Faktoren, die Spekulationen über den Lebensweg bzw. das Schicksal von Menschen sehr spannend machen. Wenn sie über ein großes Talent verfügt hätte, wäre Ursula vielleicht eine Maria Callas geworden, die über ähnlich gebieterische Charakterzüge verfügte. Wäre Ursulas Talent jedoch nur durchschnittlich gewesen, dann wäre aus ihr möglicherweise eine frustrierte Sopranistin an einem kleinen Opernhaus geworden, die einen wesentlichen Teil ihrer Energie in die Belange einer Künstlergewerkschaft investiert hätte. Meiner Ansicht nach ist Ursula dennoch so etwas wie ein Star geworden – ein Stern am Himmel der Menschlichkeit, ein Komet, dessen Umlaufbahn wir zwar verfolgen, aber nicht immer genau vorausberechnen können.

HAMLET UND OTHELLO:
EIN VERGLEICH

Zum Abschluss der Fallbeispiele stellen wir hier Hamlet und Othello einander gegenüber, um die Unterschiede zwischen dem Verhalten eines Menschen vom Typ 1 (untersicher) und dem eines Menschen vom Typ 2 (übersicher) zu verdeutlichen. Hamlets Verhalten wie auch das von Othello führt zu schrecklichen Gewalttaten, dennoch ist ihre innere Dynamik grundverschieden. Die Signale, die von ihnen ausgehen und ihre Taten ankündigen, sind schon frühzeitig erkennbar. Die Taten selbst sind entsprechend ihrem Charaktertyp deutlich verschieden – genau wie die Prozesse, an deren Ende dann die Gewalt explodiert.

Unsere Beschränkung auf Hamlet und Othello ermöglicht einen systematischen Vergleich. Die Tatsache, dass beide Theaterstücke von demselben Autor stammen, hat außerdem noch den Vorteil, dass die wesentlichen Ähnlichkeiten und Unterschiede leicht erkennbar sind. Sowohl Hamlet als auch Othello waren hochgestellte Persönlichkeiten. Sie waren körperlich gesund und lebten in guten wirtschaftlichen Verhältnissen. Wenn Hamlet auch angesichts seiner Trauer über den Tod seines Vaters Todeswünsche äußerte und Othello im Krieg seine Feinde getötet hatte, entsprachen beide in ihrer Rolle den Normen ihrer sozialen Umwelt. Keiner von beiden schien zu gefährlichem, impulsivem Verhalten fähig zu sein. Im Gegenteil – es hatte den Anschein, als ob jeder von ihnen über eine angemessene, ihm entsprechende Selbstbeherrschung verfügte: Hamlet aus einer bewussten Entscheidung heraus und Othello wegen seiner Stärke und Geduld („der edle Mohr, den die Leidenschaft nicht erschüttert").

Die Charaktere dieser beiden Männer waren jedoch grundverschieden und gegensätzlich: Hamlet war ein Träumer vom Charaktertyp 1; Othello hingegen handelte so souverän, wie es einem Menschen vom Typ 2 entspricht. Hamlet war in der zeremoniellen Atmosphäre eines Königshofs aufgewachsen, Othello hingegen musste sich durch raue Kriegswirren hindurchschlagen. Daher überrascht es nicht, dass Hamlet gelernt hatte, sich seinen Ratgebern und der Tradition anzupassen, während Othello eher seinen eigenen Entscheidungen folgte und dabei nur wenig seine Gefühle berücksichtigte. Seinem Charaktertyp entsprechend suchte Hamlet eher nach Zuwendung für sein Kind-Ich und brauchte in diesem Zusammenhang Ermutigung und Unterstützung. Im Gegensatz dazu benötigte Othello Bewunderung für sein Eltern-Ich und verlangte Gehorsam und Respekt. Dies alles ist nicht ungewöhnlich. Hamlet und Othello gleichen den „normalen" Menschen, denen wir täglich begegnen. Beide werden in einer Krise geschildert, unter der sie leiden. Hamlet entdeckt, dass sein Vater ermordet wurde, und Othello glaubt herausgefunden zu haben, dass seine Frau ihn betrogen hat. So mussten beide mit einer erschreckenden Erkenntnis fertig werden.

Als Erwachsene hätten sowohl Hamlet als auch Othello wissen müssen, was sie nach den Normen ihrer sozialen Rolle und Klasse zu tun hatten. Danach hätte Hamlet als Erstes eine Unterredung mit seiner Mutter führen müssen, um herauszufinden, inwieweit sie wirklich die Komplizin seines Onkels war. Wenn sich sein Verdacht seinem Onkel gegenüber bestätigt hätte, wäre er nach dem damals geltenden Recht befugt gewesen, ihn zu töten. Stattdessen aber bedrohte Hamlet Ophelia, provozierte grundlos ihren Bruder und tötete ziellos und ohne Bedauern zu zeigen Unschuldige wie Polonius und Laertes, bevor er im Verlauf seines gefährlichen Verhaltens selbst ums Leben kam. Othello hätte die Hinweise, die er von Jago erhielt, anhand anderer Zeugenaussagen überprüfen können, um danach gegebenenfalls Desdemona zur Rede zu stellen und zu entscheiden, ob er sie verstoßen solle. Statt dies zu tun, geriet er zunächst in den Zustand eines verzweifelten Kindes. Er fand zwar noch die Kraft, Desdemona aus Rache umzubringen, doch dann konnte er nichts anderes mehr tun, als auch sich selbst zu töten.

Ich gehe davon aus, dass sowohl Hamlet als auch Othello davon überzeugt waren, ihr Verdacht sei berechtigt. Angesichts der Tatsache, dass ähnliche Vorfälle sich in der Realität unserer Tage immer wieder ereignen, muss die – sicherlich unliterarische – Frage erlaubt sein, warum weder Hamlet noch Othello ihre Probleme mit Hilfe ihrer Vernunft lösen konnten. Der Grund dafür ist darin zu sehen, dass beide nicht in der Lage waren, ihre echten Gefühle der Eifersucht, des Neides sowie der Sehnsucht nach Liebe und Geborgenheit anzuerkennen und angemessen mit ihnen umzugehen. Wir müssen annehmen, dass es ihnen in ihrer Kindheit nicht erlaubt war, solche Gefühle zu äußern, und dieses Tabu hatte sich offensichtlich im Laufe ihres Lebens noch verstärkt. Beide hatten in ihrer Kindheit ein Lebensmuster entworfen, bestimmte Gefühle und Empfindungen nicht wahrzunehmen, sondern diese durch andere Gefühle und Verhaltensweisen zu ersetzen, für die sie immer wieder Zuwendung erwarteten und auch erhielten. Bei Othello war es die Eifersucht, die wahrzunehmen er sich nicht erlaubte. Dies wird im Theaterstück mehrfach gesagt, und wir haben gesehen, wie Othello immer wieder mit seiner Tapferkeit, seinem Mut und seiner Stärke prahlte. Das verbotene Gefühl bei Hamlet wird im Theaterstück nicht so klar benannt. Wir können aber indirekt erkennen, dass es auch bei ihm um verdrängte Gefühle ging: Neid auf die Zuwendung, die sein Onkel von seiner Mutter erhielt, und die Sehnsucht, von seiner Mutter in ganz besonderer Weise geliebt zu werden. So waren sowohl Hamlet als auch Othello zu Gefühlsausbeutern dritten Grades geworden. Ihre Ausbeutungstransaktionen waren jedoch ganz unterschiedlich: sie entsprachen ihrem jeweiligen Charaktertyp.

Beide waren Menschen, die den Eindruck machten, als könnten sie im Leben gut bestehen, und dennoch waren sie unfähig, sich im Gleichgewicht zu halten. Ihre Überlebensmuster setzten sie immer häufiger unter den inneren Druck, ihre echten und nach Ausdruck drängenden Gefühle nicht wahrzunehmen. Sie wurden in zunehmendem Maße abhängig von der Zuwendung anderer, um ihre Ersatzgefühle, ihr Ersatzverhalten sowie ihre starre typgemäße Abwehrposition aufrechterhalten zu können. Bis zum Ausbruch der Krise war es weder für Hamlet noch für Othello nötig gewesen, sich selbst ihre verdrängten Gefühle von Eifersucht und Neid und – später – immer stärkerer unterdrückter Wut und Verzweiflung einzugestehen. So hätten sie ihrer Kreativität größeren Raum geschaffen. Auf dem Höhepunkt ihrer Lebenskrise jedoch konnten beide ihre rigide Abwehrposition nicht weiter aufrechterhalten. Sie waren zu sehr aus dem Gleichgewicht geraten. Ihre schöpferische Kraft ließ sich nicht mehr unterdrücken, und sie fanden nicht mehr die nötige Ruhe, um ihre Selbstsicherheit zurückzugewinnen.

Bei Othello ist der Grund seines Scheiterns offensichtlich: Es ist seine Unfähigkeit, mit seiner Eifersucht umzugehen und vermutlich auch mit seinem Neid auf die edlen Bürger Venedigs, denen es in ihrer Kindheit besser gegangen war als ihm. Hier können wir deutlich erkennen, wie die nicht akzeptierten Wahrnehmungen durch Tapferkeit, Treue, Stolz, Großherzigkeit und Mut ersetzt wurden. Diese an sich positiven Eigenschaften können echt sein und dennoch zu einem Teil auch als Ersatzgefühle dienen. Hierin liegt der Grund dafür, dass Othello so viele und so unterschiedliche Eigenschaften benötigte, um seine unterdrückten Gefühle zu ersetzen. Es handelte sich nur dann um Ersatzgefühle, wenn Othello sie zeigte, um Zuwendung zu erhalten. Sie ersetzten auch ein weiteres positives Gefühl, das wahrzunehmen Othello sich bis zu seiner Krise nicht erlaubt hatte, nämlich sein Bedürfnis nach Geborgenheit in der Liebe. Die Wahrnehmung seiner Liebe zu Desdemona und die mit ihr verbundenen Gefühle hätte Othellos rigide existenzielle Abwehrposition ebenso – wenn nicht noch stärker – gefährdet wie seine Eifersucht und sein Neid.

Auch Hamlet hatte es nie gewagt, die Wahrnehmung seiner Wut, seines Neides und seiner Eifersucht zuzulassen. Er durfte sie nur indirekt und im Auftrag seines Vaters äußern. Sogar sich selbst gestand er nur seine Ersatzgefühle, nämlich Depression und Unentschlossenheit. Beides setzte er ein, um Zuwendung zu bekommen, auch negative, wenn es keine positive gab. Auf diese Weise hielt er sich bis zum Ausbruch der Krise beinahe im Gleichgewicht.

Bei Hamlet kam es zur Krise, als er erkennen musste, dass seine Mutter möglicherweise nicht nur in den Mord an seinem Vater verwickelt war, sondern sich auch noch in seinen Onkel verliebt hatte. Letzteres verursachte Hamlets Kind-Ich einen besonders großen Schmerz. Hamlet hätte es noch ertragen können, wenn seine Mutter statt ihm selbst seinem Vater ihre Liebe geschenkt hätte; doch die Tatsache, dass sie sich seinem Onkel zugewandt hatte, ohne zu bemerken, was ihm, Hamlet, noch an Zuwendung fehlte, empfand er als Verrat. Außerdem war da noch der Befehl (der aus seinem Inneren bzw. vom Geist des Vaters kam), seinen Vater zu rächen. Der Umgang mit all dem kostete Hamlet viel Kraft. So hatte er noch weniger Energie zur Verfügung, um die unter den Ersatzgefühlen liegenden Emotionen zu unterdrücken. Hieraus ergab sich sein gesteigertes Verlangen nach Zuwendung, das weder seine Mutter noch Ophelia stillen konnten.

Wie wir gesehen haben, wurde Ophelia von Hamlet als eine mögliche Quelle mütterlicher Zuwendung angesehen. Er war enttäuscht und verzweifelt, als Ophelia sich weigerte, diese Rolle zu übernehmen. Man kann den Ursprung von Hamlets Verlangen nach seiner Mutter (und/oder Ophelia) als sexuell oder – wie ich meine – als primitiv ansehen: In jedem Fall sehen wir, wie Hamlets Wut ausbricht, als ihm seine übermäßigen Wünsche nicht erfüllt werden. Als er sich schließlich aus seiner Erstarrung löst, setzt eine Folge eskalierender Kampfreaktionen ein, wobei Hamlets Wut und Neid auf die „anderen" diesen gegenüber in gewalttätiges und mörderisches Verhalten umschlägt. Aus dem Vergleich von Hamlet und Othello wird also deutlich, dass es bei beiden zwar um ähnliche verdrängte Gefühle und Empfindungen geht, durch die wichtige Aspekte ihrer Kreativität unterdrückt wurden; dennoch ist ihr alltägliches Verhalten ebenso unterschiedlich wie ihre Gewaltausbrüche in der abschließenden Krise. Sie entsprechen dem Gegenteil des Verhaltens, das für ihren jeweiligen Charaktertyp üblich ist, und der aus ihrer Abwehrposition heraus entstand. Es ist also kein Zufall, dass beider Leben gewaltsam endet – und zwar auf so verschiedene Weise, wie sie gelebt haben: Hamlet, der sensible Jüngling, der so häufig von Selbstmord gesprochen hatte, bringt sich nicht selbst um. Er wird zu einer Gefahr für andere, als seine Abwehrposition zusammenbricht: Er greift Ophelia an und tötet außer seinem Onkel auch noch Polonius und Laertes. Auch er selbst wird ein Opfer der Gewalt. Allerdings stirbt

Hamlet nicht durch eigene Hand, sondern in einem Duell, das er angezettelt hat, um Laertes zu töten.

Im Gegensatz dazu bricht Othello, der tapfere Krieger, der in seinem Leben so viele Widrigkeiten gemeistert hat, zusammen, als er annimmt, er habe Desdemonas Bewunderung und Treue verloren. Er verhält sich so, als bliebe ihm nichts anderes übrig, als sich selbst umzubringen. Vor seinem Selbstmord aber tötet er den Menschen, von dem er echte Liebe hätte bekommen können – wenn er sich dies erlaubt hätte.

HANDLUNGS-EMPFEHLUNGEN

Im Zusammenhang mit dieser Thematik taucht regelmäßig die berechtigte Frage auf, welche Hilfestellung Nachbarn, Bekannte, Freunde, Berater oder Therapeuten in solchen Fällen leisten können. Im Rahmen eines solchen Buches ist es nicht möglich, detaillierte Behandlungsvorschläge zu machen. Daher werden wir uns darauf beschränken, zusätzlich zu den schon dargestellten Ideen und Anregungen noch ein paar weitere wichtige Punkte herauszustellen sowie einiges von dem zu vertiefen, was schon in den Kommentaren zu den Fallschilderungen angeklungen ist. Dabei werden wir uns im Wesentlichen auf Hamlet und Othello beziehen. Doch bedenken Sie, dass viele unserer Behandlungsvorschläge für Hamlet auch für Harold und viele andere gelten können. In gleicher Weise gilt das, was wir über Othello sagen werden, auch für George, Ursula und viele ähnliche Fälle.

Wir haben festgestellt, dass bei Hamlet wie bei Othello – so unterschiedlich sie auch sein mögen – das zentrale Problem darin besteht, dass Gefühle und Empfindungen wie Sehnsucht nach Liebe, Eifersucht, Neid und Wut in der Kindheit tabuisiert waren. Sie dürfen daher auch im späteren Leben nicht wahrgenommen werden und äußern sich schließlich in Gewalttätigkeiten. Das Hauptziel der Therapie besteht also darin, modernen Hamlets und Othellos zu helfen, zunächst in einer geschützten Therapiesituation mit diesen verbotenen Gefühlen bewusst umzugehen, damit sie lernen, ihr Verhalten zu steuern, bevor sie von diesen Gefühlen in gefährliche Verhaltensweisen getrieben werden. Wir haben auch gesehen, dass immer dann, wenn die Wahrnehmung bestimmter „verbotener" Gefühle durch eine zu starre Abwehr verhindert wird, die schöpferischen Fähigkeiten nicht mehr frei funktionieren können. Stattdessen wird die Kreativität dazu missbraucht, immer neue Quellen der Zuwendung zu erschließen, um den Bedarf an kompensatorischen Streicheleinheiten zu befriedigen.

Die Behandlungsstrategien für einen Menschen vom Charaktertyp 1 („untersicher") wie Hamlet, unterscheiden sich im Einzelnen wesentlich von denen für eine Person des Charaktertyps 2 („übersicher") wie Othello. Daher ist es wichtig, dass wir uns zu Beginn der Therapie Klarheit darüber verschaffen, um welchen Charaktertyp es sich handelt.

MODERNE HAMLETS

Strategien für Hamlet
in der Therapie

Die Mehrzahl der Klienten, die sich in Beratung oder Therapie begeben, sind Menschen vom Charaktertyp 1. Sie kommen in der Erwartung, von einer freundlichen und verständnisvollen Elternfigur Zuwendung für ihr bedürftiges Kind zu erhalten. Manche von ihnen wirken eigensinnig und rebellisch; doch auch diese wünschen sich im Grunde hauptsächlich Anerkennung für ihr Leiden. Zu Beginn werde ich mich wiederholt fragen müssen, ob es sich wirklich um einen Menschen vom Typ 1 handelt und nicht etwa um einen vom Typ 2, der – wie Othello nach seinem Zusammenbruch oder Ursula, als sie weinte –, wenn ihn die Verzweiflung bereits überwältigt hat, für kurze Zeit wie jemand vom Typ 1 wirken kann. Die Klärung dieser Frage ist deshalb so wichtig, weil die Unterschiede in der Behandlung hauptsächlich darin liegen, wie und wofür ich dem Klienten Zuwendung gebe. Ich werde jedoch relativ schnell herausfinden, ob es sich um einen Gefühlsausbeuter vom Typ 1 handelt, denn ein solcher Mensch wird versuchen, so viele Streicheleinheiten wie möglich für sein leidendes Kind zu bekommen und sich freuen, wenn ihm dies gelingt. Dann wird er mich „belohnen" und mir sagen, dass ich „verständnisvoll" und „gütig" bin – und er wird dies so lange glauben, bis ich ihn enttäusche. Anfangs kann es in der Tat so aussehen, als ob ich mich als „gute" Partnerin ausbeuten ließe. Ich bin der Ansicht, dass es richtig ist, im Zweifelsfall Streicheleinheiten zu geben, denn dadurch entsteht zumindest eine positive Übertragung. Die Gefahr liegt in der Gegenübertragung, d. h. in meinem Glauben, ich könne dem Klienten durch diese positiv erscheinende Beziehung helfen, da er behauptet, es ginge ihm nun besser. Dies war der Irrtum, dem bei Harold sowohl der Berater im College als auch der junge Psychiater erlagen. Beide waren davon ausgegangen, dass der brave, angepasste Klient sich dank ihrer „guten" Hilfe in Zukunft so angemessen verhalten würde, wie er es versprochen hatte.

Danach beginnt der Hauptteil der Therapie. Wie können die echten, aber unerlaubten Gefühle ausgedrückt werden, die unter den „schönen" Ersatzgefühlen stecken? Welche Gefühle und Empfindungen sind es, die verboten sind und deshalb nicht wahrgenommen werden dürfen? Es geht ja nicht immer um versteckte Sehnsucht, Eifersucht oder mörderische Wut, obwohl solche Gefühle manchmal die Begleiter anderer versteckter Emotionen sein können – sexueller Gefühle oder Verhaltensweisen, verbotener Dominanzwünsche, Grausamkeit etc.

Um an die verdrängten Gefühle des Klienten heranzukommen, beginne ich damit, dass ich ihm immer weniger Zuwendung für sein Leiden gebe. Stattdessen spreche ich sein Erwachsenen-Ich an, indem ich ihn aus meinem eigenen Erwachsenen-Ich-Zustand frage, was er selbst für sich tun kann. In der Regel wird er sich darauf zunächst nicht einlassen wollen, sondern aus seinem hilflosen Kind-Ich fragen, was er denn tun soll. Er wird fortfahren, das Bild der „gütigen Mutter" auf mich zu projizieren, obwohl er mich in zunehmendem Maße als frustrierend empfinden wird. Die Therapeutin, die anfangs so viel Sympathie für seine Notlage gehabt zu haben schien, geht nun immer weniger auf sein Leiden ein und behandelt ihn unfreundlich! Die Enttäuschung des Klienten wächst; er verbirgt aber seinen Ärger in der Hoffnung, die schönen komplementären Kind/Mutter- und Mutter/Kind-Transaktionen wiederherstellen zu können. Natürlich muss ein Therapeut bei dieser „Entwöhnung" sehr behutsam vorgehen – genauso, wie man einem Baby auch nicht mit Gewalt die Flasche wegnehmen sollte, weil man möchte, dass es aus der Tasse trinkt. Dabei ist es äußerst wichtig sich klar zu machen, dass der Klient sich wahrscheinlich ärgert und frustriert ist, sich aber nicht traut, seinen Ärger zu äußern, weil er befürchtet, sonst völlig abgelehnt zu werden. Wann immer ich die kleinsten Anzeichen von Frustration und Ärger darüber wahrnehme, dass ich auf versteckte Wünsche nicht eingehe, ermutige ich den Klienten, diese Gefühle mir gegenüber auszudrücken. In der Regel wird er Angst haben, dies zu tun. Auf eine Frage wie „Was empfinden Sie, wenn ich nicht sehr mitfühlend reagiere, wenn Sie mir erzählen, wie unglücklich Sie gestern gewesen sind?", wird er möglicherweise etwa so antworten: „Sie haben ja recht ... vermutlich haben Sie die Nase voll von mir ... die Leute mögen mich eben nicht ... ich bin eben nichts wert ..." Dies sind

Selbstabwertungen, gekoppelt mit dem Versuch, weitere Zuwendung in Form von Trost oder Ermutigung zu bekommen! Erst nach einer gewissen Zeit wird der Klient zugeben, dass er ärgerlich ist. Ein solches Eingeständnis ist häufig mit der Angst verbunden, er wäre mir nun völlig gleichgültig oder ich würde ihn wegschicken. Denn eine seiner wesentlichen Befürchtungen ist es ja, verlassen zu werden. Daher muss ich ihm an dieser Stelle deutlich machen, dass ich es begrüße, wenn er seine Gefühle äußert, selbst wenn sie sich gegen mich richten. Außerdem werde ich ihm versichern, dass er es ist, der mir wichtig ist, nicht seine schmeichlerischen Worte, und dass ich ihn nicht zurückweisen werde, weil er seine Gefühle ehrlich ausspricht.

Diese Übergangsphase, in der der Klient für die ehrliche Äußerung auch unangenehmer Gefühle Zuwendung erhält, kann so verunsichernd für ihn sein, dass er die Therapie vielleicht sogar abbricht, um sich woanders die Streicheleinheiten zu holen, von denen er sein Leben lang abhängig war. Er wünscht sich einen neuen Sexualpartner oder einen anderen Therapeuten, der seine „merkwürdige" Therapeutin ersetzt. Einige Klienten können noch nicht einmal ihren Ärger auf den Therapeuten und die damit verbundene Angst erkennen, sondern sie fühlen sich z. B. nur noch depressiver. In dieser Phase äußern sie dann möglicherweise Todeswünsche oder planen sogar einen Selbstmord in der Hoffnung, dadurch wieder die gewohnten Streicheleinheiten zu bekommen. Es erfordert viel Geschick auf Seiten des Therapeuten, sich einerseits nicht ausbeuten zu lassen und andererseits dem Klienten nicht die Gelegenheit zu geben, zu „beweisen", wie schlecht er sich behandelt fühlt. Bei jemandem wie Hamlet besteht keine akute Selbstmordgefahr, auch wenn sie nicht völlig auszuschließen ist. Wenn es doch dazu kommt, dann in der Regel eher durch ein „Versehen" oder einen „Unfall" als durch eine umsichtig geplante Tat. Aus diesem Grund ist es erforderlich, dieses Thema anzusprechen. Der Klient muss versichern, dass er sich weder absichtlich noch „aus Versehen" umbringen wird. Mehr als über einen möglichen Suizid wäre ich über die Möglichkeit eines gefährlichen Verhaltens besorgt, das sich gegen andere richtet. Dies würde ich durch meine Interpretationen sowie durch eine zusätzliche Absprache über den Umgang mit Gewalt zu verhindern suchen. Gleichzeitig würde ich dem Klienten helfen, bessere Entfaltungsmöglichkeiten für seine Vorstellungskraft zu finden, für die ich ihm dann viel Zuwendung geben würde. Bei Hamlet haben wir deutlich sehen können, wie seine schöpferische Kraft, seine Kreativität, durch seine depressiven Ersatzgefühle unterdrückt wurde. Daher würde ich bei einem Klienten nach Anzeichen Ausschau halten, wo sich seine Kreativität zeigt – und sei es nur auf versteckte Weise. (Bei Hamlet war dies z. B. in der Szene mit den Schauspielern der Fall.) Ich würde mich sehr genau nach derartigen Situationen in seinem Leben erkundigen und ihm zeigen, wie wertvoll ein solches spielerisches und einfallsreiches Verhalten ist. Dadurch könnte ich mit ihm gemeinsam Möglichkeiten erarbeiten, wie er seine Kreativität frei und auf positive Weise ausdrücken kann. Nach meiner Erfahrung gibt es bei allen Klienten Momente, in denen ihre kreatives Potenzial zu erkennen ist. Man muss nur sehr genau hinschauen und dies entsprechend unterstützen. Um zu vermeiden, dass es außerhalb der Therapiesitzungen zu Kampf-Flucht-Reaktionen und damit zu gefährlichem Verhalten kommt, würde ich außerdem hin und wieder das angepasste Kind-Ich des Klienten streicheln und gleichzeitig seinem Erwachsenen-Ich humorvoll erläutern, warum ich dies tue, und weshalb ich manchmal zögere, es zu tun. Dadurch schlage ich eine Brücke des Vertrauens zwischen uns, und der Klient erfährt, dass ich es ehrlich mit ihm meine, genauso wie ich es unterstütze, wenn er sich mir gegenüber ehrlich verhält. Ein solches Vorgehen erlaubt es mir, sein Erwachsenen-Ich anzusprechen und mit ihm dann einen Non-Suizid-Vertrag abzuschließen, in dem er sich verpflichtet, sich selbst und anderen nichts Gefährliches anzutun und auch möglichst auszuschließen, dass dies durch einen „Zufall" geschieht. Ein solcher Vertrag ist haltbarer als das oben erwähnte Versprechen, das nur aufgrund der Übertragung gegeben wird.

Zusammengefasst heißt dies, dass ich mit einem Klienten wie Hamlet über längere Zeit sorgfältig arbeite und mich nicht dadurch beruhigen lasse, dass er sich höflich und angepasst verhält. Im Gegenteil: Ich würde es eher als Fortschritt ansehen, wenn er mir Schwierigkeiten machte. Außerdem würde ich mich auch nach etwaigen Schlafstörungen bzw. nach Veränderungen des Schlafs im Laufe der Therapie erkundigen. Sie sind ein Indiz dafür, ob das Ruhebedürfnis des Klienten zu einem verbesserten Gleichgewicht beiträgt oder ob es sich mit negativen Aspekten seiner Kreativität verbindet.

Auch wenn ein wesentlicher Teil der Arbeit in der Anfangsphase der Therapie darin besteht, den Klienten zu befähigen, dass er dem Therapeuten oder anderen gegenüber seinen Ärger äußert, bedeutet dies nicht, dass Ärger das einzige oder wichtigste verbotene Gefühl wäre, das den Ersatzgefühlen bzw. dem Ersatzverhalten zugrunde liegt. Ärger kann aber mit anderen verbotenen Gefühlen und Empfindungen in Verbindung stehen, die der Klient bisher nicht wahrnehmen durfte. Deshalb ist das Erkennen und Ausdrücken von Ärger häufig der erste notwendige Schritt, um dann auch die anderen tabuisierten Gefühle identifizieren zu können. Eine Wahrnehmung, die bisher nur nonverbal gespeichert war, bekommt dadurch eine verbale Bezeichnung. Dies ist für den Klienten der erste Schritt, um seine Reaktionen mit Hilfe seiner kognitiven Systeme, die für vernunftgemäßes Verhalten zuständig sind, steuern zu lernen. Für manchen Gefühlsausbeuter kann Ärger ein Ersatzgefühl für die Furcht vor einem Verlust oder für den Schmerz über einen solchen sein. Äußerungen von Ärger gegenüber dem Therapeuten können für den Klienten eine Brücke zu seinen Ängsten sein und ihm dabei helfen, seinen Schmerz über einen tatsächlichen oder vermeintlichen Verlust zu ertragen. Um zu den verdrängten Gefühlen und Empfindungen vorzustoßen, kann auch die gestalttherapeutische Methode des „leeren Stuhls" hilfreich sein, die von Fritz Perls entwickelt wurde. Als Therapeutin muss ich allerdings später dem Klienten den Zusammenhang zwischen seinen verbotenen Gefühlen, die er mit Hilfe dieser Technik äußert, und seinen Ersatzgefühlen klarmachen. Nur so kann der Klient sich selbst helfen, wenn diese Gefühle wieder auftauchen, anstatt automatisch wieder mit den alten Ersatzgefühlen und dem entsprechenden Ersatzverhalten zu reagieren. Bei diesem Vorgehen würde ich allerdings die Intensität der Gefühlsausbrüche begrenzen und zwischen ihnen ausreichende Zuwendung sowie Erläuterungen an das Erwachsenen-Ich des Klienten richten. Was diesen Punkt anbelangt, bin ich anderer Ansicht als Fritz Perls. Er vertrat die Auffassung, der explosionsartige Ausbruch verdrängter Gefühle in einer Therapiesitzung würde deren vergiftende Wirkung neutralisieren. Im Übrigen sollte man nach Perls über solche Gefühle nicht sprechen. Sicherlich ist es nicht angebracht, mit einem Klienten unmittelbar nach einer intensiven Gefühlserfahrung über eben diese Gefühle zu diskutieren. Eines ist jedoch nach meiner Ansicht wichtig: Egal wie groß die Erleichterung nach einem Gefühlsausbruch ist, der Fortschritt wird nur kurze Zeit andauern, wenn der Klient später nicht die Gelegenheit erhält, den Vorgang zu begreifen. Sonst bleibt alles im nonverbalen Gefühlserleben und die Therapie war ungenügend. Auch wenn Verständnis allein nicht ausreicht, um Überlebensschlussfolgerungen zu modifizieren – denn sie sind ja gleichsam zur „zweiten Natur" des Klienten geworden –, kann die Einsicht in die Zusammenhänge zwischen Gefühlen und Überlebensschlussfolgerungen manchmal einen ähnlichen Erfolg bewirken wie eine Veränderung der Überlebensschlussfolgerungen selbst. Seine Einsicht ermöglicht es dem Klienten, mit den Fähigkeiten seines Erwachsenen-Ichs seine Ängste selbst anzugehen. Dazu war er als Vierjähriger noch nicht in der Lage, als es ihm erforderlich erschien, bestimmte Gefühle und/oder Empfindungen durch andere zu ersetzen oder gewisse Ersatzverhaltensweisen auszubilden und zu seinen bevorzugten Ausdrucksmöglichkeiten zu machen. Das wesentliche Ziel meiner Behandlungsstrategie besteht darin, dass der Klient eine größere innere Freiheit und ein höheres Maß an Selbstvertrauen gewinnt. Wenn ihn bestimmte Gefühle nicht mehr so stark ängstigen, muss er deren Wahrnehmung auch nicht mehr unterdrücken. Dann braucht er weniger Zuwendung für seine Abwehrposition, und sein Bedürfnis, Gefühlsausbeutung zu betreiben, verringert sich. So können sich langsam auch seine Beziehungen zu anderen Menschen verbessern. Auf jeden Fall aber verbessert sich sein inneres Gleichgewicht.

Strategien für den
Manager Hamlet im Coaching

Die Vorgehensweise im therapeutischen Kontext stellt auch das Grundgerüst für die Arbeit eines Coachs dar, der es mit einem Hamlet als Führungskraft zu tun bekommt. Auch für den Coach ist es bedeutsam, die tiefenpsychologischen Aspekte des Handelns und Verhaltens zu verstehen, auch wenn seine Aufgabe nicht die Therapie ist. Diese Aspekte sind der Hintergrund, auf dem er seine Arbeit mit dem Manager Hamlet entwickelt.

Die Interventionstechniken eines Coachs sind jedoch andere als die einer Therapeutin. Im therapeutischen Setting ist es legitim – ja es wird in gewisser Weise sogar erwartet und führt deshalb auch zu der einen oder anderen Ausweich- und Ausbeutungsstrategie von Klienten –, die Vergangenheit nach traumatischen Ereignissen und Überlebensschlussfolgerungen zu durchsuchen. In der Therapie arbeiten wir dezidiert mit den Kindanteilen, insbesondere wenn es um das Entdecken von Gefühlen und Ersatzgefühlen geht. Fanita hat das sehr einprägsam ausgeführt. Der Coach arbeitet in einem anderen Setting. Sein Ausgangspunkt ist in der Regel ein Thema aus dem beruflichen Kontext. Das kann ein Führungsthema sein. Oft geht es darum, wie der Klient die Rolle als Führungskraft ausfüllen kann – z. B. gegenüber älteren oder sehr selbstbewusst auftretenden Mitarbeitern. Ein weiteres typisches Thema kann das persönliche Auftreten sein, z. B. die Frage: „Weshalb fällt es mir so schwer, vor vielen Menschen souverän zu sprechen?", oder eine berufliche Weichenstellung wie etwa die Übernahme eines neuen Verantwortungsbereiches. Da kommt es häufig zu Zweifeln an der eigenen Kompetenz, an der persönlichen Berechtigung, in Führung zu gehen. Diese äußern sich z. B. in unsicherem Auftreten in den ersten Begegnungen. Andererseits gibt es auch „Hamlets", die ausgesprochen arrogant auftreten.

Der Coaching-Contract bezieht sich auf berufliche Themen und nicht auf die Exploration der persönlichen Geschichte. Während die Therapeutin direkt mit dem Kind-Ich arbeitet, arbeitet der Coach überwiegend mit dem Erwachsenen-Ich des Klienten, wohl wissend, dass das Kind-Ich permanent mithört, also auch angesprochen werden kann. Dies gilt es gezielt einzusetzen.

Wenn eine Führungskraft vom Typ eines Hamlet in einen Coaching-Contract einsteigt, dann sind die ersten Schritte mit der therapeutischen Vorgehensweise vergleichbar. Generell werden Sie als Coach viel häufiger mit dem Typ Hamlet zu tun haben als mit dem Typ Othello. Als Klient ist Hamlet attraktiv, da er relativ gern ins Coaching kommt, sofern diese Methode im Unternehmen positiv gesehen wird. Hier hat er die Chance, im Zentrum der Aufmerksamkeit zu stehen und sich Streicheleinheiten für die Leiden zu holen, die er bei dem Versuch erlebt, unlösbare Aufgaben zu bewältigen. Ein bemühter Coach wird die Chance haben, viel Bewunderung vom Klienten zu ernten und einen langjährigen Kunden in ihm zu haben – insbesondere, wenn er ihn nicht mit seinen Problemen konfrontiert. Das setzt jedoch voraus, dass er nichts tut, um die fatale, einschränkende innere Dynamik der Person zu bearbeiten. Wie wir im theoretischen Teil gezeigt haben, können sich auch unauffällige Dispositionen zu einer Kette von Handlungen entwickeln, die schließlich in eine Sackgasse führen.

Um als Coach mit einem Hamlet als Klient wirksam zu arbeiten, ist zunächst eine Limitierung der Zusammenarbeit wichtig. Es wird eine begrenzte Zahl von Coachingsitzungen vereinbart – z. B. fünf Termine. Die erste dient dem Vertragsschluss – also der Klärung der Ziele und der Rahmenbedingungen, die letzte der Evaluierung der tatsächlich erreichten Fortschritte. Damit sind mehrere Effekte verbunden: Zum einen wird die Selbststeuerung des Klienten aktiviert und damit wichtige Anteile seines Erwachsenen-Ichs. Schließlich ist die Aussicht auf Gespräche mit dem Coach begrenzt – wenn er, Hamlet, jetzt nicht an den drängenden Themen arbeitet, wird er bald wieder allein damit stehen. Andererseits schützt sich der Coach auf diese Weise vor einer Beratungssymbiose, die der Einstieg in eine Ausbeutungsdynamik wäre.

Neben dem Zeitlimit ist es für den Coach wichtig, sich hinsichtlich der zu bearbeitenden Themen zu begrenzen. Als Coach werden Sie seelische Traumata, die etwa den Charaktertyp verschärft haben, nicht direkt bearbeiten können. Sie können dies indirekt tun, indem Sie authentische Handlungsmuster empfehlen und verstärken oder verdrängte Gefühle ansprechen und beim Namen nennen. Auf diese Weise kann die Fähigkeit zur Selbstheilung, die das Erwachsenen-Ich hat, verstärkt werden. Alte Überlebensschlussfolgerungen können so überschrieben oder zumindest relativiert werden.

Ziel des Coachingprozesses kann die Stärkung der vitalen Kräfte sein, und damit haben Sie viel zur Stabilisierung des Klienten auf seinem Lebensweg getan. Wenn eine therapeutische Bearbeitung von tief liegenden seelischen Belastungen angesagt ist, dann sollte das als Erkenntnis am Ende des Coachingprozesses stehen, die Bearbeitung selbst kann jedoch nicht Bestandteil des Coachings sein.

Nun zurück zu Hamlet. Zu Beginn der Arbeit mit Hamlet muss der Aufbau einer Vertrauensbeziehung stehen. Wie wir bereits angesprochen haben, ist dies eine wenig komplizierte Phase, da Hamlet infolge seines Charaktertyps eine Beziehung sucht, der er vertrauen kann. Er wird Verständnis suchen für seine Situation und für seine Gefühle. Dies kann bereits ein sinnvoller Einstieg in die Arbeit sein. In jeder Situationsschilderung werden angemessene Gefühle angesprochen – und unangemessene. Die ersteren gilt es zu bestätigen. Das hilft dem Klienten, diesen speziellen Gefühlen zu trauen, und es unterstützt die Arbeitsbeziehung zwischen dem Klienten und dem Coach. Die unangemessenen Gefühle sind dagegen ein Hinweis auf Ersatzgefühle sowie auf tabuisierte Gefühle. Der Sensor für die Gefühle, die in einer geschilderten Situation unangemessen sind, ist der Coach selbst. Das kann er mit dem entsprechenden Einfühlungsvermögen leisten. Gleichzeitig gilt es, die eigenen Gefühle zu einer geschilderten Situation auf „neutral" zu schalten.

Oft fehlt in der Schilderung des Klienten ein verständliches Gefühl wie z. B. Enttäuschung, Ärger, Wut oder Trauer. Stattdessen spricht er über etwas anderes. Jetzt wird es die Aufgabe des Coachs sein, dieses fehlende Gefühl zu benennen bzw. zu erläutern, „wie andere die Situation empfinden würden", und solchen Gefühlen eine Berechtigung zuzuschreiben. Dabei kann die inzwischen gewonnene Vertrauensbeziehung hilfreich sein. Durch diese Neudefinition wird zunächst indirekt vermittelt, dass es „okay ist, solche Gefühle zu haben". Dies kann im zweiten Schritt personalisiert und verstärkt werden durch Aussagen wie: „Es ist okay, wenn Sie solche Gefühle haben." Oder: „Es ist hilfreich für Sie, wenn Sie solche Gefühle wahrnehmen – wenigstens für sich selbst."

Da ein Hamlet im Zweifelsfall bereit ist, elterliche Botschaften – und bei einer Erlaubnis handelt es sich um eine solche – auch ungeprüft zu befolgen, gilt es, ihn mit den Konsequenzen zu konfrontieren. Werden bisher tabuisierte Gefühle wahrgenommen, so geraten vertraute Handlungsmuster ins Wanken. Für Hamlet heißt das, dass er nicht die gewohnte Rückmeldung, d. h. die gewohnten Streicheleinheiten, für seine Ersatzgefühle bekommt. Gleichzeitig kann er nicht damit rechnen, für die angemessenen Gefühle, welche er jetzt wahrnimmt und zeigt, eine positive Resonanz zu erhalten. So wird beispielsweise ein Hamlet, der sich bisher in Konflikten friedfertig/unterordnend verhalten hat, von seiner Umwelt als weniger sympathisch angesehen werden, wenn er plötzlich ärgerlich und distanzierend auftritt.

Wenn wir also Hamlet darin bestärken, bisher versteckte, verdrängte und für ihn bisher nicht akzeptable Gefühle wahrzunehmen, dann müssen wir gleichzeitig über das Selbstbild sprechen, das er bislang vermitteln wollte. In diesem Selbstbild kristallisieren sich Hamlets Lebensmuster heraus. Wir haben jetzt die Chance, gemeinsam mit dem Klienten dieses Selbstbild zu untersuchen. Das ist eine Arbeit mit dem Erwachsenen-Ich, in der das Kind-Ich kooperiert und in der Regel sehr gut „zuhört". Hamlet wird erkennen, welche Nachteile sein auf Ersatzgefühlen basierendes Selbstbild für ihn hat und in welchem Maße dies seine Vitalität und Authentizität einschränkt. Im Rahmen des Coachings kann er sich dann in einem geschützten Umfeld mit einem veränderten Selbstbild beschäftigen, das seinen tatsächlichen, von ihm inzwischen als angemessen erkannten Gefühlen entspricht.

In den Coachingsitzungen arbeite ich dann mit Hamlet an der Akzeptanz eines veränderten Selbstbildes. Dabei werde ich nach und nach verschiedene Facetten thematisieren und ihn stets überprüfen lassen, ob es sich dabei um Verhaltensweisen und Muster handelt, die er sich bereits zutraut bzw. riskieren kann. Bei Hamlet kann es dabei zum einen darum gehen, anderen auf angemessene Art und Weise unangenehm zu werden, zum anderen darum, eigene Grenzen zu akzeptieren und nicht in übersteigerte Phantasien abzudriften.

Bei Klienten wie Hamlet gilt es sehr genau zu unterscheiden: Der Coach kann ihm helfen, sich bestimmte Verhaltensmuster zu erlauben, z. B. indem er sich und anderen gegenüber eingesteht, eine Aufgabe nicht lösen zu können. Die Entscheidung jedoch, ob er sein neues Verhaltensmuster in der Praxis erproben will, sollte der Coach ihm nicht abnehmen. Im Gegenteil – es ist für eine nachhaltige Veränderung hilfreich, Hamlet in seiner Entscheidungsfähigkeit zu stärken und keinerlei Druck auf ihn auszuüben, was die Umsetzung von neuen Verhaltensmustern angeht. Damit reduzieren Sie die Gefahr, dass Hamlet nur Ihnen zuliebe etwas Neues ausprobiert, und Ihnen „beweist", dass es nicht funktioniert. Gleichzeitig geben Sie ihm die Chance, seinen Entwicklungs- und Heilungsprozess selbst in die Hand zu nehmen, was wiederum seine Experimentierfreude fördert.

Im Zuge der Arbeit mit Gefühlen im Hier und Jetzt sowie mit dem Selbstbild kann es sein, dass Sie auf Selbst-Einschränkungen stoßen, die emotional so vehement und tief verwurzelt sind, dass Sie sie bei der Arbeit mit dem Erwachsenen-Ich nicht angehen können. Immer dann ist es die professionelle Pflicht eines Coachs, darauf hinzuweisen und eine therapeutische Bearbeitung zu empfehlen.

MODERNE OTHELLOS

Strategien für Othello in der Therapie

Im Gegensatz zu Klienten vom Typ eines Hamlet, die leicht überzeugt werden können, einen Therapeuten aufzusuchen, haben Menschen vom Charaktertyp 2 wie Othello, selbst wenn sie leiden, eher Widerstände gegen eine Therapie. Ihr Charakter ist geprägt von dem Bemühen, stets „stark" zu sein. Sie sehen es als ein Zeichen von Schwäche an, sich helfen zu lassen. Freunde und Bekannte, die sie vom Wert therapeutischer Hilfe überzeugen wollen, werden sie ablehnen und möglicherweise sogar verachten. Dennoch treffe ich des Öfteren moderne Othellos in meinen Management-Trainings. Wenn sich jemand in einer großen

Krise befindet, aus der er selbst keinen Ausweg mehr sieht, ist es manchmal nicht weit bis zum Selbstmord, der häufig der peinlichen Vorstellung vorgezogen wird, therapeutische Hilfe in Anspruch nehmen zu „müssen". Manchmal gelingt es mir, den einen oder anderen dazu zu bewegen, wenigstens versuchsweise einen kompetenten Therapeuten aufzusuchen. Ich brauche oftmals meine ganze Kreativität, um einen solchen Menschen so anzusprechen, dass er nicht das Gefühl hat, sein Gesicht zu verlieren und aus Scham darüber, bei seinen Selbstmordabsichten „ertappt" worden zu sein, noch tiefer in Verzweiflung versinkt. Bei Ursula habe ich beschrieben, welche Risiken ich eingegangen bin, um sie dazu zu bewegen, dass sie sich in eine Therapie begab. Dabei war mir wichtig gewesen, dass zumindest Andrea dringend Hilfe suchte, auch wenn ihr die Gründe dafür vermutlich nicht klar waren. Sie hatte ja immer wieder erlebt, dass Ursula ihre Probleme selbst lösen konnte. Doch diesmal ahnte sie die Gefahr. In der Tat hatte Ursula die Absicht gehabt, sich umzubringen, sobald sie jemanden gefunden hätte, der Andrea versorgen könnte. Entsprechend ihrem Charaktertyp hatte Ursula dies noch niemandem erzählt, bevor sie es mir gestand.

Einen Othello kann man manchmal auch in einer Paartherapie antreffen, wenn eine moderne Desdemona erfolgreich darauf bestanden hat, dass er mitmacht. Häufig kommt er mit der – falschen – Motivation, nämlich um zu beweisen, dass seine Desdemona im Unrecht ist. Bestenfalls möchte er ihr helfen, sich zu ändern, ohne sich seines eigenen Anteils an der Problematik bewusst zu sein. Solche Situationen erfordern ein hohes Maß an Taktgefühl, damit einerseits Desdemona nicht in die defensive Rolle des Opfers gerät und andererseits Othello nicht den Eindruck gewinnt, es bestünde eine Verschwörung gegen ihn. Vielleicht hätte Susan die Tragödie verhindern können, wenn sie darauf bestanden hätte, sich zusammen mit George in Paartherapie zu begeben – selbst wenn das Ergebnis dieser Therapie die Trennung bedeutet hätte. George hätte dies vermutlich ertragen können, wenn er eingesehen hätte, dass Susan ihn zwar immer noch liebte, ihr aber die Beziehung zu ihm zu erdrückend geworden war. Wenn beide in der geschützten Therapiesituation ihre Gefühle der Liebe und der Angst, aber auch des Hasses, ehrlich geäußert hätten, dann wäre auch für George eine neue

Lebensperspektive möglich gewesen. Befindet sich ein moderner Othello erst einmal in Therapie, dann besteht das wesentliche Ziel darin, dass er lernt, sich flexibler zu verhalten und sich weniger auf seine Abwehrposition zurückzuziehen. So wird er es allmählich akzeptieren können, dass auch er ein Mensch mit Schwächen und Fehlern ist, der sich seiner Gefühle nicht zu schämen braucht.

Menschen vom Charaktertyp 2 müssen die Fähigkeit entwickeln, nach einer Niederlage loszulassen, statt sich zusammenzureißen und ihre Kraft zu demonstrieren. Bevor man einen solchen Klienten an seine verdrängten Gefühle heranführen kann, muss man ihn dazu bewegen, wenigstens in der Therapie seine aktuellen Schwierigkeiten und Bedürfnisse aus dem Ich-Zustand des hilflosen Kindes heraus zu schildern, anstatt dies aus dem empörten und rachsüchtigen, „übersicheren" Eltern-Ich zu tun – wie es ihm entspräche.

Die therapeutische Strategie für einen Othello unterscheidet sich fundamental von der für einen Hamlet. Anstatt ihn herauszufordern, selbst etwas für sich zu tun – wie man es bei Hamlet täte –, bin ich bei einem Othello hauptsächlich daran interessiert, ihm mein Mitgefühl für sein leidendes Kind-Ich zu vermitteln. Ein Hamlet muss zunächst seinen Ärger zum Ausdruck bringen, bevor andere verdrängte Gefühle an die Oberfläche kommen können; bei einem Othello handelt es sich dagegen meistens um Trauer oder um verdeckte Abhängigkeitsbedürfnisse. Er wird sich anfangs sehr sträuben, diese Bedürfnisse zuzugeben und seine Gefühle einzugestehen. („Ich will kein Mitleid!", heißt es dann oft.) Dem liegt die Angst zugrunde, er könne sich dadurch einem Feind ausliefern.

So kann es z. B. anfangs zur Projektion des Bildes der bösen, egoistischen, verführerischen Mutter auf die Therapeutin kommen. Aus diesem Grund wird ein moderner Othello keineswegs zögern, bei der geringsten Kleinigkeit seinen Ärger oder sogar seine Verachtung mir gegenüber zu äußern. Es handelt sich dabei oft um Ersatzgefühle, die seine Sehnsucht nach Liebe verdecken. In anderen Situationen wird ein moderner Othello versuchen – als Retter seiner Partnerin oder meiner Kompetenz –, mir „geduldig" beizubringen, dass ich überhaupt nicht verstehe, worum es wirklich geht. Wenn es ihm nicht gelingt, mich in den Ich-Zustand eines verwirrten oder verlegenen kleines Kindes zu versetzen, wird er vielleicht einen Streit mit mir beginnen, um dann „mit Recht" wütend die Therapie verlassen zu können. Deshalb muss ich hier sehr vorsichtig vorgehen: Um einen großen Streit zu vermeiden, würde ich ihm möglicherweise doch etwas von der Bewunderung zukommen lassen, nach der er sich so sehnt. Da solche Menschen meist wirklich bewundernswerte Eigenschaften haben, wäre dies noch nicht einmal unehrlich von mir.

Doch mit Bewunderung allein ist meinem Othello in seiner Lage nicht geholfen. Bestenfalls kann dies eine Brücke sein, um mit ihm weiterzuarbeiten. Dadurch kann es mir gelingen, meinen Klienten zum Zuhören zu bewegen, und ich werde ihm z. B. schildern, wie ich ihn mir als kleinen Jungen vorstelle, und wie schrecklich es für ihn gewesen sein muss, die Last eines Erwachsenen zu tragen, obwohl er noch so klein war. Kurz gesagt: Es muss ein Weg gefunden werden, um dem Klienten wegen seines Schmerzes und seiner Schwäche Zuwendung zu geben.

Bei Ursula haben wir gesehen, wie hilfreich es für sie war, loszulassen und ihre Trauer zu zeigen, auch wenn sie sich dafür glaubte entschuldigen zu müssen. Menschen wie Othello, George, Antigone und Ursula schämen sich, wenn sie weinen oder eingestehen müssen, dass sie mit einem Verlust nicht fertig werden. Selbst wenn sie dies zunächst vehement ablehnen, muss man ihnen zu der Einsicht verhelfen, dass ihre Schwäche völlig normal ist. Unbedingt vermeiden muss man es, ihr Schamgefühl zu verletzen, so wie Jago es tat, als er Othello darauf hinwies, dass Cassio Zeuge seines Zusammenbruchs geworden war und dass so etwas einem starken Mann wie ihm nicht hätte passieren dürfen. Natürlich war es nicht Jagos Absicht gewesen, Othello zu helfen; sein Plan war es vielmehr, Othello zu irrationalem Verhalten zu provozieren. Leider gibt es immer wieder Freunde und auch Therapeuten, die sich wie Jago verhalten. Sie meinen es gut, denn sie kennen die Dynamik einer Persönlichkeit vom Typ 2 nicht. Daher verwechseln sie den Zusammenbruch eines Othello mit dem Verhalten eines Hamlet. Wenn sie jedoch einen Othello ermutigen, sich wieder „stark" zu zeigen, und sich freuen, wenn ihr Klient dann ganz schnell wieder zu seiner typgemäßen Abwehrposition zurückkehrt, so ist dies keineswegs hilfreich –

im Gegenteil: Die Abwehr wird dadurch noch rigider, und der Klient wird um so sicherer wieder in Panik geraten, wenn er den Eindruck hat, er könne die anderen nicht mehr beeinflussen, ganz besonders, wenn es dabei um seinen Partner/seine Partnerin geht. Anstatt also einen Othello zu ermutigen, „stark" zu sein, sollte der Therapeut Sympathie für dessen Kind-Ich zeigen, auch wenn der Klient diese zunächst zurückweist. Wie bei Hamlet muss auch hier der Therapeut sehr aufmerksam auf Anzeichen neuer, kreativer Möglichkeiten achten, die es ihm gestatten, in einer positiven Weise aktiv zu werden. Othello war zu kreativen Taten in der Kriegsführung fähig, nicht aber im Kontext spielerischer Entspannung. Für einen Klienten wie ihn wäre es nötig, dass man ihm neue Bereiche aufzeigt, in denen er sich – möglichst mit Unterstützung seiner Desdemona – kreativ ausprobieren kann.

Im Allgemeinen können sich Menschen von der Art eines Othello nur schlecht entspannen. Unbewusst fürchten sie sich davor, aufzugeben und sich dadurch ihren Feinden oder dem Tod auszuliefern. Nun aber müssen sie lernen, dass es okay ist, wenigstens zeitweise loszulassen, anstatt ständig Kontrolle ausüben zu wollen. Manchmal ist es möglich, solche Klienten zu motivieren, stressreduzierende Techniken wie z. B. Yoga oder Atemübungen zu erlernen, etwa mit dem Argument, dass sie dadurch ihre physische Gesundheit stärken können. Wenn der Therapeut den Eindruck hat, der Klient verschweige ihm Selbstmordabsichten, kann er dies gefahrlos ansprechen. Dabei sollte er jedoch auf dessen Körpersprache achten: Wenn der Klient sonderbar darauf reagiert und eine solche Vermutung heftig zurückweist, sollte der Therapeut so lange auf diesem Thema beharren, bis der Klient zusichert, einen solchen Plan nicht ausführen zu wollen. Ich kann dies nicht deutlich genug unterstreichen. Es sind hauptsächlich Personen vom Charaktertyp 2, bei denen in einem hohen Maße die Gefahr eines „unerwarteten" Suizids besteht, weil sie diesen nicht ankündigen. Sie nutzen ihre Fähigkeit, sorgfältig zu planen, und führen den Selbstmord dann auch perfekt aus. Auf diese Weise kehren sie – wie George es tat – in der Stunde ihres Todes wieder zu ihrem Charaktertyp zurück.

Bei Othello wie in vielen anderen Fällen geht dem Suizid ein Mord voraus, der ebenfalls das Ergebnis einer bewussten und gezielten Handlung darstellt. Wenn der Therapeut sensibel ist, kann er eine solche Katastrophe in den meisten Fällen voraussehen und vermeiden helfen. Hier sind die Geschicklichkeit des Therapeuten sowie seine Fähigkeit, Grenzen zu setzen, auf das Äußerste gefordert. Allein die Tatsache, dass er den geheimen Plan seines Klienten offenlegt, steigert das Prestige des Therapeuten, und seine Bemühungen, den Selbstmord zu verhindern, schmeicheln dem Klienten, sodass er zunächst den Wunsch verspüren wird, den Kontakt aufrechtzuerhalten. Danach wird er eher bereit sein, Zuwendung für sein Kind-Ich anzunehmen, die er zuvor massiv abgelehnt hat. Kurz gesagt: Bei solchen Klienten muss der Therapeut einen riskanten Drahtseilakt ausführen, in dessen Verlauf er einerseits die Kraft und Kompetenz des Klienten anerkennt und andererseits dessen Kind-Ich von dem selbstgewählten Druck zu befreien hat. Manchmal artet diese Bemühung in einen regelrechten Kampf aus, denn solche Klienten sind oft schwierig und perfektionistisch. Sie sind mit mir – und/oder ihren Partnern – unzufrieden; und dann ist es nicht leicht für mich, in diesem Prozess mein eigenes Gleichgewicht aufrechtzuerhalten. Doch wenn es einem Klienten wie Othello gelingt, sich zu entspannen, seine Fehler einzusehen und auch einige der Gefühle zu akzeptieren, die er vorher verdrängt hatte, dann verwandelt er sich in einen neuen Menschen, den man nicht nur bewundern, sondern auch lieben kann.

Strategien für den Manager Othello im Coaching

Die Führungskraft Othello wird mit Zurückhaltung an ein Coaching herangehen. Oft handelt es sich um Menschen, die aktuell und für sie selbst überraschend in eine Krise geraten sind. Das gilt insbesondere für Manager im Alter zwischen dreißig und vierzig Jahren. Menschen in der Lebensphase zwischen vierzig und Mitte fünfzig finden meist auch ohne extreme Krise in ein Coaching. Bei den Älteren ist der Anlass dafür häufig, dass sie den Eindruck haben, mit ihren bisherigen Rezepten und Mustern nicht mehr weiterzukommen. Vieles, was bisher ihren Erfolg begründete, scheint nicht mehr zu funktionieren. Darüber hinaus erleben viele eine zunehmende Erschöpfung. Das werden sie aber möglicherweise nicht zugeben – jedenfalls nicht zu Beginn des Coachings.

Der Unterschied in den beiden Lebensphasen liegt darin, dass Menschen zwischen dreißig und vierzig ihren Lebensmustern zutiefst vertrauen. Ihre bisherigen Erfolge fußen darauf. Sie haben den Eindruck, ihre Grenzen noch nicht ausgelotet zu haben. Insbesondere Othello will beweisen, dass er über das richtige Rezept für ein erfolgreiches Leben verfügt. Wenn irgendetwas einmal nicht klappt, dann ist das Pech. Kommt es zu einer großen Krise, weil Othello entweder im Beruf eine bedeutende Niederlage hat hinnehmen müssen oder weil in seinem Privatleben schwierige Umstände eingetreten sind – z. B. durch den Tod eines nahen Verwandten oder Freundes oder durch das Scheitern der Partnerschaft – dann kann es sein, dass er den Weg ins Coaching findet. Oft wurde er von einem Mentor oder väterlichen Freund zu diesem Schritt ermuntert. Dagegen kommt Othello im höheren Alter oftmals der eine oder andere Zweifel, ob seine Verhaltensmuster für ihn selbst und die anderen wirklich gut sind. Das bedeutet nicht, dass er sofort bereit und in der Lage wäre, neue Verhaltensweisen zu entdecken und zu leben. Er spürt jedoch die Grenzen seiner Kraft, auch wenn er das nicht gleich zum Thema machen wird.

Anlass für Othello, sich in ein Coaching zu begeben, ist meist, dass er etwas „wieder in den Griff kriegen" möchte. Dabei kann es sich auch um seine eigene Person handeln, insbesondere wenn er den Eindruck hat, auf „offener Bühne" zusammengebrochen zu sein. Ob ein Außenstehender sein Verhalten als Zusammenbruch erlebt hat, ist dabei zweitrangig. Es kann durchaus sein, dass Othello in einer Konfliktsituation „aus der Haut gefahren" ist und lautstark seinem Ärger Luft gemacht. Andere haben das möglicherweise als angemessen empfunden, während Othello es als persönlichen Kontrollverlust erlebt hat, was für ihn mit Scham besetzt ist. Othello wird anfangs oft deutlich machen, dass er nur bedingt etwas von dem Coaching erwartet und dass er insbesondere jeden „Seelenstriptease" ablehnt. Er will sich nicht verbiegen sondern so bleiben wie er ist. Während wir Hamlet mit seinen Äußerungen konfrontieren können, ist es bei Othello wichtig ihm zu versichern, dass er keinen Druck zu erwarten hat, er solle sich „normal" verhalten.

Besonders bei Klienten wie Othello ist es wichtig, sich als Coach klarzumachen, dass für Menschen vom Typ 2 (übersicher/dominant) Handlungsmuster charakteristisch sind, die unter Umständen aggressiv wirken. In der ersten Phase des Coachings sollten Sie daher ermitteln, wodurch Othello sich möglicherweise angegriffen fühlt und ihm versichern, dass Sie ihn weder angreifen noch versuchen werden, ihn zu kontrollieren. Da die Transaktionsanalyse als Methode stark mit dem Erwachsenen-Ich arbeitet und die Kontrolle beim Klienten lässt, ist sie für die Arbeit mit Menschen vom Schlage eines Othello besonders geeignet. Gegebenenfalls lohnt es sich, den Ansatz der TA zu Beginn zu erläutern und so zum Sicherheitsgefühl von Othello beizutragen.

In der Anfangsphase des Coachings biete ich einer Führungskraft vom Typ eines Othello Zuwendung an für seine tatsächlichen Erfolge und Verdienste – insbesondere auch für den Mut, sich selbst im Rahmen des Coachings zu reflektieren. Damit bewirke ich zweierlei. Zum einen gebe ich seinem Eltern-Ich eine positive Rückmeldung, dass der Schritt zum Coaching etwas ist, was zu den Lebensmustern von Othello passt, nämlich mutig zu sein und Risiken einzugehen. Außerdem wird der Wunsch des hilfesuchenden Kind-Ichs damit bestärkt. Zum anderen kann ich damit gleichzeitig seine in der Regel begrenzte Bereitschaft ansprechen, Zuwendung anzunehmen und ihm die Botschaft vermitteln, dass das okay ist. Othello wird mir zu diesem Zeitpunkt nicht sofort folgen, aber das Thema „Annehmen von Zuwendung" ist eröffnet. Es kann dann auch später bearbeitet werden.

Zu Othellos Grundmustern und damit zu seinem Selbstbild gehört es, Verantwortung zu übernehmen, wenn sich die Chance dazu bietet. In der Praxis führt das dazu, dass er in seinem Führungsbereich unverhältnismäßig viel an sich ziehen wird. Tendenziell ist er allzu tief in die Prozesse und Aufgaben involviert. Er lädt sich zu viel auf die eigenen Schultern und lässt seiner Mannschaft zu wenig Spielraum. Die Motive, die er nennt, können sehr unterschiedlich sein – von einer Schutzfunktion, die er für „seine Leute" übernimmt bis zu einer starken Ergebnisorientierung. Im Coaching geht es nun darum, mit Othello ein realistisches Maß an Verantwortung herauszuarbeiten. Dazu gehört es zu identifizieren, welche Verantwortung tatsächlich zu seiner Funktion gehört –

auf der Basis der von ihm formulierten Ziele – bzw. was nicht mehr seiner persönlichen Verantwortung unterliegt. Hier wird eine realistischere Neudefiniton seiner Situation geleistet. Dabei geht es darum, Othello zu vermitteln, dass er auch dann wichtig bleibt, wenn er die Kontrolle teilweise abgibt. Gegebenenfalls ist mit ihm zu erarbeiten, wie er den Überblick behalten kann, wenn er sich mehr aus den Detailverantwortlichkeiten zurückzieht. Damit wird er zwar in einem restriktiven Muster bestärkt, gleichzeitig wird es ihm dadurch jedoch möglich, sich aus seiner übermäßigen Verantwortung zurückzuziehen. Othello wird erst dann die Verantwortung für etwas abgeben, wenn er weiß, wie er sie jederzeit zurückgewinnen kann. Das eröffnet die Chance für einen Lernprozess und für eine entlastende, positive Erfahrung.

Die zweite wichtige Interventionsstrategie besteht darin, Othello zu versichern, dass es erlaubt ist, die Eigenverantwortung seines direkten Umfeldes einzufordern. Er wird damit wenig Probleme haben, wenn es um die Sache geht. Anders sieht es für ihn aus, wenn es darum geht, sich selbst zu entlasten. Hier liegt jedoch der eigentliche persönliche Fortschritt: Er lernt, sich selbst nicht nur in der Funktion für andere, sondern auch in der eigenen Bedürftigkeit wahrzunehmen.

Der Weg, den man mit Othello gehen kann, führt zunächst über seine Verantwortung für seine Funktion. Um seine Funktion sicherzustellen, hat er für sich selbst zu sorgen. Dadurch ist er legitimiert, Aufgaben und Verantwortungen von sich weg zu delegieren, damit er genügend Zeit und Energie hat, seinen zentralen Aufgaben nachzukommen. Er tut es für die Sache und nicht für sich; gleichzeitig erhält er die Aufgabe und damit die Erlaubnis, auf sich und seine Befindlichkeit zu achten. Der Coach versucht hier also eine Brücke zu bauen, vor der unser Othello nicht zurückschrecken muss, da sie seinen Mustern scheinbar entspricht und ihm dennoch die Chance bietet, die unterdrückten Gefühle und Bedürfnisse seines Kind-Ichs zu leben. Wie in der therapeutischen Arbeit haben wir es auch hier mit einer Gratwanderung zu tun, die die alten einschränkenden Muster nutzt, um neue Erfahrungen möglich zu machen. Die damit verbundenen Empfindungen sind dann in den Coaching-Gesprächen auszuwerten.

Bei der Entwicklung von neuen Mustern ist es wichtig, Othello darin zu bestärken, dass es kein Makel ist, wenn er in alte Muster zurückfällt. Das dahinter liegende Thema ist die Scham. Othello fällt es schwer, sich Fehler oder eine Niederlage einzugestehen. Diese kann auch darin bestehen, einen Selbstvertrag aus einer Coaching-Sitzung anschließend nicht umgesetzt zu haben. Wir müssen seinem Eltern-Ich also versichern, dass es allein seine Entscheidung ist, ob und wann er neue Verhaltensmuster ausprobiert. Weiterhin wird es wichtig sein, sein Erwachsenen-Ich zu sensibilisieren, damit ihm einerseits klar wird, weshalb ihm noch schwerfällt, aus alten Mustern auszusteigen, und er andererseits wahrnimmt, welche Reaktionen es bei ihm und bei anderen auslöst, wenn er neue Muster ausprobiert. Je klarer die Verantwortung und die Freiheit zur Verhaltensänderung bei Othello liegt – und eben nicht durch den Coach eingefordert wird – desto größer ist die Wahrscheinlichkeit, dass er neue Schritte tut.

Je mehr Schritte Othello vollzieht, die ihn entlasten, um so eher wird er auf neue Ideen für seinen beruflichen Kontext kommen und – noch wahrscheinlicher – für sein privates Leben. Dies sind Zeichen dafür, dass die kreativen Anteile seines Kind-Ichs und sein Ausdruckstrieb mehr Berechtigung in seinem Leben bekommen. Hier sind dann positive Verstärkungen durch das Eltern-Ich des Coachs möglich und hilfreich. Othello sucht jetzt nach Bestärkung für seine bisher unterdrückten Gefühle und Bedürfnisse. Was in den früheren Phasen als Angriff oder als Übergriff angesehen worden wäre, wird jetzt dankbar angenommen.

In dieser Phase kann der Coach mit Othello auch das Thema der persönlichen Lebensführung offener ansprechen. Möglicherweise wird Othello noch einige Zeit die Erlaubnis des Coachs brauchen, um über sein Leben und seine Empfindungen zu sprechen. In dieser letzten Phase geht es darum, Othello die Chance zu geben, die Verantwortung für sein Leben mit all seinen Facetten in den Mittelpunkt zu stellen, anstelle der Verantwortung für andere, um die es ihm bisher fast ausschließlich ging. Auch hier kann es sein, dass Sie auf traumatische und emotional sehr tief verankerte Geschehnisse stoßen, die im Rahmen eines Coachings nicht zu bearbeiten sind. In diesem Fall ist wieder die Bearbeitung im therapeutischen Kontext zu empfehlen.

HANDLUNGSEMPFEHLUNGEN
FÜR ELTERN

Ursprüngliches Ziel dieses Buches war es, die Dynamik der Morde und Suizide zu erklären, die ab und zu unerwartet in unserer näheren oder weiteren Umgebung geschehen oder von denen wir in der Zeitung lesen. Solche Taten sind überraschend und schockierend für alle, die sie miterleben. Es stellt sich jedoch die Frage, ob es möglich wäre, sie zu verhindern. Gibt es Warnsignale, die man ggf. erkennen könnte, um demjenigen, der im Begriff ist, eine gewalttätige Handlung zu begehen, rechtzeitig angemessene Hilfe zukommen zu lassen. Wir wissen, dass dies nicht immer möglich ist. Anderseits steht aber auch fest, dass viele von den Menschen, bei denen es zu einem Ausbruch von Gewalt gekommen ist, zumindest einige Personen kannten, die ihnen hätten helfen können, das Schlimmste zu vermeiden. Leider hatten diese aber offenbar die Krisen der Betroffenen, deren Zeuge sie waren, nicht als ernst zu nehmende Gefahrensignale erkannt.

Deshalb möchten wir hier noch einmal deutlich sagen: Eine besondere Gefahr ist immer dann gegeben, wenn sich ein Mensch eindeutig konträr zu seinem Charaktertyp verhält. Dies gilt auch, wenn dieses Verhalten als solches zunächst nicht außergewöhnlich ist. Wie wir gesehen haben, greifen Gefühlsausbeuter dritten Grades sehr oft zu Gewalt, wenn sie den Eindruck gewinnen, dass ihrem Verlangen nach Zuwendung nicht entsprochen wird. Dies ist z.B. der Fall, wenn sie gerade jemanden verloren haben, von dem die begehrten Streicheleinheiten zur Aufrechterhaltung ihrer existenziellen Abwehrposition erhalten hatten, oder wenn sie fürchten, dass ein solcher Verlust eintreten könnte. Um uns selbst zu schützen, sollten wir uns diese Punkte ständig vor Augen halten, auch wenn unser Verhalten wesentlich von den gegebenen Umständen abhängen wird sowie von der Art der Beziehung, die wir zu dem betreffenden Menschen haben. In diesem Zusammenhang ist es wichtig, sich daran zu erinnern, dass das Bedürfnis nach bestimmten Formen der „Liebe", die sich in ständiger Zuwendung äußert und den Charaktertyp eines Menschen verstärkt, bei Gefühlsausbeutern niemals gestillt werden kann. Menschen, die auf diese Weise „ausgebeutet" werden, kann es jedoch gelingen – vorausgesetzt, sie nehmen die Gefahr ernst –, ihre Partner zu einer Therapie zu bewegen.

Wie wir gezeigt haben, liegen die Ursachen der zuvor dargestellten Schwierigkeiten in aller Regel in der Kindheit. Vielen Kindern wird nicht geholfen, mit ihren Gefühlen angemessen umzugehen. Stattdessen lernen sie, bestimmte Gefühle und Empfindungen zu verdrängen, weil diese ihren Bezugspersonen Angst machen. Das bedeutet nicht, dass diese Kinder zwangsläufig zu Gefühlsausbeutern oder potenziellen Gewalttätern werden. Doch mit großer Wahrscheinlichkeit werden sie später Schwierigkeiten haben, weil ihre Triebe sich nicht in einem harmonischen Gleichgewicht befinden.

Empfehlungen für Eltern von Kindern zwischen zwei und sechs Jahren

Als Eltern können Sie ganz entscheidend dazu beitragen, dass bei Ihrem Kind eine solche Entwicklung nicht eintritt. Wir gehen davon aus, dass Sie die allerbesten Absichten und auch viele gute Ideen für die Erziehung Ihres Kindes haben. Trotzdem möchten wir Ihnen zusätzlich die folgenden Empfehlungen geben. Sie können Ihnen helfen, noch besser mit den Gefühlen und Empfindungen Ihres Kindes umzugehen.

Seien Sie sich dessen bewusst, dass es völlig unterschiedliche Vorgänge sind, ein Gefühl zu empfinden, es zuzulassen, zu benennen und angemessen auszudrücken und denken Sie daran, dass Ihr Kind auch dann okay ist, wenn es Ihrer Ansicht nach „schlimme" Gefühle und Empfindungen wie z. B. Wut, Eifersucht, Hass oder sexuelle Neugierde äußert.

Kleine Kinder können ihr Verhalten nur unvollkommen steuern. Sie agieren ihre Gefühle aus, weil das emotionale, limbische System ihres Gehirns zu dieser Zeit noch über den größten Einfluss verfügt. Wir möchten wir Ihnen daher folgende Empfehlungen geben:

- Benennen Sie die Gefühle und Empfindungen, die Ihr Kind äußert oder die Sie bei ihm wahrnehmen, so genau wie möglich.
- Unterscheiden Sie zwischen der Äußerung eines Gefühls (z.B. dem der Eifersucht, wenn Ihr Kind seinen kleinen Bruder, mit dem Sie

gerade schmusen, am liebsten schlagen möchte) und dem tatsächlichen Verhalten (dem Schlagen).

- Machen Sie Ihrem Kind verständlich, dass es ebenso wenig den kleineren Bruder schlagen wie eine heiße Herdplatte berühren darf; aber dass Sie seinen Wunsch, den Bruder zu schlagen, verstehen und okay finden. Lassen Sie Ihr Kind spüren, dass Sie weder das Gefühl, das dahinter steht und das Sie dann auch klar benennen sollen (Eifersucht), noch Ihr Kind ablehnen. (Vielleicht schmusen Sie ja anschließend mit ihm, um ihm zu zeigen, dass Sie es lieben, obwohl Sie ihm das Schlagen verboten haben.)

- Machen sich immer wieder klar, dass es nichts mit Ihren liebevollen Gefühlen Ihrem Kind gegenüber zu tun hat, wenn Sie Ihrem Kind bestimmte Verhaltensweisen verbieten. Geben Sie ihm häufiger auch ohne aktuellen Grund liebevolle Zuwendung – also nicht nur, wenn es sich Ihrer Ansicht nach gut verhalten hat.

- Denken Sie daran, dass das Benennen von Gefühlen und Empfindungen im Gehirn Ihres Kindes wichtige Verbindungen zwischen emotionaler Reaktionen und der Wahrnehmung seiner Selbst herstellt. Man muss „negative" Gefühle (z.B. Ärger oder Traurigkeit) genauso wenig verschweigen wie „positive" (z.B. Freude oder Liebe).

- Achten Sie beim Benennen der Gefühle und Empfindungen sehr sorgfältig darauf, Ihrem Kind keine Gefühle zuzuschreiben, nur weil Sie gern möchten, dass es diese empfindet. Folgen Sie also bitte nicht dem Beispiel einer Mutter, die ihr Kind mit der Frage: „Bist du denn nicht froh?", dazu bringt, „Ja!" zu sagen. Dies ist reine Anpassung und kann bestenfalls dazu führen, dass ein Ersatzgefühl entsteht. Stattdessen ist es besser, die Wörter „froh" oder „glücklich" nur dann zu benutzen, wenn das Kind lacht oder andere Zeichen der Freude zeigt.

- Machen Sie Ihrem Kind deutlich, welche Verhaltensweisen es unterlassen soll. Auch hierdurch entstehen kortikale Unterscheidungen zwischen Gefühlen, Empfindungen und Verhalten, sodass das Kind schließlich autonom entscheiden kann, welche Gefühle und Empfindungen es zeigen will und welche anderen, die ihm gleichermaßen bewusst sind, es lieber für sich behält.

- Erläutern Sie Ihrem Kind, wenn es ca. drei Jahren alt ist, schrittweise die Gründe für Verbote näher und nennen Sie ihm die Folgen, die eintreten werden, wenn es ein Verbot übertritt. Damit helfen Sie Ihrem Kind, sich näher mit den Konsequenzen inakzeptablen Verhaltens auseinanderzusetzen; gleichzeitig geben Sie ihm die Erlaubnis, seine Gefühle und Empfindungen wahrzunehmen und zu akzeptieren. Wenn Ihr Kind erwachsen ist, wird es dann die bewusste Wahrnehmung der eigenen Gefühle noch weiter verbessern. Zugleich wird es zu einer genaueren Einschätzung der Konsequenzen gelangen, die zu erwarten sind, wenn es bestimmte Gefühle offen äußert oder sich entsprechend verhält.

- Unterschätzen Sie niemals den Wert der Freude und des Spiels, denn dies sind Gelegenheiten, in denen die schöpferische und kreative Kraft der Kinder sich positiv ausdrücken kann.

- Räumen Sie Ihrem Kind genügend Raum für seine Tagträume ein und fordern Sie nicht immer nur Leistungen. Wenn Sie ab und zu auch Streicheleinheiten für die Beschäftigung mit „unwichtigen" Dingen geben, dann vermitteln Sie dadurch Ihrem Kind, dass Sie an der Art, wie es sich entwickelt, liebevolles Interesse haben – und es nicht nur an seinen Leistungen messen.

- Vermeiden Sie es, Ihr Kind zu beschämen. Beschämung ist zwar ein sehr wirksames Erziehungsmittel – allerdings nur zum Schaden Ihres Kindes. Lassen Sie Ihr Kind seine Überlebensschlussfolgerungen entwickeln, indem Sie ihm einiges eindeutig erlauben, anderes präzise verbieten. Überlebensschlussfolgerungen sind durchaus wichtig. Sie sollten jedoch mit so wenig Angst wie nötig verbunden sein.

- Seien Sie auf jeden Fall ehrlich, auch wenn dies zunächst Probleme verursacht. So ist es z.B. besser, Ihrem Zweijährigen offen anzukündigen, dass Sie weggehen und ihn in der Obhut eines Babysitters zurücklassen wollen – selbst auf die Gefahr hin, dass er zu weinen anfängt – als sich wegzustehlen, wenn er gerade abgelenkt ist. Letzteres könnte bewirken, dass seine Urangst zunimmt, verlassen oder für irgendetwas Geheimnisvolles bestraft zu werden. Ihr Kind hätte es dann schwerer, bewusst mit den Ursachen für seine Ängste und Befürchtungen umzugehen.

Diesen Empfehlungen zu folgen, kann hilfreich und nützlich sein. Eine Garantie für die „richtige" Erziehung kann es jedoch natürlich nicht geben, denn glücklicherweise sind unsere Kinder unabhängige Wesen, die ihre eigenen Entschlüsse fassen, was auch bedeutet, dass sie ihre eigenen Überlebensschlussfolgerungen ziehen.

Empfehlungen für den Umgang mit Jugendlichen

Kinder und Jugendliche werden nicht nur von ihren Eltern beeinflusst; viele andere Menschen – seien es Verwandte, Freunde, Nachbarn, Lehrer usw. – haben häufig privat oder beruflich mit ihnen zu tun. Es gibt Situationen, in denen wir sehr hilfreich sein können, etwa wenn wir beobachten, dass ein Kind eine Tendenz zu Ersatzgefühlen oder Ersatzverhalten entwickelt hat, wenn es sich z. B. gekünstelt höflich bzw. freundlich gibt oder lacht, obwohl es eigentlich einen Grund hätte, traurig oder ärgerlich zu sein. Wenn wir eine gute Beziehung zu diesem Kind haben, dann können wir leicht das richtige Gefühl benennen oder in einer spielerischen Weise – von uns selbst ausgehend – etwa sagen: „Ich bin in solch einer Situation wütend/traurig/… Und du?" Oder: „Ich bin überrascht, dass du nicht wütend/traurig /… bist. Ich wäre es bestimmt!"

Im Allgemeinen erwerben Kinder den Wortschatz, um ihre Gefühle zu benennen, im Alter von zwei bis sechs Jahren. Es ist jedoch wichtig, auf jeder Altersstufe ihre Gefühle und Empfindungen immer neu zu identifizieren und zu benennen. Wir haben viele Möglichkeiten, mit einem Kind über dieses Thema ins Gespräch zu kommen und ihm zu erklären, dass niemand „schlecht" ist, nur weil er etwas Bestimmtes fühlt. Das Kind sollte außerdem erfahren, dass es durchaus in Ordnung ist, die eigenen Gefühle und Empfindungen nicht immer zu zeigen. Nur vor uns selbst und vor Menschen, zu denen wir Vertrauen haben, brauchen wir sie nicht zu verbergen. Selbst auf die Gefahr hin, pedantisch zu erscheinen, wollen wir wiederholen: Auch hier ist es wieder wichtig, zwischen Gefühlen, Empfindungen und Verhalten zu unterscheiden.

Aufgrund der verstärkten Ausschüttung von Hormonen, die die Veränderungen des Körpers bewirken, kommt es bei Jugendlichen häufig zu Stimmungsumschwüngen. Die Anzahl der Selbstmorde in dieser Altersgruppe ist in den letzten Jahren dramatisch angestiegen. Wenn Sie in der Lage sind, das Vertrauen eines Jugendlichen zu gewinnen, der sehr sprunghaft ist, können Sie präventive Arbeit leisten.

In der Pubertät drängt die Kreativität besonders stark danach, sich auszudrücken und sich zu bewähren. Doch Jugendliche, die in ihrer Kindheit gelernt haben, sich vor der Wahrnehmung bestimmter Gefühle und Empfindungen zu fürchten, die sie oft noch nicht einmal eindeutig benennen können, halten sich für „Monster", wenn sie bestimmte Wünsche oder Phantasien haben. Diese kommen ihnen einfach ungeheuerlich vor. Solche jungen Menschen sind gefährdet. Sie fühlen sich oft von Phantasien überschwemmt, die sie sich vergeblich zu verdrängen bemühen. Um diese Phantasievorstellungen offen aussprechen zu können, benötigen sie unsere Hilfe.

Im Jugendalter ist es uns noch sehr gut möglich, neue Verbindungen zu schaffen zwischen unserer Neigung zu automatischen, empfindungsgesteuerten Reaktionen in einer tatsächlichen oder vermeintlichen Gefahr und unserem Potenzial zu denken und die Konsequenzen unseres Verhaltens im Voraus einzuschätzen. Daher sollte die Botschaft an Jugendliche immer wieder lauten: „Du bist okay, und welche Gefühle du auch immer hast – ich mag dich!" Das sollten wir durchaus auch dann sagen, wenn wir dem Jugendlichen gleichzeitig vermitteln müssen: „Ich kann dein Verhalten nicht billigen!" oder „Es ist gefährlich, dieses oder jenes zu tun!" Leider ist diese Unterscheidung nicht einmal Pädagogen immer klar und geläufig. Phantasien, die von den Jugendlichen geäußert werden, erschrecken sie, weil sie fälschlicherweise glauben, sie seien gefährlich. Im Gegenteil: Es ist gefährlich, solche Phantasien zu verdrängen. Dies gilt in besonderem Maße auch für Sexualphantasien.

Vor einigen Jahren hatte der Bundesstaat Kalifornien einen Film in Auftrag gegeben, der zur Suizidprophylaxe in Schulen gezeigt werden sollte. Konsequenterweise enthielt dieser Film auch Bilder typischer Phantasien, die bei Jugendlichen oft einem Selbstmord vorausgehen. Die Darstellung solcher „schlimmen" Gedanken und Gefühle sollte die Möglichkeit zu offenen Diskussionen über dieses Thema schaffen. Die

Behörde aber befürchtete, es könne gefährlich sein, solche Suizidphantasien zu zeigen, und entschied, dass der Film nicht eingesetzt werden dürfe. Sie wollte einen moralischen „Tu es nicht!"-Film haben, anstatt den Jugendlichen zu helfen, einige ihrer „geheimen" Phantasien zu erkennen und darüber zu sprechen.

Wie solche Phantasien im Inneren gären können, bis sie sich schließlich explosionsartig in unkontrolliertem Verhalten entladen, haben wir bei Harold gesehen: Er hatte nie Gelegenheit, seine „schrecklichen" Vorstellungen über seine eigene Sexualität und die seiner Mutter zu äußern. So war er genötigt, seine verwirrten Gefühle auszuagieren. Er hatte nicht gelernt, sie zu verstehen, und hatte daher auch nicht die Chance, sie zu kontrollieren.

GANZ ZUM SCHLUSS

Wir benötigen ein vielfältiges Vokabular für die ganze Bandbreite unserer Gefühle und Empfindungen. Je besser wir diese in Worte und damit in die bewusste Wahrnehmung übersetzen können, desto besser vermögen wir unser Verhalten zu steuern.

Viele Leute sind zu bequem, sich die kulturellen Errungenschaften der Sprache zunutze zu machen. Leider führen wir jedoch nicht mehr das Leben „glücklicher Wilder" – falls es solche überhaupt jemals gegeben hat. Wir alle müssen mit dem Stress beengter Lebensumstände zurechtkommen, die uns in unserer Bewegungsfreiheit und in unserem Kontakt zur Natur einschränken. Dies führt zwangsläufig zu Frustrationen und schränkt unsere spontanen Ausdrucksmöglichkeiten ein.

Wir verfügen auch nicht mehr über die Freiheit der Affen, die ihren Empfindungen freien Lauf lassen, ohne irgendwelche inneren Regungen zu unterdrücken. Unglücklicherweise neigen wir Menschen dazu, gewisse Grundhaltungen, die unserem Überlebenstrieb entsprechen, nicht anzuerkennen. Wir sind z. B. alle in gewisser Hinsicht egoistisch und habgierig. Jeder von uns wünscht immer mehr für sich selbst – was immer dies auch sein mag: materielle Güter, Zuwendung oder Macht.

Es ist okay, wenn wir uns solcher Wünsche bewusst sind, doch wir können unsere Intelligenz auch dazu nutzen, um andere Optionen in Betracht zu ziehen.

Es ist unsere feste Überzeugung: Wenn wir unsere Habgier anerkennen, anstatt sie zu kaschieren, und wenn wir uns selbst eingestehen, dass wir im Grunde egoistisch sind und alles für uns selbst beanspruchen möchten, ohne uns Gedanken über die anderen zu machen, dann wird uns unser Verstand dazu verhelfen, uns selbst Grenzen zu setzen und neue Wege auszuprobieren, wie wir in Zukunft in einer Welt gegenseitiger Abhängigkeit besser miteinander umgehen können. Nicht nur Künstler und Schriftsteller können ihre kreative Kraft effektiv nutzen. Jeder von uns kann dies tun, und jeder von uns kann auch seine Fähigkeit zu Ruhe und Besinnung einsetzen, um zu entscheiden, wann es klüger ist, loszulassen anstatt zu kämpfen. Wir alle können lernen, unsere Überlebensschlussfolgerungen als wertvoll zu erkennen. Sie unterstützen uns, wenn wir behutsam sind und besonnen vorgehen.

Wir brauchen unseren archaischen Ängsten nicht zu erlauben, uns zu überwältigen. Wir dürfen lernen, unsere alltägliche Realität zu überprüfen; und wir können es uns leisten, uns selbst und anderen mehr Freiheit und Ruhe zu gönnen.

ANHANG

WAS IST TRANSAKTIONS- ANALYSE?

Die Transaktionsanalyse (TA) wurde ursprünglich von Dr. Eric Berne begündet. Berne, von Haus aus Psychoanalytiker, entwickelte Theorie und Praxis der TA in den 1950er Jahren. Sie wurde ursprünglich als psychotherapeutische Methode eingesetzt, insbesondere für die Gruppentherapie. Bald jedoch stellte es sich heraus, dass ihre Konzepte für eine Vielzahl von Anwendungsfeldern sehr nützlich sind. Dazu gehören z. B. Coaching, Organisationsberatung, Einzelberatung und Erziehung. Berne starb schon 1970 im Alter von 60 Jahren an einem Herzinfarkt, sodass er die enorme Ausbreitung der TA rund um den Globus nicht mehr vollständig miterlebte. Andere nahmen Teile seiner Theorie auf und entwickelten diese weiter.

Ähnlich wie Freud sieht Berne das Selbst nicht als vollständig rational und bewusst an. Berne hielt einerseits die unterschiedlichen Entwicklungsphasen des Menschen und den Einfluss der Botschaften, die wir während der Kindheit erhalten, für ausgesprochen wichtig. Andererseits lehrte er, wie Persönlichkeits- und Kommunikationsprobleme im „Hier und Jetzt" zu behandeln sind.

Ähnlich wie Einstein, der einmal sagte, dass ein Physiker die Relativitätstheorie nicht verstanden habe, wenn er diese nicht einem zwölfjährigen Kind erklären könne, bestand Berne darauf, dass die Grundzüge der TA einem achtjährigen Kind verständlich sein müssten. Daher neigen Transaktionsanalytiker dazu, ein einfaches, alltägliches Vokabular zu verwenden. Das hat auch dazu geführt, dass die TA sehr wirksam für die Therapie von Kindern und im pädagogischen Bereich eingesetzt werden kann.

Berne wollte in die TA das demokratische Prinzip integrieren, dass jedes Individuum von gleichem Wert und in der Lage ist, die eigene Situation zu verstehen. Er betont den Selbstrespekt und die Gleichberechtigung des Klienten in der Therapie, unabhängig davon, ob es sich um einen Erwachsenen oder ein Kind handelt. Nur so könne man jemandem bei der Lösung seiner Probleme helfen. Damit setzte er sich gegen die herablassende Art ab, welche einige Therapeuten und Lehrer in seiner Zeit gegenüber ihren Patienten, vor allem aber gegenüber Kindern, zeigten. Er fasste seine Perspektive in der Aussage zusammen, dass jedes Kind „okay" geboren werde, auch wenn es sich zu einem bestimmten Zeitpunkt „schlecht" verhielte oder „nicht-okay" fühle.

„Ich bin okay – Du bist okay" wurde später der Titel eines weithin bekannten Buches von Thomas Harris, das Jahre nach Bernes Tod erschien. Dieses Buch machte die TA sehr bekannt. Unglücklicherweise wurde der „Okay-Begriff" teilweise falsch verstanden und schließlich in einigen populären Slogans missbraucht, ohne dass man verstanden hätte, dass hinter dieser einfachen Formel der ernsthafte humanistische Ansatz der Gleichberechtigung steht. Ähnlich missverstanden wurde Bernes Art und Weise, wie er das Wort „Spiele" im Titel eines seiner Bücher benutzte. Eher scherzhaft bezeichnete er damit bestimmte Verhaltensmuster in menschlichen Beziehungen.

Heute verwenden die meisten Transaktionsanalytiker andere Begriffe als Berne, um die verschiedenen Kommunikationsprozesse und Kommunikationsschwierigkeiten zu beschreiben. Doch Bernes Definition der Ich-Zustände als „Kind-Ich", „Eltern-Ich" und „Erwachsen-Ich" bleiben essenzielle Konzepte für alle, die an menschlichen Beziehungen arbeiten. Ähnliches gilt für seine Betonung der Zuwendung als wesentlicher Basis für die menschliche Kommunikation. Wir beschreiben diese Ansätze im Folgenden, sowie einige von Fanita Englishs Ergänzungen, die heute als integraler Bestandteil der Transaktionsanalyse angesehen werden.

ICH-ZUSTÄNDE

Berne zeigte, dass das funktionierende Selbst – also das Ich – aus wenigstens drei nebeneinander existierenden Systemen besteht, den Ich-Zuständen, wie er sie nannte. Diese Systeme bezeichnete er umgangssprachlich als Eltern-Ich, Erwachsenen-Ich und Kind-Ich. Er definierte die Ich-Zustände als kohärente Systeme von Denken und Fühlen, die sich in entsprechenden Verhaltensmustern manifestieren. Dabei muss festgehalten werden, dass mit Verhalten auch inneres Verhalten gemeint sein kann, wie z. B. „Bauchgefühle" oder Veränderungen der Atmung. Es kann sich um kleine Bewegungen des Körpers oder eine Veränderung des Gesichtsausdrucks handeln, aber auch um die Verwendung von bestimmten Wörtern. Dies ist nicht immer leicht zu erkennen, daher ist ihre Beobachtung auch Teil der transaktionsanalytischen Ausbildung. Solche scheinbar kleinen Verhaltensänderungen sind oft Indikatoren für größere Veränderungen, die sich im hormonellen System sowie als Synapsen im Gehirn widerspiegeln.

Um es noch einmal zu betonen: Die Bedeutung von Bernes Entdeckung besteht darin, dass er zeigt, wie jeder Ich-Zustand sich als System von Gefühlen, Gedanken und möglichem Verhalten von anderen Ich-Zuständen unterschiedet. Diese Idee stellt einen signifikanten Abschied von anderen Theorien und therapeutischen Ansätzen dar. Auch dort wird zwar zwischen Empfindungen, Gefühlen, Gedanken und Verhalten unterschieden, doch die Tatsache, dass jeder der Ich-Zustände sich durch eine eigene Kombination von Empfindungen, Gefühlen und Gedanken auszeichnet, wird ignoriert. Ein Bespiel: Nehmen wir an, ich habe zu einem Freund gerade etwas Spontanes gesagt, denke jedoch gleich darauf, dass meine Worte unpassend waren. Ich sage dann zu mir selbst: „Was bist du für ein Schwachkopf, dass du das gesagt hast!" Möglicherweise höre ich mich das sagen, oder meine Selbstkritik findet nonverbal statt. In jedem Fall empfinde ich diese Kritik als Schlag in meinen Magen und reagiere darauf mit einem aggressiven Impuls. Doch ein anderer Teil von mir sagt im gleichen Moment: „STOPP" und hindert mich daran, meinen Impuls auszuagieren.

Wer kommuniziert hier mit wem? – Ein Transaktionsanalytiker

würde sagen, jeder Mensch habe drei Ich-Zustände, die miteinander kommunizieren können, ebenso wie wir dies mit anderen Menschen tun. In meinem Beispiel hat mein Kind-Ich etwas Spontanes gesagt, woraufhin mein Eltern-Ich mein Kind-Ich kritisierte bzw. einen „Schwachkopf" nannte. Nun spürt mein Kind-Ich den Impuls, jemandem einen Schlag zu versetzen, um die Spannung loszuwerden, die durch diese Kritik ausgelöst wurde, doch mein Erwachsenen-Ich sagt „STOPP!"

Mein Kind-Ich repräsentiert alle Kinder, die ich jemals gewesen bin. Das System von Gefühlen und Gedanken, mit dem diese verschiedenen Kinder über viele Jahre dachten, fühlten und agierten, funktioniert weiterhin in mir, nicht nur als Erinnerung, sondern als ein System von Denken, Fühlen und Handeln im Hier und Jetzt. Als wäre ich noch ein kleines Mädchen, braucht mein Kind-Ich heute manchmal Bestätigung und passt sich deshalb Erwartungen an, die an mich gerichtet werden. Zu anderen Zeiten kann mein Kind-Ich wütend gegen solche Erwartungen rebellieren – seien sie nun real oder eingebildet –, oder mein Kind-Ich freut sich über die Gelegenheit, etwas Neues zu lernen, und geht spielerisch, phantasievoll oder fröhlich mit diesen Erwartungen um.

Mein Eltern-Ich entwickelte sich, während ich aufwuchs. Mein Eltern-Ich nahm Ideen und Verhaltensregeln, Werte und Vorurteile von meinen verschiedenen Bezugspersonen sowie von der Kultur um mich herum auf. Dieses Konglomerat bestimmt oft noch heute meine Werte. Wie soll ich „sein" oder wie soll ich agieren, was ist richtig und was ist falsch? Dabei kann mein Eltern-Ich unterstützend gegenüber meinem Kind-Ich sein oder, im Gegenteil, auch höchst kritisch, entsprechend den Werten und Ideen, die ich verinnerlicht habe.

Mein Erwachsenen-Ich entwickelte sich aus Begegnungen mit Menschen, aus Erfahrungen mit der „Realität" und der Fähigkeit, die ich entwickelt habe, um Mutmaßungen mit Fakten zu untermauern. (Ich setze das Wort Realität in Anführungszeichen, da die vorherrschende Kultur die jeweilige Wirklichkeit verschleiert.) Im Idealfall verhilft mir mein Erwachsenen-Ich dazu, rational zu handeln. Doch weder ist die menschliche Natur dafür gemacht, ständig rational zu sein, noch wäre dies wünschenswert. Die Welt wäre dann ein äußerst langweiliger Ort, bevölkert von computerähnlichen Individuen. Es ist wichtig, dass wir unser Erwachsenen-Ich für die Bewertung von Situationen nutzen, doch ein gut balanciertes Individuum sollte sein Kind- wie sein Eltern-Ich gleichberechtigt einbeziehen. Dank unseres Kind-Ichs genießen wir unsere Spontaneität, haben eine Wahrnehmung von uns selbst, die unser Leben wertvoll macht und können uns, wenn nötig, auch an andere anpassen. Dank unseres Eltern-Ichs sind wir in der Lage, mit sozialen Werten umzugehen. Beide – Kind- und Eltern-Ich – können uns allerdings auch in Schwierigkeiten bringen.

TRANSAKTIONEN
UND ZUWENDUNG

Das menschliche Neugeborene ist hilflos. Es ist nicht fähig, sein eigenes Überleben zu sichern. Berne verwendet den Begriff Zuwendung zunächst für das, was Kinder spüren, wenn sie ganz am Anfang ihres Lebens gehalten und gestreichelt werden. Und er zeigte, dass wir unser ganzes Leben hindurch beides brauchen – sowohl physische als auch symbolische Zuwendung. Aus diesem Grund sind wir voneinander abhängig. Ob es ein Händedruck oder die symbolische Berührung in Form eines Lächelns oder eines Telefonanrufs ist, wir sind auch als Erwachsene abhängig von Zuwendungen anderer, um unsere Existenz zu spüren. Tatsächlich sind alle diese Zuwendungen Teil der menschlichen Kommunikation. Berne drückte das so aus: „Unsere Transaktionen mit anderen sind der Austausch von Zuwendungen, ähnlich dem, wie wir auf einem Markt zum gemeinsamen Vorteil Güter austauschen." Wenn wir davon ausgehen, dass jeder von uns sich zu jeder Zeit in einem der drei verschiedenen Ich-Zustände befindet, dann stellt sich die Frage: Wie kann ich den Ich-Zustand meines Gegenübers am besten erreichen bzw. mit welchem Ich-Zustand kann ich am besten Transaktionen mit meinem Gegenüber initiieren, um die Zuwendung von ihm zu bekommen, die ich mir wünsche?

Da ist zum Beispiel Susi, die offensichtlich suchend und etwas nervös durch ein großes Gebäude hastet. Und da ist John, der ihr zufällig begegnet und zu ihr sagt: „Falls Sie das Auditorium suchen, müssen Sie hier langgehen." Susi reagiert dankbar auf Johns Hilfsbereitschaft, und John ist davon angenehm berührt. In der darauf folgenden Woche trifft er sie in einem anderen Teil des Gebäudes wieder wieder und sagt: „Zum Auditorium geht's hier lang." Doch diesmal reagiert Susi abweisend. Warum? – In beiden Fällen hat John mit seinem Eltern-Ich Susis Kind-Ich angesprochen, indem er ihr einen Rat gab und darauf hoffte, positiv von ihr wahrgenommen zu werden. Aber während Susi beim ersten Mal, besorgt zu spät zu kommen, im Gebäude herumirrte und ihm dankbar aus ihrem Kind-Ich heraus antwortete, kannte sie beim zweiten Mal den Weg. Außerdem war sie mit ihren Gedanken beschäftigt. So fühlte sie sich diesmal durch Johns Worte gestört und regierte zu seinem Unbehagen aus ihrem ärgerlichen Eltern-Ich heraus.

Die Transaktionsanalyse verdankt ihren Namen der Idee, dass unbefriegende Transaktionen zwischen Menschen bzw. etwas, was wir „gekreuzte" Transaktionen nennen, analysiert werden können, ohne dass die Persönlichkeit der Beteiligten zuvor vollständig analysiert werden müsste. So können relativ leicht Missverständnisse geklärt werden, insbesondere wenn beiden Seiten daran liegt, die Beziehung zu pflegen und zu entwickeln.

Was mein Kind-Ich wünscht und ausdrückt oder was mein Eltern-Ich wertschätzt, wird nicht notwendigerweise von anderen Menschen gebilligt. Ihre Reaktionen auf mich können dazu führen, dass ich mich vollständig missverstanden fühle und mich auf eine Art und Weise verhalte, die die anderen wütend macht oder verletzt. Daraufhin verhalten sie sich vielleicht wiederum auf eine Weise, die mich wütend macht oder verletzt und so weiter. Bereits die Grundkenntnisse über Ich-Zustände und Transaktionen versetzen uns in die Lage festzustellen, wann und bei welchen Transaktions-Mustern es zwischen zwei Menschen anfängt „schiefzulaufen". Zumindest ist das im Nachhinein möglich. Das gibt den beiden die Chance, sich zukünftig anders zu verhalten. Genau genommen erhalten sie die Chance, sich jetzt, wo sie die Situation verstehen, für ein anderes Verhalten zu entscheiden.

Wir wollen hier nicht zu tief in die Details gehen, wie Transaktionen analysiert werden können (z.B. als parallele, komplementäre oder gekreuzte Transaktionen*). Worauf wir jedoch eingehen möchten, ist die interessante Tatsache, dass Zuwendung, auch Streicheleinheiten genannt, nicht immer positiv wie Liebkosungen, oder negativ wie Schläge erlebt werden. Die Sache ist komplizierter. So kann es sein, dass ich in einem Ich-Zustand eine bestimmte Zuwendung schätze, diese aber absolut nicht mag, wenn ich mich in einem anderen Ich-Zustand befinde – wie in dem Beispiel von Susi ausgeführt. Außerdem gibt es unehrliche und schiefe Streicheleinheiten, die negativ sind, obwohl sie positiv klingen und umgekehrt, z. B.: „Für eine Frau machst du das ziemlich gut." Oder: „Oh, du bist ganz schön gefährlich", was Bewunderung ausdrücken soll.

Letztlich ziehen wir jede Art der Zuwendung, ob positiv oder negativ, der Nichtbeachtung vor. Wie ein Möbelstück behandelt zu werden, erleben wir als existenzielle Abwertung. Manche Menschen reagieren sehr provokativ, wenn sie sich abgewertet fühlen. Sie versuchen dann um nahezu jeden Preis, Aufmerksamkeit zu bekommen. Mancher lädt uns geradezu ein, ihm negative oder unechte Streicheleinheiten zukommen zu lassen. Das mag damit zusammenhängen, dass der Betreffende diese Art Zuwendung von Kind an gewöhnt ist wie den Geschmack eines Essens, das er aus seiner Kindheit kennt. Er mag den vertrauten Geschmack, selbst wenn das Gericht giftige Zutaten enthält.

DAS DRAMA-DREIECK

Manchmal beginnt ein Partner eine Transaktion als das „Opfer" und der andere tritt als sein „Retter" auf. Wenn einer von beiden frustriert wird, weil die Transaktion nicht den gewünschten Effekt hat, dann kann es sein, dass er oder sie den Ich-Zustand wechselt und zum „Verfolger" des anderen wird. Letztendlich werden beide als Opfer enden. Die Begriffe „Verfolger", „Opfer" und „Retter" beschreiben typische Rollen

---

*Näheres dazu in: English, Fanita: Transaktionsanalyse, Gefühle und Ersatzgefühle in Beziehungen. Salzhausen: iskopress, 8. Aufl. 2008

in Beziehungen, die häufig wechseln können. Sie sind der klassischen griechischen Tragödie entnommen.

Der Ausweg aus diesem Muster führt über das Erwachsenen-Ich – im Idealfall das von beiden Beteiligten. Mit Hilfe eines Beraters können die „parallelen" Transaktionen, die zunächst zwischen Opfer und Retter gut funktionierten, analysiert werden und mit ihnen die Ursachen, die zu den gekreuzten Transaktionen geführt haben. Ein unerfahrener Berater, der das psychologische Spiel zwischen den beiden Personen nicht bemerkt, ist in der Gefahr, als Retter in ein Drama-Dreieck (auch Karpman-Dreieck genannt) hineingezogen zu werden. Er wird dann selbst als Opfer in diesem Spiel enden.

ÜBERLEBENS-SCHLUSSFOLGERUNGEN

Babys und Kleinkindern fehlen die lebensrettenden Instinkte, mit denen Tiere von Geburt an ausgestattet sind. So werden z. B. Kleinkinder arglos über eine Balkonkante, in einen Swimmingpool oder gar in ein Feuer krabbeln, bis sie zu angemessener Vorsicht konditioniert sind, etwa durch Botschaften, die mit positiven oder negativen Streicheleinheiten verstärkt werden („Liebling, pass auf!" oder „Lass dich nicht dabei erwischen!"). Solche Warnungen werden in das unbewusste Gedächtnis des Kindes als Überlebensschlussfolgerungen integriert. Später beeinflussen diese Überlebensschlussfolgerungen das Verhalten in einer ähnlichen Art und Weise wie es die Instinkte bei Tieren tun. Unglücklicherweise sind viele Überlebensschlussfolgerungen, die im Kontext der Ursprungsfamilie nützlich waren, für das erwachsene Individuum keineswegs mehr hilfreich, sondern können geradezu schädlich sein. Wir nennen sie archaische Überlebensschlussfolgerungen, um sie von denen zu unterscheiden, die weiterhin sinnvoll sind.

Archaische Überlebensschlussfolgerungen können z. B. entstehen, wenn ein Kind beschämt wird. Kinder sind im Alter von zwei bis vier Jahren in dieser Hinsicht besonders verletzlich. Manche Menschen reagieren auf völlig normale Wünsche oder Verhaltensweisen, z. B. im Bereich des Sexuellen, mit Scham und geben dies an ihre Kinder weiter.

Die unerwünschten Symptome, Ängste, Phobien oder Verhaltens-muster, deretwegen sich viele in Behandlung begeben, basieren oft auf einer Vielzahl von archaischen Überlebensschlussfolgerungen. Diese sind Teil unseres Kind-Ichs. Manchmal jedoch werden Überlebens-schlussfolgerungen durch eine späte Anweisung verstärkt oder abge-lehnt, an die wir uns erinnern und die in unser Eltern-Ich integriert ist.

DER CONTRACT

Der erste wichtige Schritt in einer transaktionsanalytischen Behand-lung besteht darin, einen „Contract" mit dem Erwachsenen-ich des Klienten zu schließen. Das kann manchmal schnell geschehen, manch-mal bedarf es aber auch einiger Sitzungen, je nachdem, wie aufgeregt der Klient ist. Außerdem hängt es von seiner Bereitschaft ab, sein Er-wachsenen-Ich zu benutzen, um gemeinsam mit dem Therapeuten oder dem Berater zu klären, welches die Ziele der Behandlung sein können, statt unrealistische, magische Erwartungen zu hegen, die niemals reali-siert werden können. Für den Therapeuten wie für den Klienten ist es wichtig, dass ausgesprochen wird, was sie gemeinsam erreichen wollen und wie sie dorthin gelangen können.

LEBENSSCRIPT

Berne schrieb, dass die meisten von uns mit einem „unbewussten Le-bensplan" zu arbeiten scheinen, den er als „Script" bezeichnete. Scripte sind Anpassungen aufgrund von Erfahrungen aus früher Kindheit. Berne schrieb zwar, dass „neurotische, psychotische und psychopathi-sche Scripte meistens tragisch enden", fügte jedoch hinzu, „dass ein praktisches und konstruktives Script auch zu großem Glück führen kann." Unglücklicherweise haben manche Transaktionsanalytiker die Tendenz, Bernes Aussagen über das konstruktive Script zu vergessen. Das führt dazu, dass sie das Script mit dysfunktionalen, archaischen Überlebensschlussfolgerungen verwechseln. Wenn jemand mit einer bestimmten schädlichen, archaischen Lebensauffassung Schwierigkeiten hat, heißt das jedoch nicht, dass sein komplettes Script über Bord geworfen werden müsste. – Das Gegenteil ist der Fall!

Bernes These, dass ein Kind zwischen drei und sechs Jahren ein erstes Script (d. h. erste Erwartungen und Schlussfolgerungen über das eigene Leben und seine Lebensführung in der Zukunft) herausbildet, können wir auf der Basis klinischer Erfahrung bestätigen. Dieses Script ist sowohl von angeborenen Tendenzen als auch von der begrenzten Sicht des Kindes auf die Welt beeinflusst. Es beinhaltet Märchen und Mythen, Wahrnehmungen und Fehlwahrnehmungen der Umwelt sowie die Wünsche seiner Bezugspersonen. Dieses ursprüngliche Script dient dem Selbst des sich entwickelnden Kindes als Organisationsstruktur, die es ihm erlaubt, mit Zeit, Raum, Grenzen, Beziehungen, Aktivitäten und Ideen über die Welt und die Zukunft umzugehen.

Wie der erste Entwurf für ein Filmscript, so ist auch das frühe Script ein provisorischer Aufriss. Es wird im Laufe des gesamten Lebens einer Person kontinuierlich revidiert und kann sich ganz anders entwickeln, als der ursprüngliche Entwurf erwarten ließ. Diese Entwicklung wird von verschiedenen Faktoren beeinflusst. Sogar ein Script, das unter den denkbar schlechtesten familiären Umständen entwickelt wurde, enthält doch den „Code" darüber, wie jemand seine inneren Ziele auf kreative Art und Weise erreichen kann, wenn bestimmte üble Geschichten und Spinnweben daraus entfernt werden können. Ohne ein Script würde ein Kind in einer Art Vakuum von Zeit und Raum existieren, könnte Vergangenheit und Zukunft nicht miteinander verknüpfen und würde sich wurzellos fühlen wie ein Blatt im Wind. Ich vermute, dass dies häufig bei verwirrten Jugendlichen der Fall ist und dass solche Psychosen auf das Fehlen von Scriptinformationen hindeuten.

Wenn eine Person sich entwickelt und wächst, wird das Script schließlich eine ziemlich komplexe Angelegenheit – mit einigen Szenen, die aufeinander folgen, anderen, die scheinbar nicht ins Bild passen, mit Hochs und Tiefs und mit magischen Rückschlägen. Scripte enthalten genetische Elemente und Muster, verbunden mit Erfahrungen, Phantasien und Glaubenssätzen. Dies alles wird zu einer persönlichen mythologischen Geschichte verwoben, die viele mögliche Varianten enthält und unzählige Improvisationen im Laufe eines Lebens erlaubt.

Für eine Scriptanalyse ist eine andere Art von Contract nötig als für eine übliche Therapie oder für ein Coaching, bei denen es darum geht, ein spezifisches Problem zu lösen oder ein bestimmtes Verhaltensmuster zu ändern. In Script-Workshops, die wir leiten, arbeiten wir mit der Phantasie und den Geschichten der Klienten, um ein tieferes Verständnis ihrer inneren Nöte und Präferenzen zu erlangen. Es geht darum, den kreativen Prozess des eigenen Lebens besser wahrzunehmen ohne notwendigerweise bestimmte Veränderungen zu planen.

„HEISSE KARTOFFEL" UND „EPISCRIPT"

In Familien oder anderen eng verbundenen Gruppen gibt es manchmal so etwas wie eine psychologische Ansteckung. Dabei wird ein zerstörerischer Zustand (z.B. Angst, Depression, Suizidwünsche etc.) von einer Person an eine andere weitergegeben oder gar von einer Generation an die andere. Dazu kann es kommen, wenn jemand bewusst oder unbewusst glaubt, dass er sich auf magische Art von einem beschwerlichen Symptom befreien kann, indem er es an eine andere Person übergibt. Solchen Prozessen liegen magische Glaubenssätze zugrunde, die z.B. in primitiven Stämmen existieren. Wir sprechen bei solchen Transmissionen, die eine hypnotische Qualität haben, von der Übergabe einer „heißen Kartoffel".

Auch wenn ein Partner einer Dyade in einer psychologisch mächtigeren Position ist als der andere (z.B. Lehrer/Schüler, Priester/Gemeindeglied, Therapeut/Klient etc.) kann es zur Übergabe einer „heißen Kartoffel" kommen. Manchmal geschieht dies vorsätzlich, auch wenn der Geber es verneint. Es gibt sogar Fälle, bei denen eine Person von einer anderen ein schädliches Lebensziel übernimmt, obgleich sie glaubt, dieses Ziel aus freien Stücken gewählt zu haben. Man spricht dann von einem „Episcript". Solche Fälle sind weit komplexer und schädlicher als die Übergabe einer „heißen Kartoffel". Tragische Beispiele hierfür sind z.B. die Selbstmordattentäter, die die Luftangriffe des 11. September in den USA ausgeführt haben, nachdem sie das

Episcript, die USA zerstören zu wollen, von Osama Bin Laden übernommen hatten. Ähnliches gilt für die palästinensischen Selbstmordattentäter, deren Episcript von einigen fanatischen Klerikern stammt.

Das Episcript darf nicht mit dem Script verwechselt werden. Während das Script unsere normale Entwicklung fördert, ist die Wirkung des Episcripts mit dem Wachstum von Krebszellen vergleichbar. Episcripte übernehmen wir, wie der Name schon sagt, von anderen – dagegen korrespondieren Scripte mit unserer persönlichen Entwicklung und bringen unser Leben zur Blüte.

LITERATUR

Berne, Eric: Spiele der Erwachsenen. Reinbek: Rowohlt, 5. Aufl. 2005

Berne, Eric: Die Transaktionsanalyse in der Psychotherapie. Paderborn: Junfermann, 2006

Damasio, Antonio und Köber, Hainer: Der Spinoza-Effekt: Wie Gefühle unser Leben bestimmen. Berlin: Ullstein, 2005

Damasio, Antonio: Decartes' Irrtum: Fühlen, Denken und das menschliche Gehirn. Berlin: Ullstein, 2004

English, Fanita: Transaktionsanalyse, Gefühle und Ersatzgefühle in Beziehungen. Salzhausen: iskopress, 8. Aufl. 2008

English, Fanita: Es ging doch gut, was ging denn schief? Gütersloh: Gütersloher Verlagshaus, 8. Aufl. 2004

Freud, Sigmund: Psychologie des Unbewussten. Studienausgabe, Bd.3 Frankfurt: S. Fischer, 2002

Klein, Melanie: Our Adult World and its Roots in Childhood. New York 1978

Schlegel, Leonhard: Die Transaktionale Analyse. Stuttgart: UTB, 1995

Schmid, Bernd und Gérard, Christine: Intuition und Professionalität, Systemische Transaktionsanalyse in Beratung und Praxis. Heidelberg: Carl Auer, 2008

Shakespeare, William: Othello, Ditzingen: Reclam 1986

Shakespeare, William: Hamlet, Ditzingen: Reclam 1986

Spitz, René: Vom Säugling zum Kleinkind. Stuttgart: Cotta'sche Verlagsbuchhandlung, 12. Aufl. 2005

Stewart, Ian und Joines, Vann: Die Transaktionsanalyse. Freiburg: Herder, 8. Aufl. 2008

iskopress

Auf den nächsten Seiten
finden Sie mehr zum Thema
Psychotherapie und Selbsthilfe

Mehr von Fanita English

iskopress

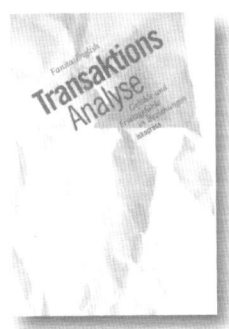

Fanita English
Transaktionsanalyse
**Gefühle und Ersatzgefühle
in Beziehungen**
252 Seiten, Paperback
ISBN 978-3-89403-423-8

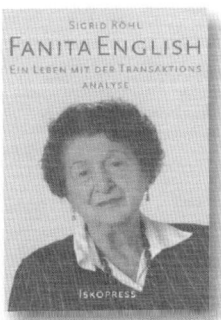

Sigrid Röhl
Fanita English
**über ihr Leben und
die Transaktionsanalyse**
207 Seiten, Paperback
ISBN 978-3-89403-431-3

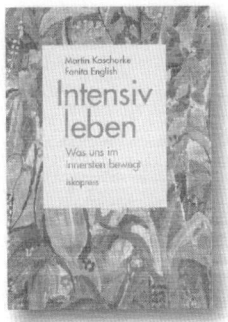

Martin Koschorke & Fanita English
Intensiv leben
was uns im Innersten bewegt
128 Seiten, Paperback
ISBN 978-3-89403-443-6

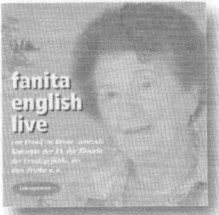

Fanita English live (CD)
**von Freud zu Berne, zentrale Konzepte
der TA, Ersatzgefühle, drei Triebe**
Spielzeit 80 Minuten
ISBN 978-3-89403-017-9

Therapie und Selbsthilfe

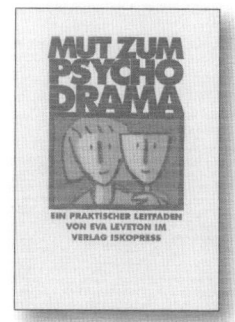

Eva Leveton
Mut zum Psychodrama
ein praktischer Leitfaden
238 Seiten, Paperback
ISBN 978-3-89403-426-9

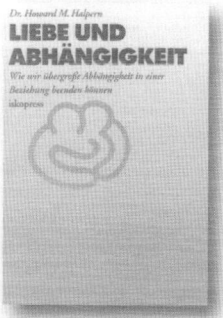

Howard M. Halpern
Liebe und Abhängigkeit
Wie wir übergroße Abhängigkeit in
einer Beziehung beenden können
205 Seiten, Paperback
ISBN 978-3-89403-413-9

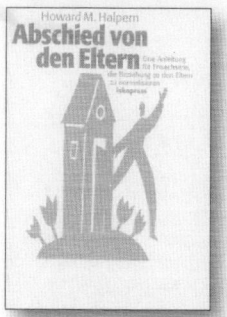

Howard M. Halpern
Abschied von den Eltern
Eine Anleitung für Erwachsene,
die Beziehung zu den Eltern zu
normalisieren
248 Seiten, Paperback
ISBN 978-3-89403-411-5

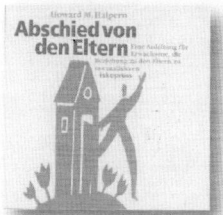

Abschied von den Eltern (CD)
Eine Anleitung für Erwachsene, die
Beziehung zu den Eltern zu normalisieren
Spielzeit 70 Minuten
ISBN 978-3-89403-018-6

Therapie und Selbsthilfe

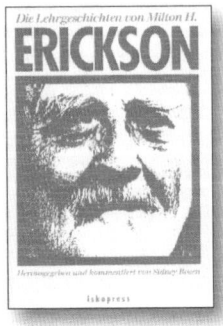
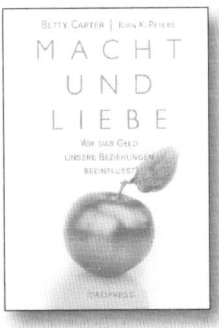
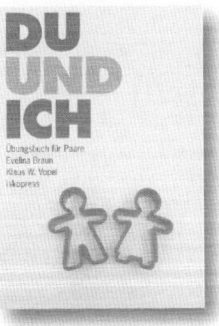